U0209520

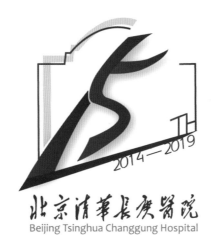

北京清华长庚医院
Beijing Tsinghua Changgung Hospital

谨以此书向北京清华长庚医院建院 5 周年献礼！

清华长庚临床病例精粹

妇产科学分册

廖秦平　主编

清华大学出版社
北京

内 容 简 介

本书精选我院妇产科 47 例临床妇产科病案。全书分为两部分，第一部分为典型病例，收录的是妇产科临床常见、基础疾病的病案，主要供妇产科住院医师、研究生、进修医师和低年主治医师学习；第二部分为疑难病例，收录的是本院门诊及病房收治的罕见疑难并涉及多脏器严重病理生理异常者、妇科恶性肿瘤经历数次重大手术治疗者的病案，希望对高年主治医师以上人员的临床工作有所帮助。每份病例包括病历摘要、诊断及鉴别诊断思路、临床决策、治疗经过及讨论总结等。病例介绍内容简洁、临床重点突出，诊治思维过程呈现临床决策过程，点评和相关知识介绍将理论与实践相结合，全书图文并茂，旨在全方位提高妇产科一线工作者的临床分析和解决问题的能力，提高诊疗技术水平。

图书在版编目（CIP）数据

清华长庚临床病例精粹. 妇产科学分册 / 廖秦平主编. — 北京：清华大学出版社，2019.11
ISBN 978-7-302-54040-3

Ⅰ.①清… Ⅱ.①廖… Ⅲ.①临床医学－病案②妇产科学－病案 Ⅳ.① R4

中国版本图书馆 CIP 数据核字（2019）第 239924 号

责任编辑：李　君　周婷婷
封面设计：何凤霞
责任校对：王淑云
责任印制：丛怀宇

出版发行：清华大学出版社
　　　　网　　　址：http://www.tup.com.cn, http://www.wqbook.com
　　　　地　　　址：北京清华大学学研大厦 A 座　　　邮　　编：100084
　　　　社 总 机：010-62770175　　　　邮　　购：010-62786544
　　　　投稿与读者服务：010-62776969, c-service@tup.tsinghua.edu.cn
　　　　质量反馈：010-62772015, zhiliang@tup.tsinghua.edu.cn
印 装 者：三河市龙大印装有限公司
经　　销：全国新华书店
开　　本：185mm×260mm　　印　张：17.25　　插　页：1　　字　数：385 千字
版　　次：2019 年 11 月第 1 版　　　　　　印　次：2019 年 11 月第 1 次印刷
定　　价：198.00 元

产品编号：084479-01

《清华长庚临床病例精粹》专家委员会名单

《清华长庚临床病例精粹——妇产科学分册》
编者名单

主　　编　廖秦平

编　　者　（按姓氏拼音排序）

晁　爽　陈　锐　陈华云　杜燕燕

冯岩岩　冯宗昊　郭聪颖　黄振宇

李　然　李嘉琪　李宁宁　刘　晨

刘　佳　刘　俊　刘　瑛　吕　涛

马　珂　尚梦远　孙晓彤　陶　址

王晓茜　王月娇　文　佳　薛　瑶

杨　曦　曾　桢　张　蕾　张琼琼

朱思敏　朱云杉

编写组秘书　刘　硕　潘荣欢

General Preface

总序言

　　正值北京清华长庚医院 5 周年院庆之际，《清华长庚临床病例精粹》丛书第一辑问世。

　　作为借鉴台湾长庚纪念医院先进经验的大型综合性公立医院，北京清华长庚医院汇聚了一批杰出的海内外专家，整体医疗服务已达到国内一流水平，开业 5 年来形成具有清华长庚特色的诊疗疾病谱。作为国家住院医师规范化培训基地、国家专科医师规范化培训试点基地，北京清华长庚医院在为各类患者提供高效、优质、经济的诊疗服务的同时，积攒了大量临床教学病例和丰富的诊疗经验。为了帮助住院医师、青年主治医师更好地提升临床诊疗水平，培养科学严谨的临床诊疗思维能力，医院组织各科资深骨干师资遴选了典型的常见病、多发病病例，汇集成册，希望成为年轻医师手边的工具书。

　　《清华长庚临床病例精粹》丛书第一辑包括 7 个分册，分别收集了内科学、外科学、肝胆胰外科、妇产科学、神经病学、急重症暨感染病学、放射影像学的典型病例 300 余例。每一病例大致从病历摘要、临床决策、讨论与总结、专家点评、亮点精粹几大方面详细阐述，无不凝聚了全体编者的心血。

　　本丛书的编写、出版得到业界领导与专家的大力支持，在此表示衷心感谢。由于时间有限，本丛书中的内容及篇幅有待完善，希望对广大的医疗同仁有所裨益。

2019 年 11 月 8 日

于北京清华长庚医院

　　北京清华长庚医院妇产科创立于2014年，是医院开院之初第一批成立的科室。妇产科下设妇科、产科、计划生育三个亚科，以普通产科、妇科肿瘤、妇科感染为学科重点，并积极推动围产医学、盆底功能障碍、生殖内分泌、妇科微创手术、宫颈病变诊治。廖秦平教授担任学科带头人，她有着30多年的妇产科临床工作及教学经验，具有扎实的妇产科临床理论和基础知识、全面的妇产科临床工作和管理决策能力。科室成立之初就秉承着教学医院的优良传统，把治病救人、教书育人放在首位。无论工作多么繁忙，科室都坚持每周进行教学查房和疑难病历讨论，把遇到的每一例妇产科常见基本疾病作为教学病历典范，带领低年住院医师从诊断到治疗进行系统学习，从而逐步培养临床思维能力。随着临床业务的不断拓展，清华长庚医院的妇产科在本辖区内已经确立了自身品牌，吸引了更多疑难复杂的妇产科患者前来就诊。从面对漫无头绪的原始病历材料的一筹莫展，到千丝万缕中"顺藤摸瓜"的小庆幸，从查阅海量文献获取证据的辛苦，到最终在"蛛丝马迹"中捕获疾病元凶的喜悦。每一次的疑难复杂病历的诊断、鉴别诊断、治疗过程就是病理、生理、药理和解剖等基础知识与临床实际结合的最好例子。在给患者的诊疗过程中，在每一份病历反思讨论中，都使年轻医师得到成长和历练，拓展了临床思辨的维度和宽度。

　　妇产科开科至今，门诊、急诊就诊患者人数及住院收治患者人数逐渐攀升，积累了越来越多的病历资料，回顾5年的临床过程，这些病例成为我们最好的老师，我们从中选取了部分经典病例汇集成册，每一份病历附有病史介绍、治疗经过和结局，讨论总结部分更是凝聚了全科医疗人员的集体智慧。这本书一方面代表了这个年轻科室5年来的成长历程，更重要的是我们想借此贡献出这些宝贵资料便于志同道合的医疗人员学习，共同提高临床诊治水平。

　　本书在科室主任廖秦平教授的主导下历经1年终于完成，科室每位成员都参与病历的挑选、写作、编辑，经过数次修改最终成书，在此感谢妇产科的全体医护人员！由于时间和水平有限，本书不妥之处欢迎同行批评指正。

黄振宇

2019 年 10 月 25 日

Contents 目录

病例 1 需氧菌性阴道炎

一、病历摘要

（一）主诉

白带异常伴外阴瘙痒 1 月余。

（二）现病史

患者，25 岁育龄期女性，1 个月前同房后出现阴道分泌物色黄绿、量多，呈脓性，伴外阴瘙痒不适，不伴腹痛、尿频、尿急、便血等不适。自行使用外阴洗液清洗外阴及阴道（具体名称及剂量不详），疗效欠佳。为求进一步诊治于 2018 年 7 月 30 日就诊我院门诊。

既往史、个人史无特殊。

月经婚育史：初潮 13 岁，月经规律，7 天 /28～30 天，经量中等，色鲜红，无痛经。LMP（末次月经时间）：2018 年 7 月 14 日。未婚，有性生活，孕 0 产 0（G_0P_0）。工具避孕。

家族史：否认家族遗传病史。

（三）查体

体温（T）37℃，脉搏（P）80 次 / 分，呼吸（R）17 次 / 分，血压（BP）100/80mmHg。一般情况可，精神佳，心肺腹部查体无异常。腹软，无明显压痛、反跳痛。

外阴：已婚型，皮肤略红，无明显增厚、硬结、破溃等。

阴道：畅，黏膜充血，分泌物量多，黄绿色。

宫颈：充血，轻度柱状上皮外移，宫颈举痛（－）。

宫体：后位，正常大小，质中等，压痛（－），活动度好。

附件：未扪及明显异常。

（四）实验室及辅助检查

2018 年 7 月 30 日阴道微生态（图 1-1）：需氧菌性阴道炎（AV），AV 评分：5 分。

2018 年 7 月 30 日宫颈液基细胞学（TCT）、人乳头状瘤病毒（HPV）均阴性。

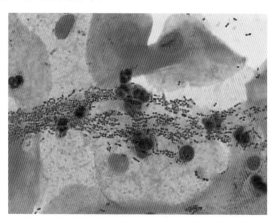

图 1-1 阴道微生态涂片（AV）

（五）拟诊

需氧菌性阴道炎。

二、诊断及鉴别诊断思路

患者以"黄绿白带，外阴瘙痒"为主要表现就诊，需与细菌性阴道病、滴虫阴道炎相鉴别。

1. 细菌性阴道病：约半数细菌性阴道病（BV）患者无临床症状，有症状者可表现为白带增多伴腥臭味，查体外阴阴道黏膜无充血等炎性反应，阴道分泌物呈灰白色，均匀一致，稀薄，常黏附于阴道壁。因 AV 与 BV 常混合感染，故应行阴道微生态检查以帮助鉴别。

2. 滴虫阴道炎：患者常有阴道分泌物的增多及外阴瘙痒，间或有灼热、疼痛、性交痛等。分泌物的典型特点为稀薄脓性、黄绿色、泡沫状、有臭味。该患者有阴道分泌物色黄绿，伴外阴瘙痒不适症状，需与滴虫阴道炎相鉴别。行阴道微生态结果提示：AV（＋），诊断为"需氧菌性阴道炎"，故暂不考虑滴虫阴道炎诊断。

三、临床决策

对于需氧菌性阴道炎的治疗，目前国内外尚无有效标准的治疗方案。AV 的治疗首先需要建立在白带显微镜检查结果的基础上，明确病原菌及是否有其他混合感染，针对 AV 可能的病因可以采用下列药物进行局部和 / 或全身治疗：抗生素（针对感染），类固醇激素（针对免疫炎症反应），乳杆菌（针对恢复阴道微生态环境），雌激素（针对阴道萎缩）。该患者 25 岁育龄期女性，分泌物多，色黄绿，伴外阴瘙痒，黏膜充血。故给予醋酸氯己定冲洗阴道以减少阴道局部致病菌及脓性分泌物，1 支，每晚一次，局部使用，共 7 天。并加用覆盖需氧菌的药物头孢呋辛酯片 250mg，每日两次，口服，共 7 天。停药一周后回诊。

四、治疗经过

给予患者醋酸氯己定溶液，1 支，每晚 1 次，局部使用，共 7 天。头孢呋辛酯片，250mg，每日两次，口服，共 7 天。嘱患者用药期间勿饮酒，避免冷食及辛辣食物，禁同房。停药一周后患者自觉外阴瘙痒情况明显缓解，白带基本正常，无明显不适症状。复查微生态：菌群正常，功能下降。对患者再次进行健康宣教，避免症状再次出现。

五、讨论总结

需氧菌性阴道炎（aerobic vaginitis，AV）是由需氧菌繁殖伴产 H_2O_2 的乳杆菌的减少或缺失，导致阴道黏膜充血、水肿，产生脓性分泌物的阴道炎症。常见的病原菌包括 B 族链球菌、葡萄球菌、大肠埃希菌及肠球菌等需氧菌。目前尚无规范化、公认的 AV 诊断标准。其诊断主要根据临床特征及 Donders 评分，阴道分泌物湿片显微镜下 Donders 评分≥3 分。AV 的主要症状是阴道分泌物增多、性交痛，间或有外阴阴道瘙痒、灼热感等。分泌物典型特点为稀薄脓性、黄色或黄绿色，有时有泡沫，有异味但非鱼腥臭味，氢氧化钾试验阴性，阴道 pH＞4.5。因 AV 的临床表现与滴虫阴道炎相似，故诊断中需与滴虫阴道炎相鉴别，行阴道微生态检查可帮助诊断。

该患者 AV 评分为 5 分，且临床症状严重，故在本次治疗中给予患者局部阴道冲洗以减少致病菌浓度，并加用治疗需氧菌的药物头孢呋辛酯。对患者进行健康宣教：及时更换内裤，通风晾晒；保持外阴清洁、干燥；注意性生活卫生，避免无保护性交，杜绝性传播感染；避免自行阴道冲洗；如再出现不适及时返诊复查，对症用药。

AV 的治疗是基于针对 AV 相关需氧菌的抗生素治疗的基础上，在杀灭病原菌的同时尽量不影响阴道微生态环境。对于明确诊断的 AV 患者主要采用下列药物进行治疗：针对需氧菌感染，可应用头孢类药物口服或克林霉素及卡那霉素阴道栓剂等局部用药，而复杂和严重病例可口服莫西沙星；同时，可口服或阴道局部应用益生菌制剂以恢复阴道微生态平衡及预防复发。阴道显著萎缩的患者可局部应用雌激素，有雌激素用药禁忌的患者，可考虑局部应用超低剂量雌激素联合益生菌治疗。

参 考 文 献

李婷，牛小溪，刘朝晖. 需氧菌性阴道炎临床治疗的研究进展［J］. 中华妇产科杂志，2016，51（10）：791-794.

廖秦平. 妇产科学［M］. 3 版. 北京：北京大学医学出版社，2013：261-264.

薛凤霞. 需氧菌性阴道炎的诊治进展［J］. 实用妇产科杂志，2010，26（2）：83-85.

中华医学会妇产科学分会感染性疾病协作组. 细菌性阴道病诊治指南（草案）［J］. 中华妇产科杂志，2011，46（4）：317.

中华医学会妇产科学分会感染性疾病协作组. 阴道微生态评价的临床应用专家共识［J］. 中华妇产科杂志，2016，51（10）：721-723.

（张琼琼　刘　俊）

病例 2 滴虫阴道炎

一、病历摘要

（一）主诉

外阴瘙痒伴黄绿色白带近 1 个月。

（二）现病史

患者，38 岁育龄期女性，1 个月前有 1 次不洁性交史后，开始出现阴道分泌物增多，黄绿色、脓性、有腥臭味，伴外阴瘙痒，不伴腹痛、尿频、尿急、便血等不适。未于医院就诊，自行间断使用妇科洗液（具体名称及剂量不详）清洗外阴及阴道，症状可缓解，但停药后易反复，月经期前后较明显。为进一步诊治于 2019 年 2 月 27 日就诊我院门诊。

既往史、个人史无特殊。

月经婚育史：初潮 12 岁，月经规律，7 天 /28～30 天，经量中等，色鲜红，有少量血块，无痛经。LMP：2019 年 2 月 10 日。已婚，有性生活，孕 1 产 1（G_1P_1），2010 年足月顺产一活男婴，体健。工具避孕。

家族史：否认家族遗传病史。

（三）查体

T 37℃，P 80 次 / 分，R 17 次 / 分，BP 100/80mmHg。一般情况可，精神佳，心肺腹部查体无异常。腹软，无明显压痛、反跳痛。

外阴：已婚型，皮肤略红，无明显增厚、硬结、破溃等。

阴道：畅，黏膜充血，分泌物量多，黄绿色，脓性，泡沫状，有异味。

宫颈：轻度柱状上皮外移，触血（＋），宫颈举痛（－）。

宫体：后位，正常大小，质中等，压痛（－），活动度好。

附件：未扪及明显异常。

（四）实验室及辅助检查

2019 年 2 月 27 日阴道微生态（图 2-1）：TV（滴虫阴道炎）（＋）。

2019 年 2 月 27 日 TCT、HPV（均阴性）。

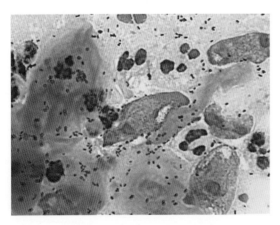

图 2-1 阴道微生态涂片（TV）

（五）拟诊

滴虫阴道炎。

二、诊断及鉴别诊断思路

患者以"白带色黄绿，外阴痒"为主要表现就诊，需与"需氧菌性阴道炎"及细菌性阴道病相鉴别。

1. 需氧菌性阴道炎：AV 患者的主要症状是阴道分泌物增多，性交痛，间或有外阴阴道瘙痒、灼热感等。分泌物典型特点为稀薄脓性，黄色或黄绿色，有时有泡沫，有异味但非鱼腥臭味，氢氧化钾试验阴性。阴道 pH>4.5，通常>6.0。因 AV 的临床表现与滴虫阴道炎相似，故诊断中需与 AV 相鉴别，行阴道微生态检查可帮助诊断。行阴道微生态结果提示：TV（＋），诊断为"滴虫阴道炎"，故暂不考虑需氧菌性阴道炎诊断。

2. 细菌性阴道病：大约半数 BV 患者无临床症状，有症状者可表现为白带增多伴腥臭味，体检见外阴阴道黏膜无明显充血等炎性反应，阴道分泌物呈灰白色，均匀一致，稀薄，常黏附于阴道壁。因 TV 常与 AV、BV 混合感染，故应行阴道微生态检查以帮助鉴别该疾病。

三、临床决策

对于阴道毛滴虫的治疗，2011 年中华医学会妇产科学分会感染性疾病协作组在线发表了《滴虫阴道炎诊治指南草案》，指南推荐方案：甲硝唑 2g，单次口服；或替硝唑 2g，单次口服。因该患者初次患病，故给予患者甲硝唑 2g，单次口服，性伴同治。同时进行健康宣教，嘱患者避免饮酒及进食辛辣食物，注意性生活卫生，避免无保护性交，杜绝性传播感染。

四、治疗经过

给予患者甲硝唑 2g，单次口服，性伴同治。1 个月后患者复诊，自述用药后阴道分泌物减少，颜色正常，外阴瘙痒症状明显减轻。给予患者阴道微生态检查提示正常菌群。对患者再次进行健康宣教：及时更换内裤，通风晾晒；保持外阴清洁、干燥；注意性生活卫生，避免无保护性交，杜绝性传播感染；避免自行阴道冲洗；如再出现不适及时返诊复查，对症用药。

五、讨论总结

滴虫阴道炎（trichomonal vaginitis）由阴道毛滴虫感染引起，是常见的阴道炎。阴道毛滴虫适宜在温度 25～40℃、pH 5.2～6.6 的潮湿环境中生长，pH 在 5 以下或 7.5 以上的环境中不生长。滴虫能消耗或吞噬阴道上皮细胞内的糖原，阻碍乳酸生成，使阴道 pH 升高。滴虫阴道炎患者的阴道 pH 一般在 5～6.5，多数 >6。滴虫不仅寄生于阴道，还常侵入尿道或尿道旁腺，甚至膀胱、肾盂以及男性的包皮皱褶、尿道或前列腺中。滴虫阴道炎属性传播感染，与沙眼衣原体感染、淋病奈瑟菌感染、盆腔炎性疾病、宫颈上皮内瘤样病变、人获得性免疫缺陷病毒感染，以及早产、胎膜早破、低出生体重儿存在相关性。

主要症状是阴道分泌物的增多及外阴瘙痒，间或有灼热、疼痛、性交痛等。分泌物的典型特点为稀薄脓性、黄绿色、泡沫状、有臭味。分泌物特点因炎症轻重及有无合并感染而不同。分泌物呈脓性是因分泌物中含有白细胞，若合并其他感染则呈黄绿色；呈泡沫状、有臭味是因滴虫无氧糖酵解，产生腐臭气体。瘙痒部位主要为阴道口及外阴。若尿道口有感染，可有尿频、尿痛，有时可见血尿。阴道毛滴虫能吞噬精子，并能阻碍乳酸生成，影响精子在阴道内存活，可致不孕。

检查见阴道黏膜充血，严重者有散在出血点，甚至宫颈有出血斑点，形成"草莓样"宫颈，后穹隆有多量白带，呈灰黄色、黄白色稀薄液体或黄绿色脓性分泌物，常呈泡沫状。

中华人民共和国国家卫生和计划生育委员会 2017 年 8 月 1 日在线发表了《阴道毛滴虫病诊断（WS/T 567—2017）》，其中指出阴道毛滴虫实验室检查主要包括：直接涂片法、染色法、培养法。其中直接涂片法是将阴道分泌物涂在载玻片上，加 1 滴生理盐水后用显微镜检查，可见阴道毛滴虫鞭毛及波动膜活动。本法是检查阴道毛滴虫最简便的方法，常在门诊和人群普查中应用。由于只能检出活虫体，所以送检标本应注意保温。当分泌物或沉淀物中活虫数 ≥10 个 /ml 时才易被检出，故检出率偏低。而染色法和培养法最终均是通过涂片后染色镜检，更加直观地看见阴道毛滴虫的形状和内容物。

治疗滴虫阴道炎主要是硝基咪唑类药物。滴虫阴道炎经常合并其他部位的滴虫感染，故不推荐局部用药。对性伴侣应进行治疗，并告知患者及性伴侣治愈前应避免无保护性交。该患者阴道炎症状明显，且阴道微生态提示 TV，诊断明确。故给予患者甲硝唑 2g，单次口服，性伴侣同治，并对患者进行健康宣教。

参 考 文 献

李婷，牛小溪，刘朝晖. 需氧菌性阴道炎临床治疗的研究进展［J］. 中华妇产科杂志，2016，51（10）：791-794.

廖秦平. 妇产科学［M］. 3 版. 北京：北京大学医学出版社，2013：261-264.

中华医学会妇产科学分会感染性疾病协作组. 滴虫阴道炎诊治指南（草案）［J］. 中华妇产科杂志，2011，46（4）：318.

中华医学会妇产科学分会感染性疾病协作组. 细菌性阴道病诊治指南（草案）［J］. 中华妇产科杂志，2011，46（4）：317.

（张琼琼　刘　俊）

病例 3 宫 颈 炎

一、病历摘要

（一）主诉

同房后出血 1 月余。

（二）现病史

患者，26 岁育龄期女性，1 个月前患者同房后出血 1 次，色鲜红，量少，无明显腹痛，持续 1 天后自行缓解，患者未在意，未进一步诊治。3 天前再次出现同房后出血，具体症状同前。同时阴道分泌物色略黄，量正常，偶有异味。不伴腹痛、尿频、尿急、便血、外阴瘙痒等不适。近 1 年未行宫颈癌筛查。为进一步诊治于 2016 年 11 月 29 日就诊我院门诊。

既往史、个人史无特殊。

月经婚育史：初潮 12 岁，月经规律，7 天 /28～30 天，经量中等，色鲜红，有少量血块，无痛经。LMP：2016 年 11 月 10 日。已婚，有性生活，G_0P_0，工具避孕。

家族史：否认家族遗传病史。

（三）查体

T 37℃，P 80 次 / 分，R 17 次 / 分，BP 100/80mmHg。一般情况可，精神佳，心肺腹部查体无异常。腹软，无明显压痛、反跳痛。

妇科查体：

外阴：已婚型。

阴道：畅，分泌物多，色黄，有腥味。

宫颈：光滑，宫颈口可见约 2cm×1.5cm×0.8cm 大小赘生物，色粉红，蒂位于宫颈管内（如图 3-1 所示）。宫颈举痛（－），触血（＋）。

宫体：前位，经产大小，质中等，压痛（－），活动度好。

附件：未扪及明显异常。

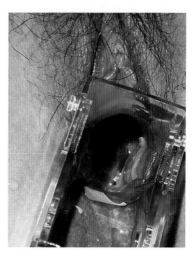

图 3-1　宫颈息肉

（四）实验室及辅助检查

2016 年 12 月 7 日阴道微生态：菌群正常，功能下降。

2016 年 12 月 7 日核酸四项检查：解脲脲原体（－），衣原体（＋），淋球菌（－），生殖支原体（－）。

2016年12月7日宫颈癌筛查：TCT（－），HPV（－）。

（五）拟诊

（1）宫颈炎。

（2）宫颈息肉。

二、诊断及鉴别诊断思路

患者以"同房后出血"为主要表现就诊，妇科查体诊断"宫颈息肉"，需与宫颈病变、子宫内膜病变等疾病相鉴别。

1. 宫颈病变：晚期宫颈癌会有接触性出血表现，可通过视诊及宫颈防癌筛查排除。

2. 子宫内膜病变：主要表现是阴道不规则出血，患者月经规律，可行妇科超声检查排除子宫内膜病变。

三、临床决策

患者以"同房后出血"为主要表现就诊，通过查体考虑诊断宫颈息肉。于门诊完善检查结果如下：2016年12月7日阴道微生态：菌群正常，功能下降。2016年12月7日核酸四项检查：解脲脲原体（－），衣原体（＋），淋球菌（－），生殖支原体（－）。2016年12月7日宫颈癌筛查：TCT（－），HPV（－）。

根据以上检查结果，除外宫颈病变及子宫内膜病变，考虑宫颈息肉导致同房出血，拟行宫颈息肉摘除术，但患者目前有沙眼衣原体感染，故建议对症治疗宫颈炎后再行宫颈息肉摘除手术。根据2015年中华医学会妇产科分会感染协作组发表的《女性生殖道沙眼衣原体感染诊治共识》指出：沙眼衣原体感染的治疗原则：及时、足量、规范应用抗菌药物，有效杀灭沙眼衣原体，防止产生并发症，阻断性传播途径。推荐治疗方案：①阿奇霉素1g，单次顿服。②多西环素100mg，每日2次，共7～10天。故给予该患者阿奇霉素片，1g，顿服治疗。嘱患者1～3个月内复查沙眼衣原体，待转阴后建议进一步行宫颈息肉摘除术。

四、治疗经过

予患者阿奇霉素片1g，顿服抗感染治疗。2017年1月22日我院再次行宫颈分泌物衣原体核酸检查，结果转阴。1周后安排宫颈息肉摘除术，术中见宫颈口粉红色舌状息肉样组织，予以完整切除，标本常规送病理检查，术后病理结果回报：子宫颈息肉（如图3-2所示）。

五、讨论总结

在对该患者行妇科检查中我们发现了患者有宫颈息肉，且同时有沙眼衣原体感染，

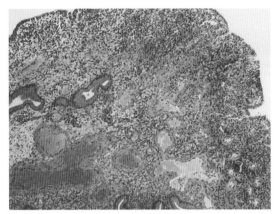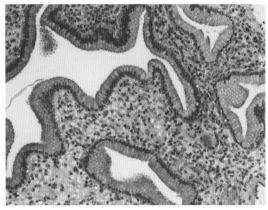

图 3-2　子宫颈息肉病理

属于性传播疾病，未及时诊治会导致盆腔炎性疾病、异位妊娠、不孕和慢性盆腔痛等，严重影响女性生殖健康，故须及时治疗并随诊。沙眼衣原体的检测主要包括以下几种方法：

1. 培养法：细胞培养法为沙眼衣原体"金标准"诊断方法。该法优点是特异度几乎为 100%，但因方法复杂难以在临床工作中应用。

2. 抗原检测：包括直接免疫荧光法和酶联免疫吸附试验（ELISA），是目前国内临床最常用的方法，但敏感度及特异度较低。

3. 核酸检测：主要包括核酸扩增技术（nucleic acid amplification testing，NAAT）和直接检测核酸的技术（即基因探针技术）。NAAT 主要包括聚合酶链式反应（PCR）、连接酶链式反应（LCR）。核酸检测法是目前诊断沙眼衣原体感染敏感性和特异性最高的方法，PCR 检测应在通过相关机构认证的实验室开展。

4. 抗体检测：对诊断无并发症的生殖道感染价值不大，但在输卵管炎或盆腔炎性疾病时血清抗体可明显升高。方法有补体结合试验、ELISA 及免疫荧光法。新生儿衣原体肺炎中沙眼衣原体 IgM 抗体滴度升高，有诊断意义。

5. 细胞学显微镜检查：涂片吉姆萨染色、碘染色或帕氏染色直接镜检可发现沙眼衣原体包涵体，敏感性及特异性低，WHO 不推荐作为宫颈沙眼衣原体感染的诊断手段，只适用于新生儿眼结膜刮片的检查。因该患者主要是以"同房后出血"就诊，故感染治疗好转后行宫颈息肉摘除术。

参 考 文 献

廖秦平. 妇产科学 ［M］. 3 版. 北京：北京大学医学出版社，2013：266-268.

中华医学会妇产科分会感染协作组. 女性生殖道沙眼衣原体感染诊治共识 ［J］. 中国实用妇科与产科杂志，2015，31（9）：791-793.

（张琼琼　刘　俊）

病例 4 盆 腔 炎

一、病历摘要

（一）主诉

白带增多 2 年，伴间断性下腹隐痛 1 个月余。

（二）现病

患者，31 岁育龄期女性，2 年前曾于当地一诊所行人工流产术之后间断出现阴道分泌物增多、色黄、有异味，伴外阴瘙痒。偶有小腹隐痛。曾自行用洗液清洗阴道，效果欠佳。1 个月前患者在一次剧烈性交后开始间断出现小腹疼痛不适，近日发作频繁。不伴发热、腹肌紧张、阴道异常出血、尿频、尿急、便血等不适，否认转移性右下腹痛病史。大小便正常，体重无明显变化。为进一步诊治于 2019 年 3 月 20 日就诊我院门诊。

既往史、个人史无特殊。

月经婚育史：初潮 12 岁，月经规律，7 天 /28～30 天，经量中等，色鲜红，有少量血块，无痛经。LMP：2019 年 3 月 5 日。已婚，有性生活，G_3P_1，2016 年顺产一健康女活婴。宫内节育器避孕 2 年。

家族史：否认家族遗传病史。

（三）查体

T 37℃，P 80 次 / 分，R 17 次 / 分，BP 120/70mmHg。一般情况可，精神佳，心肺腹部查体无异常。腹软，无明显压痛、反跳痛。麦氏点压痛及反跳痛阴性。

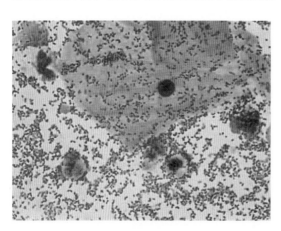

图 4-1 阴道微生态

妇科查体：

外阴：已婚型。

阴道：畅，分泌物不多，稀薄，色黄。

宫颈：光滑，宫颈举痛（＋）。

宫体：后位，正常大小，质中等，压痛（＋），活动度尚可。

附件：双侧附件增厚，未及明显包块，压痛（＋）。

（四）实验室及辅助检查

2019 年 3 月 20 日阴道微生态（如图 4-1 所示）：AV（＋），BV（＋）。

2019年3月20日妇科超声：子宫后位，大小约5.8cm×4.4cm×3.3cm，形态正常，轮廓规整，肌层回声均匀。子宫内膜厚0.5cm，回声均匀。右卵巢大小2.8cm×2.3cm。左卵巢大小3.2cm×1.9cm。盆腔内未见明显游离暗区。提示：子宫及双附件未见明显异常。

（五）拟诊

（1）盆腔炎。

（2）阴道炎。

二、诊断及鉴别诊断思路

患者以"阴道分泌物增多伴间断性下腹隐痛"为主要表现就诊，根据病史及妇科查体，考虑诊断"盆腔炎、阴道炎"，需与"阑尾炎""异位妊娠"等疾病相鉴别。

1. 阑尾炎：阑尾炎的主要表现有转移性右下腹痛，麦氏点压痛、反跳痛，可伴有体温升高，查血提示白细胞及CRP升高。该患者没有转移性右下腹痛病史，且麦氏点压痛反跳痛均阴性。故暂不考虑该疾病。

2. 异位妊娠：受精卵在子宫体腔之外着床称为异位妊娠。典型的临床表现为停经、腹痛、阴道流血。该患者无停经病史，亦未出现阴道异常出血，妇科超声未见明显异常，故暂不考虑该疾病。

三、临床决策

患者以"阴道分泌物增多伴间断性下腹隐痛"为主要表现就诊，妇科查体诊断"盆腔炎"，阴道微生态提示"阴道炎"。2014年中华医学会妇产科学分会感染性疾病协作组在线发表了《盆腔炎症性疾病诊治规范》，盆腔炎最低诊断标准：①子宫压痛；②附件压痛；③宫颈举痛。下腹压痛同时伴有下生殖道感染征象的患者，诊断盆腔炎（PID）的可能性大大增加。生育期妇女或性传播感染（STI）门诊人群，可按最低诊断标准。该患者"盆腔炎"诊断无误。同时规范指出：盆腔炎性疾病的治疗以抗菌药物治疗为主，必要时行手术治疗。根据经验选择广谱抗菌药物覆盖可能的病原体，包括淋病奈瑟菌、沙眼衣原体、支原体、厌氧菌和需氧菌等。

四、治疗经过

该患者妇科查体提示盆腔炎较重，同时该患者阴道微生态提示AV和BV阳性，决定给予患者同时覆盖需氧菌及厌氧菌的药物莫西沙星治疗，并辅以康妇消炎栓治疗，减少慢性盆腔痛后遗症的发生。具体用药：盐酸莫西沙星片，0.4g，每日一次，口服，共14天；康妇消炎栓，2g，每晚，肛门塞入，共30天。嘱患者72小时内随诊，若无临床情况的改善，则建议接受静脉抗感染治疗以及进一步检查。同时进行健康宣教，嘱患者注意性生活卫生，避免无保护性交，杜绝性传播感染。1个月后患者复诊，自述阴道分泌物减少，颜色正常，腹痛明显好转。给予患者阴道微生态检查提示正常菌群，妇科查体宫颈举痛、宫体及附件压痛症状消失。嘱患者注意外阴及阴道卫生，减少频繁性活动，不适随诊。

五、讨论总结

下腹痛是盆腔炎的主要症状，但是目前我国的医疗资源不平衡，许多基层医院无法对急性盆腔炎进行病因学诊断及必要的实验室检查，使盆腔炎不能得到及时的诊断和治疗。为了更好地对盆腔炎进行诊治，避免上生殖道感染后遗症（输卵管因素不孕和异位妊娠）的形成，保证妇女健康，针对女性下腹痛的处理具有实用价值。但在临床应用时，尤其是面对急性下腹痛患者，应该注意排除外科或妇产科的其他急症后，方可给予抗菌药物治疗。药物治疗：以抗生素治疗为主，覆盖所有可能的致病微生物。若药物治疗无效则给予手术治疗。对于药物治疗的患者，应在72小时内随诊，明确有无临床情况的改善；如果未见好转则建议住院接受静脉给药治疗以及进一步检查。同时对盆腔炎患者出现症状前60日内接触过的性伴侣进行检查和治疗，这种检查和评价是必要的，因为如果不这样则患者有再感染的危险。同时嘱患者注意性生活卫生，避免无保护性交，杜绝性传播感染，做好经期、孕期及产褥期的卫生宣传。治疗急性盆腔炎时，应做到及时治疗、彻底治愈，防止转为慢性盆腔炎。严格掌握产科、妇科手术指征，做好术前准备；术时注意无菌操作；术后做好护理，预防感染。

参 考 文 献

廖秦平. 妇产科学［M］. 3版. 北京：北京大学医学出版社，2013：268-271.

中华医学会妇产科学分会感染性疾病协作组. 盆腔炎症性疾病诊治规范（修订版）［J］. 中华妇产科杂志，2014，49（6）：401-403.

（张琼琼　刘　俊）

病例5 异位妊娠

一、病历摘要

（一）主诉

停经 2 个月，阴道出血半月余，下腹痛 4 小时。

（二）现病史

青年女性，29 岁，平素月经尚规律，3～5 天 /30 天，量中，痛经（-）。Lmp：2018 年 2 月上旬（具体记不清），经量及持续时间同以往。半个月余前无明显诱因出现阴道褐色分泌物，量少，约 10 天前曾无明显诱因出现剧烈下腹痛，自行缓解，后间断阴道少量出血，无其他不适，未予特殊处理。约 4 小时前无明显诱因再次出现腹痛，为脐周绞痛，伴恶心、呕吐，无发热、腹泻，无尿频、尿急、尿痛，有排气、排便。我院急诊查血 hCG 5110IU/L，超声示：宫内未见胎囊，左附件区可见不均质回声包块大小约 22mm×20mm，内见无回声大小约 10mm×7mm，内可见血流信号，盆腔积液，考虑异位妊娠可能性大，经门诊入院。自患病以来，患者精神、睡眠、饮食可，大小便正常，体重无显著变化。既往体健，否认食物药物过敏史，月经史详如现病史所述，未婚，有性生活史，G_1P_0，1 年前早孕行人工流产 1 次。

（三）查体

T 37.2℃，P 80 次 / 分，R 18 次 / 分，BP 95/50mmHg。发育正常，营养良好，表情自然，神志清楚，轮椅推入病房。腹部平坦，腹软，左下腹压痛阳性，无明显反跳痛及肌紧张，未及包块；叩诊呈鼓音，移动性浊音（＋）。

专科检查：外阴：已婚型，未见明显异常；阴道：畅，少量血性分泌物；宫颈：光滑，宫颈举痛（±）；宫体：前位，质中偏软等，稍增大，压痛（-），活动度好；右附件区未扪及包块或压痛等明显异常，左附件区增厚感、压痛阳性。

（四）实验室及辅助检查

2018 年 4 月 14 日，我院妇科彩超：子宫前位，大小 44mm×42mm×34mm，形态正常，轮廓规整，肌层回声均匀。子宫内膜厚 10.2mm，回声不均匀。宫内未见胎囊。右卵巢大小 32mm×20mm。左卵巢大小 42mm×12mm。左附件区可见不均质回声包块大小约 22mm×20mm，内见无回声大小约 10mm×7mm，内可见血流信号。子宫直肠隐窝可见游离液体，范围约 75mm×33mm。提示：宫内未见胎囊；左附件区不均质回声包块；盆腔积液见图 5-1。

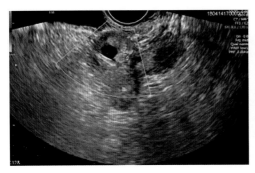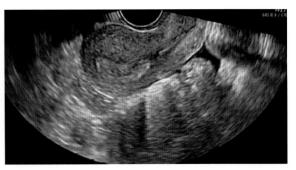

图 5-1　妇科彩超

2018 年 4 月 14 日血 hCG 5110IU/L。

2018 年 4 月 14 日血 WBC 9.73×10⁹/L，Hb 133g/L，PLT 195×10⁹/L，中性粒细胞百分比 84.40%，CRP 8mg/L。

（五）拟诊

（1）左附件异位妊娠破裂?
（2）腹腔内出血。

二、诊断及鉴别诊断思路

（一）入院诊断及诊断依据

左附件异位妊娠破裂：异位妊娠常表现为停经、腹痛、少量阴道出血。输卵管或卵巢破裂后表现为急性剧烈腹痛，反复发作，阴道出血，以至休克。查体常有腹腔内出血体征，子宫旁有包块，超声检查可助诊。该患者有性生活史；血 hCG 阳性，妇科超声宫内未见明确孕囊组织，左附件区不均包块，子宫直肠隐窝可见游离液体，范围约 75mm×33mm。考虑为异位妊娠破裂出血可能，故考虑该诊断可能性大。

（二）鉴别诊断及依据

患者以"停经 2 个月，间断阴道出血半个月余，下腹痛 4 小时"为主要表现，根据患者临床表现，需与以下疾病鉴别：

1. 卵巢囊肿蒂扭转：该疾病患者常表现为下腹一侧突发性疼痛，查体及辅助检查提示卵巢肿物，妇科查体可有宫颈举痛，卵巢肿物边界清晰，蒂部触通明显，体温及白细胞可稍高。该患者无明确卵巢肿物病史，血 hCG 阳性，辅助检查与之不相符合，故考虑该诊断可能性小。

2. 卵巢黄体破裂：多见于月经中期，活动或性生活后出现腹痛，出血多者可见失血性休克。妇科检查破裂侧附件区压痛（＋），彩超可提示附件区包块，血 hCG 不升高。该患者血 hCG 阳性，宫内未见妊娠囊，故暂不考虑该诊断。

3. 先兆流产：该疾病有停经史，血 hCG 阳性，常伴随腹痛及阴道流血，超声常提示宫内孕。该患者有停经史，伴腹痛及阴道出血，血hCG阳性，需考虑先兆流产可能，但是患者宫内未见明确胎囊，左附件区可及包块伴盆腔积液，考虑该诊断可能性小。

4. 急性阑尾炎：该疾病多有典型转移性右下腹痛，麦氏点压痛，同时大多伴有发热，白细胞计数和中性粒比例升高，超声检查能发现肿大的阑尾或脓肿，该患者影像学检查阑尾未见异常，体温正常，血hCG阳性，左附件区可及包块伴盆腔积液，暂不考虑该诊断。

三、临床决策

患者为育龄女性，明确停经史，血hCG阳性，超声宫内未见胎囊，附件区可见不均包块，子宫直肠隐窝可见游离液体，范围约75mm×33mm，考虑为异位妊娠破裂出血可能。随时有异位妊娠破裂持续腹腔内出血、出血性休克、DIC可能，危及生命，有急诊手术探查指征。向患者充分交代病情及相关风险，视术中情况，可能需切除患侧输卵管，术后丧失患侧输卵管，影响部分生育功能；若保留患侧输卵管，行开窗取胚术，则有病灶残留、持续异位妊娠、重复异位妊娠可能，患者表示理解并要求切除患侧输卵管；因患者无家属陪同，通知家属后其短时间内无法到场，汇报行政总值班；行政总值班到场，见证签署紧急医疗行为见证书，并见证病情交代及知情同意书签署过程。短时间内完备术前化验检查、术前准备、配血、建立2条静脉通路快速补液等抢救措施，紧急行腹腔镜手术探查及治疗。

四、诊疗经过

入院后完善术前检查、术前准备、配血、建立2条静脉通路快速补液等抢救措施，急诊于全身麻醉下行腹腔镜探查术，术中镜下见子宫正常大小，表面光滑。左输卵管呈紫黑色，壶腹部增粗、水肿，最粗处直径约4cm，表面可见破口，破口处活动性出血。左输卵管与乙状结肠疏松粘连（见图5-2）。双卵巢和右输卵管外观无异常。盆腔内可见积血约400ml。

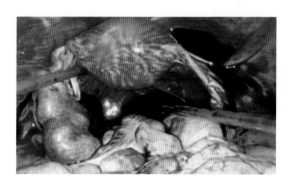

图5-2 腹腔镜探查术

考虑左输卵管壶腹部妊娠破裂，遂行腹腔镜左输卵管切除术及粘连松解术，手术顺利，术中出血约5ml。患者术中生命体征平稳，尿色清亮，量约300ml。术后诊断：①左输卵管异位妊娠破裂；②腹腔内出血；③盆腔粘连。术后予患者补液、抗炎、对症等治疗，患者术后第4天拆线见伤口甲级愈合，术后4天查血hCG降至810IU/L后出院。嘱患者并指导其有效避孕，同时每周复查血hCG直至阴性。1个月后妇科门诊就诊复查。术后病理：左输卵管组织，管壁出血并见绒毛及滋养叶细胞（图5-3），符合输卵管妊娠。

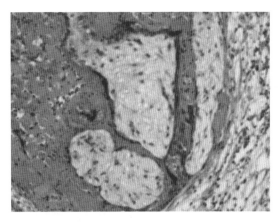

图 5-3　管壁出血并见绒毛及滋养叶细胞

五、讨论总结

异位妊娠指孕卵在子宫腔外着床，在早期妊娠妇女中的发病率为 2%～3%。在因阴道流血和 / 或腹痛至急诊就诊的早孕妇女中，异位妊娠者最高可占 18%。50% 异位妊娠妇女没有明确的高危因素；既往有过 1 次异位妊娠病史的女性，其重复异位妊娠的概率大约是 10%；有过 2 次以上者风险增加 25% 以上。其他高危因素包括：输卵管损伤史、盆腔炎性疾病史、盆腔或输卵管手术史、不孕症病史、吸烟史、年龄大于 35 岁。接受辅助生殖技术受孕的妇女中，有输卵管因素不孕和多胚胎移植者异位妊娠风险增加。使用宫内节育器的女性其异位妊娠的风险低于未使用者，然而一旦带环妊娠，则异位妊娠的发生率可高达 53%。口服避孕药、紧急避孕失败、前次选择性终止妊娠、流产、剖宫产均不增加异位妊娠风险。

输卵管妊娠的诊断：

（1）经阴道超声检查：经阴道超声检查是可疑异位妊娠患者首选的诊断方法。经阴道超声提示附件区可见含有卵黄囊和 / 或胚芽的宫外孕囊，可明确诊断异位妊娠。若超声检查发现与卵巢分离的肿块或者低回声肿块，应高度怀疑为异位妊娠，然而其阳性预测值仅为 80%。在孕 5～6 周经阴道超声可探及含有卵黄囊的宫内孕囊。一般情况下，除了罕见的宫内外复合妊娠外，超声显示宫内孕囊可排除异位妊娠。尽管超声检查发现宫腔内囊性结构提示宫内妊娠，但也有可能为"假孕囊"（宫腔内的积液或积血），20% 的异位妊娠患者超声检查可见"假孕囊"。

（2）血人绒毛膜促性腺激素测定。单独的血 hCG 测定不能用于异位妊娠的诊断，应结合患者的病史、症状和超声检查协助诊断。

输卵管妊娠的治疗：

（1）药物治疗：选择甲氨蝶呤（MTX）治疗方案应根据初始血 hCG 水平为指导，并与患者讨论每种方案的优点和风险后决定。MTX 治疗后需随访血 hCG 水平直至正常非孕水平。接受 MTX 治疗的患者需要被告知异位妊娠破裂的风险，避免同时服用某些降低药效的食物、保健品、药物，以及避免治疗成功前再受孕。

（2）手术治疗：对于病情稳定的非破裂型异位妊娠患者，腹腔镜手术或肌内注射 MTX 治疗均是安全有效的治疗方法。需根据临床表现、实验室和影像学检查以及患者知情选择来决定选择手术还是药物治疗。当患者有以下临床表现时需进行手术治疗：血流动力学不稳定、异位妊娠破裂的症状（如盆腔疼痛）或腹腔内出血征象、患者药物治疗失败。手术分为保守性手术和输卵管切除术，应根据患者意愿与病情危急程度进行选择，若患者无生育要求或腹腔内出血危及生命，首选患侧输卵管切除术；若育龄期女性要求保留生育功能，在详细告知相关风险，病灶残留、持续异位妊娠、重复异位妊娠可能后，可选择开窗取胚术。

（3）期待治疗：要求患者应当没有症状，推荐血 hCG 初始水平为 2000U/L。初始血 hCG 低于 2000U/L，88% 的异位妊娠患者会发生自然流产；初始血 hCG 水平高的患者自然流产率低。放弃期待治疗的原因包括腹痛加剧、血 hCG 水平下降不满意、输卵管妊娠破裂。

该例患者临床症状较典型，明确停经史、停经后不规则阴道出血，辅助检查提示 hCG 阳性，超声宫内未见胎囊，附件区可见不均包块，子宫直肠隐窝可见游离液体，异位妊娠破裂腹腔内出血可能性大。快速评估患者病情危急，紧急开放静脉通路、完善术前准备、备血后紧急手术，术中见左输卵管呈紫黑色，壶腹部增粗、水肿，最粗处直径约 4cm，表面可见破口，破口处活动性出血，依照术前患者知情选择行患侧输卵管切除术。术后 hCG 下降明显，术后病理进一步证实临床诊断。

参 考 文 献

BARNHART K T, FAY C A, SUESCUM M, et al.Clinical factors affecting the accuracy of ultrasonography in symptomatic first-trimester pregnancy[J]. Obstet Gynecol, 2011, 117(2 Pt 1): 299-306.

COHEN A, ZAKAR L, GIL Y, et al. Methotrexate success rates in progressing ectopic pregnancies: a reappraisal[J]. Am J Obstet Gynecol, 2014, 211(2): 1281-1285.

KIRK E, PAPAGEORGHIOU A T, CONDOUS G, et al.The diagnostic ef fectiveness of an initial transvaginal scan in detecting ectopic pregnancy[J]. Hum Reprod, 2007, 22(11): 2824-2828.

PERKINS K M, BOULET S L, KISSIN D M, et al. Risk of ectopic pregnancy associated with assisted reproductive technology in the United States, 2001-2011[J]. Obstet Gynecol, 2015, 125(1) 70-78.

YANG C, CAI J, GENG Y, et al. Multiple- dose and double- dose versus single-dose administration of methotrexate for the treatment of ectopic pregnancy: a systematic review and meta-analysis[J]. Reprod Biomed Online, 2017, 34(4): 383-391.

（郭聪颖　刘　瑛）

病例 6　卵巢囊肿蒂扭转

一、病历摘要

（一）主诉

间断下腹痛半个月，加重半天。

（二）现病史

患者，女性，40岁，自诉月经规律，6～7天/25～26天，量中，痛经（一），LMP：2018年8月15日，PMP：2018年7月19日。患者既往未行规范性妇科体检，半个月前无明显诱因出现阵发性下腹痛，呈绞痛，可耐受，未就诊。今日上午排便1次，诉排便后十余分钟，腹痛加重，右下腹为著，否认阴道出血、无恶心、呕吐等不适，否认尿急、尿痛、尿频等不适，不伴畏寒发热、腹泻、便血等不适，排气排便均正常。患者今日自行口服镇痛药物后疼痛无明显缓解，故于今日就诊我院急诊。急诊查尿妊娠试验阴性，妇科超声可见右卵巢大小11.2cm×10.4cm，位于子宫前上方，内可见9.4cm×9.2cm×7.6cm非纯囊性肿物，囊壁欠光滑，未见血流信号，盆腔积液3.7cm。急诊以"腹痛原因待查；右附件区包块"于2018年8月29日收入妇科病房。既往体健，否认慢性疾病史及传染病史；否认药物过敏史；已婚，G_1P_1，2009年行剖宫产一活婴，体健。否认家族遗传病史。

（三）查体

体温36.2℃，脉搏72次/分，呼吸19次/分，血压113/71mmHg，发育正常，营养良好，表情自然，自主体位，平车送入病房。神志清楚，查体合作。全腹软、平坦，右下腹轻压痛，无反跳痛及肌紧张，右下腹可及直径8cm左右肿物，活动受限，轻压痛，移动性浊音（一），双肾区无叩痛；神经系统检查未及异常。专科检查：外阴：已婚型；阴道：畅，少量黄白色分泌物；宫颈：光滑，宫颈举痛（±）；宫体：前位，质中等，常大，压痛（±），活动度好；右附件区靠近子宫上方可及直径约8cm大小包块，轻压痛，无反跳痛及肌紧张，活动受限，左侧附件区未扪及明显异常。

（四）实验室及辅助检查

2018年8月29日妇科彩超：子宫前位，大小5.0cm×4.6cm×4.0cm，形态正常，轮廓规整，肌层回声均匀。子宫内膜厚0.86cm，回声均匀。右卵巢大小11.2cm×10.4cm，位于子宫前上方，内可见9.4cm×9.2cm×7.6cm非纯囊性肿物，囊壁欠光滑，未见血流信号，右侧附件增厚肿胀，右卵巢内未见明显血流信号。左卵巢大小3.1cm×2.2cm。子宫直肠隐窝可见游离液体，深约 3.7cm。超声提示：子宫前上方非纯囊性肿物（右卵巢巧克力囊肿伴蒂扭转可能），盆腔积液见图 6-1。

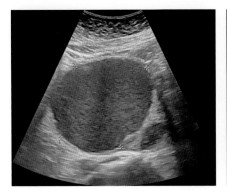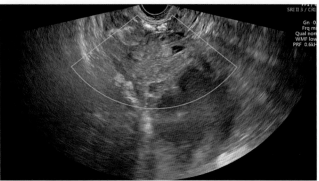

图 6-1　妇科彩超

2018 年 8 月 29 日腹部 CT：肝胆胰脾双肾均未见明显异常；子宫前上方可见一囊性为主肿物，大小约 9.5cm×8.5cm×9.7cm，内可见分隔，壁薄厚不均，囊液 CT 值约 15Hu，边缘见斑片状高密度影，CT 值约 55Hu，右侧附件区另见扭转条状稍高密度影。盆腔少量积液，CT 值约 19Hu。子宫大小、形态如常，左侧附件区未见明确异常密度影。

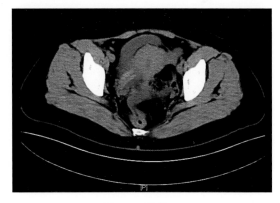

图 6-2　腹部 CT

影像学检查：子宫前上方、右侧附件区囊性为主肿物伴出血、扭转。

2018 年 8 月 29 日我院尿妊娠试验：阴性。

2018 年 8 月 29 日血常规＋C 反应蛋白：C 反应蛋白 6mg/L，白细胞 $10.9×10^9$/L，血红蛋白 143g/L，血细胞比容 40.50%，血小板 $311×10^9$/L，中性粒细胞百分比 65.50%。

2018 年 8 月 29 日尿常规：尿白细胞（－），红细胞（－）。

2018 年 8 月 29 日肝肾功能：谷丙转氨酶 15.2U/L，谷草转氨酶 14.1U/L，肌酐 53.57μmol/L，钾 3.24mmol/L，钠 139.62mmol/L，氯 103mmol/L。

2018 年 8 月 29 日肿瘤标志物：AFP：2.0ng/ml，CEA：3.5ng/ml，CA125：36U/ml，CA153：9.2U/ml，CA19-9：7.6U/ml。

（五）拟诊

（1）急性腹痛原因待查：右卵巢囊肿蒂扭转？

（2）瘢痕子宫（剖宫产史）。

二、诊断及鉴别诊断思路

（一）入院诊断及诊断依据

卵巢囊肿蒂扭转：卵巢囊肿蒂扭转好发于瘤蒂长、中等大、活动度良好、重心偏于一侧的肿瘤（如畸胎瘤）。常在患者突然改变体位时，或妊娠期、产褥期子宫大小，位置改变时发生蒂扭转。卵巢肿瘤扭转的蒂由骨盆漏斗韧带、卵巢固有韧带和输卵管组成。发生急性扭转后静脉回流受阻，瘤内极度充血或血管破裂瘤内出血，致使瘤体迅速增大，后因动脉血流受阻，肿瘤发生坏死变为紫黑色，可破裂和继发感染。有时不全扭转可自然复位，腹痛随之缓解。查体示：盆腔检查宫颈有举痛和摇摆痛，子宫正常大小，一侧附件区扪及肿物，有压痛，以蒂部最明显。本患者因急性腹痛来诊，平素月经规律，无停经史，尿妊娠试验阴性；右卵巢大小 11.2cm×10.4cm，位于子宫前上方，内可见 9.4cm×9.2cm×7.6cm 非纯囊性肿物，囊壁欠光滑，未见血流信号，右侧附件增厚肿胀；右卵巢内未见明显血流信号；妇科查体可有宫颈举痛，卵巢肿物边界清晰，蒂部触痛明显；体温及白细胞可稍高。考虑扭转可能，需进一步检查明确诊断，急腹症诊断成立。根据患者今日超声及 CT 结果提示，目前考虑该诊断可能性大，确诊可手术探查明确。

（二）鉴别诊断及依据

患者为中年女性，主因"间断下腹痛半个月余，加重半天"入院，根据患者目前临床表现，需与以下疾病鉴别：

1. 卵巢巧克力囊肿破裂：多发生在月经前后及月经期，多有痛经史，以突发下腹痛为主要表现，超声可辅助诊断，血 CA125 显著增高。该患者既往无痛经史，CA125 仅轻度增高，目前考虑该病可能性有，但是可能性不大，需根据术中探查情况以进一步明确。

2. 异位妊娠：该疾病患者有明确停经史，尿妊娠试验阳性，常以下腹痛和孕囊破裂导致的休克症状为主要表现，超声见宫内孕囊还是宫外孕囊有助于鉴别诊断，行刮宫术刮出组织不可见绒毛，且刮宫后 hCG 不下降可辅助诊断。该患者无停经史，尿妊娠试验阴性，暂不考虑该诊断。

3. 急性阑尾炎：该疾病多有典型转移性右下腹痛，麦氏点压痛，体温升高，白细胞计数和中性粒比例升高，超声检查能发现肿大的阑尾或脓肿。该患者影像学检查均为阑尾未见肿大，血常规中白细胞和中性粒细胞结果正常，体温正常，目前暂不考虑该诊断。

4. 泌尿系统结石：泌尿系结石特别是上尿路结石发作常伴有阵发性腰部或上腹部疼痛，剧烈难忍，呈放射痛，同时伴镜下血尿甚至肉眼血尿，查体可及肾区叩击痛，影像学检查可见结石影。该患者腹部 CT 未见结石影，且尿常规中红细胞阴性，目前考虑该病可能性不大。

三、临床决策

患者为 40 岁女性，主因"间断下腹痛半个月余，加重半天"入院，入院后生命体征平稳，疼痛较前明显缓解，血压、心率平稳，较前无明显改变。结合患者症状体征及辅助检查，目前考虑诊断：①急性腹痛原因待查，右卵巢囊肿蒂扭转？②瘢痕子宫（剖宫产史）。患者急腹症诊断明确，有手术指征，入院后予患者禁食水、补液、盐酸莫西沙星静脉抗感染治疗；同时向患者及家属充分告知病情，建议尽快手术探查，以免扭转之附件坏死，但是患者由于入院时腹痛较前明显缓解，拒绝立即手术，要求继续观察。反复告知继续等待期间附件有坏死、感染、病情进展等风险后，继续对症治疗，同时密切观察患者腹痛及生命体征变化，积极复查血常规及妇科超声，完善检查后行进一步治疗。如观察期间再次腹痛加重、症状不缓解，则建议急诊开腹探查。

四、治疗经过

患者入院后生命体征平稳，疼痛较前明显缓解，血压、心率平稳。结合患者症状体征及辅助检查，目前考虑诊断：①急性腹痛原因待查，右卵巢囊肿蒂扭转？②瘢痕子宫（剖宫产史）。患者入院后密切观察患者腹痛及生命体征变化，动态监测血常规、CRP 及凝血变化情况，予患者禁食水、补液、盐酸莫西沙星静脉抗感染治疗。患者入院后 2 小时诉腹痛再次明显加重，伴腹胀，呕吐三次，呕吐物为胃液，无排气排便。查体：心率 60 次 / 分，呼吸 18 次 / 分，收缩压 109mmHg，舒张压 62mmHg，血氧饱和度 100%，腹略膨隆，腹软，下腹正中压痛明显，无明显反跳痛，无腹肌紧张。考虑患者腹痛加重，考虑右侧附件囊肿扭转可能性大，向患者及家属再次详细告知病情，建议急诊行开腹探查术。患者及家属表示理解接受并签字，联系手术室，急诊行手术治疗。遂紧急于全麻下行开腹探查术。术中见：左侧大网膜粘连与左侧腹壁致密粘连，范围约 6cm×3cm，锐性分离粘连大网膜，暴露腹腔满意，洗手探查：盆腔少量淡血性腹水，右侧卵巢囊性增大，直径约 15cm，坏死，表面呈紫黑色，右侧输卵管爬行其上，外观呈紫黑色，蒂部扭转三圈（1080°），子宫及左侧附件未见明显异常，右侧圆韧带迂曲，表面与子宫疏松粘连，分离粘连。由于该侧卵巢和输卵管完全扭转坏死，无保留可能性，台下与患者家属再次交代病情并获知情同意后行右侧附件切除术。手术过程顺利，术中出血 20ml。台下剖视标本：右侧卵巢囊性增大，直径约 15cm，表面紫黑色，剖开可见暗红色血性液体，囊肿一极质地较硬，因组织坏死机化，无法辨识组织性质，右侧输卵管缺血坏死。术后诊断：①右侧卵巢囊肿蒂扭转；②盆腔粘连；③剖宫产史。术后患者生命体征平稳，安返病房。术后给予静脉抗炎、补液补钾、依诺肝素钠抗凝等治疗。患者术后恢复良好，于术后第 7 天拆线出院。术后病理示：卵巢黏液性囊腺瘤伴蒂扭转。

五、讨论总结

卵巢囊肿蒂扭转是常见妇产科急腹症之一，右侧附件扭转多于左侧（66%）。附件扭转后，静脉回流首先受阻，其次才是动脉血供受损，尽管如此，仍有8%～18%的扭曲附件没有任何病理学的缺血性改变——扭了也可以颜色正常。恶性病变少有出现，成人附件扭转中，恶性肿瘤仅占3%。儿童病例占0～6%不等，个别文献报道绝经后附件扭转患者发现恶性肿瘤的概率达22%。不伴有病理组织学改变的附件扭转，原因多与解剖学异常有关，如先天性卵巢韧带过长和骨盆韧带松弛。需注意没有囊肿可以扭转，妊娠也是附件扭转不容忽视的原因。病史常表现为急性单侧下腹痛，疼痛呈间歇性或持续性，尤其是疼痛伴有胃肠道症状如恶心、呕吐等症状更应警惕附件扭转的可能。由于组织缺血坏死，约10%的患者伴有发热症状，容易与盆腔炎混淆，查体肿物伴局部压痛阳性，腹膜刺激征却罕有发生（3%～27%）。实验室检查：20%～56%的附件扭转患者，白细胞不断升高伴组织坏死者，C反应蛋白（CRP）水平升高，部分D-二聚体升高。超声可见卵巢增大和多普勒血流减少或缺失。CT和MRI由于不能用于评估卵巢的血流灌注，且费用昂贵，故不宜作为首选。但有助于排除其他导致下腹痛的病因。

卵巢扭转需要与未扭转的盆腔囊肿或肿瘤、盆腔炎、异位妊娠、阑尾炎、肠道憩室炎和尿石症相鉴别。

治疗原则上既往观点认为复位后的保守治疗或可增加血栓事件发生率，而卵巢切除术则去除了血栓栓塞的诱因。研究证实，附件扭转保守治疗并不增加血栓事件发生率。多数研究建议，即便卵巢出现坏死，也要复位，待血流再灌注后行卵巢囊壁剥除术。基于以上证据，2017年加拿大妇产科医师协会（SOGC）《儿童、青少年和成年人附件扭转的诊治临床实践指南》首次明确提出，除非绝经后妇女，均应首选保守手术治疗附件扭转，甚至是初次手术时仅暂且复位，待6～8周后再次进行囊肿剥除术。我们处理该类患者存有两大误区：一是恐惧还纳复位后血栓栓子脱落，引发医疗意外；二是依据个人所谓的"肉眼观"判定组织已"坏死"而一切了之。同时术前超声有助于评估卵巢的血液供应。一项回顾性保守性手术的研究发现，即使术前血流显示异常，术后卵巢功能也极有可能恢复，即使术后第1天再次超声提示没有静脉或动脉血流，也不能预示附件在慢性缺血后功能是不可逆的。故无论超声检查结果如何，甚至卵巢外观呈现紫黑色坏死样改变，都不是附件切除的依据，应始终遵循保存卵巢的原则。附件功能保存性与缺血外观无关。卵巢的颜色改变可能继发于静脉淤滞而不是动脉供血中断，即使是动脉供血中断，复位后仍有恢复可能。

该例患者以急腹症就诊，查体可及宫颈举痛及右附件区包块伴压痛，超声检查及CT均提示右附件囊肿伴扭转可能，入院后症状进一步加重，有急诊手术探查指征，术中见右侧卵巢囊性增大，直径约15cm，坏死，表面呈紫黑色，右侧输卵管爬行其上，外观呈紫黑色，蒂部扭转三圈（1080°），卵巢囊肿蒂扭转的诊断进一步明确，处理及时，术后右附件病理结果进一步证实临床诊断。

参 考 文 献

袁航，李霞，张师前. 2017 SOGC《儿童、青少年和成年人附件 扭转的诊治临床实践指南》解读［J］. 中国实用妇科与产科杂志，2017，33（5）：494-496.

AVILES G, RICCI P, RODRIGUEZ T. A rare case of nine twisted adnexal torsion successfully resolved by conservative laparoscopic detorsion[J]. J Minim Invasive Gynecol, 2011, 18(5): 551-552.

MASHIACH R, CANIS M, JARDON K, et al. Adnexal torsion after laparoscopic hysterectomy: Description of seven cases[J]. J Am Assoc Gynecol Laparosc, 2004, 11(3): 336-339.

ROBERTSON J J, LONG B, KOYFMAN A. Myths in the evaluation and management of ovarian torsion[J]. J Emerg Med, 2017, 52(4): 449-456.

WANG J H, WU D H, JIN H, et al. Predominant etiology of adnexal torsion and ovarian outcome after detorsion in premenarchal girls[J]. Eur J Pediatr Surg, 2010, 20(5): 298-301.

（郭聪颖　刘　瑛）

病例 7　黄 体 破 裂

一、病历摘要

（一）主诉

腹痛 8 小时。

（二）现病史

患者，女性，35 岁，体重 47kg，既往月经规律，5 天 /30 天，经量中等，痛经（－）。10 年前人流术后出现经期缩短，经量减少，1 天 /30 天，LMP 2018 年 1 月 10 日左右（具体不详），经量及持续时间同以往。约 8 小时前起床时由卧位改为立位时出现下腹坠痛不适，为持续性，逐渐加重，无发热，无恶心、呕吐，无尿频、尿急、尿痛，未排便，无阴道流血、排液，无分泌物增多、异味，至我院就诊。查体示腹软，下腹压痛左侧为著，反跳痛可疑阳性，无肌紧张，墨菲征阴性、麦氏点无压痛，hCG 阴性。超声提示：左侧附件增厚，可见不均质包块，范围约 18mm×14mm，可见点状血流信号；右侧附件区未见明显异常回声；子宫周围可见液性包绕，深约 20.6mm，透声差。考虑黄体破裂可能，于 2018 年 2 月 1 日入院密切观察，必要时手术治疗。自患病以来，患者精神可，二便如前述。

（三）查体

入院查体：体温 36.8℃，脉搏 88 次 / 分，呼吸 22 次 / 分，血压 110/70mmHg，身高 165cm，体重 47kg，一般情况可，神志清，表情自然，发育正常，营养良好，心肺未及异常。双下肢水肿（－），脊柱四肢无畸形，神经系统（－）。腹软，下腹部压痛明显，无反跳痛及肌紧张。专科查体：外阴：已婚型；阴道：通畅，分泌物量不多；宫颈：尚光滑，举痛（＋）；子宫：平位，常大，质中，活动好，压痛（＋）；附件：左附件区压痛明显，右侧附件区压痛可疑。

（四）实验室及辅助检查

妇科超声（2018 年 2 月 1 日）：子宫平位，大小 42mm×43mm×37mm，形态正常，轮廓规整，肌层回声均匀。子宫内膜厚 6.3mm，回声欠均匀。右卵巢大小 28mm×18mm。左卵巢大小 40mm×22mm。左侧附件增厚，可见不均质包块，范围约 18mm×14mm，可见点状血流信号。右侧附件区未见明显异常回声。子宫周围可见液性包绕，深约 20.6mm，透声差。超声提示：左侧附件区不均质包块；盆腔积液（透声差）。见图 7-1。

2018年2月1日血常规：白细胞 $12.13×10^9$/L，血红蛋白128g/L，血小板 $331×10^9$/L，中性粒细胞百分比68.40%，C反应蛋白（全血）<1mg/L。

2018年2月1日人绒毛膜促性腺激素：<0.100IU/L。

2018年2月1日尿常规：白细胞（－）；红细胞（±）。

2018年2月1日CA125：28.9U/ml。

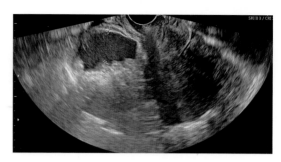

图7-1　妇科超声检查

（五）拟诊

（1）腹痛待查：卵巢黄体破裂？

（2）盆腔积液。

二、诊断及鉴别诊断思路

（一）入院诊断及诊断依据

卵巢黄体破裂：卵巢黄体囊肿破裂是妇科较常见的急腹症之一，好发于卵巢功能旺盛年龄段，即20～40岁女性。其临床表现不具典型性，主要临床症状为突然发作的腹痛，疼痛程度不一，部分有不同程度的肛门坠胀感，严重时可发生大出血，甚至休克，危及生命，急需手术；超声检查可提示一侧附件区包块伴有盆腔积液；血化验检查可发现血红蛋白下降；血hCG通常阴性。该患者处于月经周期的黄体期，8小时前起床时由卧位改为立位时出现下腹坠痛不适，为持续性，逐渐加重，查体示腹软，下腹压痛左侧为著，反跳痛可疑阳性，无肌紧张，墨菲征阴性、麦氏点无压痛，hCG阴性，超声提示：左侧附件增厚，可见不均质包块，范围约18mm×14mm，可见点状血流信号，盆腔提示游离积液，故目前考虑患者此诊断可能性大，确诊依靠手术探查及术后病理回报。

（二）鉴别诊断及依据

1. 异位妊娠破裂：异位妊娠多有停经史，并且常有不规则阴道出血，色暗红，量少，一般不超过月经量。少数患者阴道流血量较多，类似月经，阴道流血可伴有蜕膜碎片排出。血、尿hCG（＋）。B超可辅助诊断。异位妊娠破裂可导致腹腔急性内出血及剧烈腹痛，轻者出现晕厥，严重者出现失血性休克。出血越多越快，症状出现也越迅速越严重，但与阴道流血量不成正比。本病例改变体位出现剧烈腹痛，超声提示左侧附件区不均质包块、盆腔积液（透声差），但是患者没有停经史，hCG（－），故而目前考虑患者此诊断可能性不大。

2. 盆腔炎：盆腔炎体温常超过 38.3℃，宫颈或者阴道有黏液脓性分泌物，阴道分泌物 0.9% NaCl 涂片见到大量白细胞，血沉增快，C 反应蛋白升高；实验室证实的宫颈淋病奈瑟菌或衣原体阳性。查体示：宫颈举痛或者子宫压痛或者附件压痛。急性盆腔炎往往表现为下腹痛、发热、阴道分泌物增多，腹痛为持续性，活动或性交后加重；若病情严重可有寒战、高热、头痛、食欲不振。月经期发病者可出现经量增多，经期延长，若盆腔炎包裹形成盆腔脓肿可引起局部压迫症状，压迫膀胱可出现尿频、尿痛、排尿困难；压迫直肠可出现里急后重等直肠症状。该患者 8 小时前起床时由卧位改为立位时出现下腹坠痛不适，为持续性，逐渐加重；查体示腹软，下腹压痛左侧为著，反跳痛可疑阳性，无肌紧张，墨菲征阴性、麦氏点无压痛；hCG 阴性；超声提示：左侧附件增厚，可见不均质包块，范围约 18mm×14mm，可见点状血流信号，超声提示盆腔积液。但是患者体温不高、中性粒细胞百分比正常，故而目前考虑患者此诊断可能性小。

3. 卵巢囊肿蒂扭转：卵巢囊肿蒂扭转好发于瘤蒂长、中等大、活动度良好、重心偏于一侧的肿瘤（如畸胎瘤）。常在患者突然改变体位时，或妊娠期、产褥期子宫大小，位置改变时发生蒂扭转。卵巢肿瘤扭转的蒂由骨盆漏斗韧带、卵巢固有韧带和输卵管组成。发生急性扭转后静脉回流受阻，瘤内极度充血或血管破裂瘤内出血，致使瘤体迅速增大，后因动脉血流受阻，肿瘤发生坏死变为紫黑色，可破裂和继发感染。有时不全扭转可自然复位，腹痛随之缓解。查体示：盆腔检查宫颈有举痛和摇摆痛，子宫正常大小，一侧附件区扪及肿物，有压痛，以蒂部最明显。该患者改变体位后出现下腹痛，超声提示：左侧附件增厚，可见不均质包块，范围约 18mm×14mm，可见点状血流信号。查体示：左附件区压痛明显。故考虑患者此诊断可能性比较小，但是也不能完全除外，确诊依靠手术及术后病理回报。

4. 卵巢巧克力囊肿破裂：异位的子宫内膜在卵巢组织中周期性出血使卵巢不断增大而形成巧克力囊肿。此囊肿常为双侧性。卵巢巧克力囊肿可因多种因素而发生自发或在外力影响下破裂，破裂可反复发生。破裂后陈旧性血液溢入腹腔，引起剧烈腹痛、恶心呕吐等。血 CA125 通常明显增高。该患者改变体位后出现下腹痛，超声提示：左侧附件增厚，可见不均质包块，范围约 18mm×14mm，可见点状血流信号。查体示：左附件区压痛明显。但是患者既往无痛经史，且血 CA125 结果正常，故目前考虑患者此诊断可能性较小，确诊依靠手术探查及术后病理回报。

三、临床决策

卵巢黄体血管化时期容易破裂，一般先为内部出血，囊内压力增高，进而引起破裂出血。受外伤、直接或间接外力作用、盆腔炎症、卵巢子宫充血等因素的影响，均可导致黄体破裂。黄体破裂的诊断主要通过临床表现结合超声、尿或血 hCG、后穹窿穿刺等辅助检查，需要与异位妊娠、阑尾炎、卵巢肿瘤蒂扭转和急性盆腔炎鉴别。黄体破裂后，根据腹腔出血量可有不同程度的下腹痛、肛门坠胀感、恶心、呕吐，大量内出血时可晕厥。双合诊时常有宫颈摇举痛，子宫正常大小，后穹窿饱满，一侧附件区可触及增厚或包块。腹部超声检查可发现附件区包块、盆腹腔积液，尿检 hCG 阴性，后穹窿穿刺可抽出不凝血，血红蛋白下降等。但临床上多来不及做其他辅助检查，仅仅因腹穿或后穹窿穿刺抽出不凝血而急诊手术。近年来，随着腹腔镜被广泛应用于妇科临床，腹腔镜诊断卵巢黄体破裂已成"金标准"，它在得到明确诊断的同时可进行手术治疗。黄体破裂的治疗应根据病情轻重、内出血量的多少决定治疗方案。怀疑为黄体破裂时应争取在短时间内详细了解病情，并全面体检，在病情允许的情况下完善必要的检查，尤其是 hCG 检测、B 超和后穹窿穿刺。对血压稳定、腹痛轻、内出血少者应卧床休息、严密观察，给予止血、抗感染等保守治疗，大多数破裂口可自行闭合止血。对病情较重、内出血量较多、血压和血红蛋白下降甚至休克的患者，必须采取积极措施，在抗休克的同时及时手术、挽救生命。术中根据患者年龄及生育要求尽量保存卵巢，可行卵巢修补术和楔形切除术。

该患者根据病史、临床表现、辅助检查结果，考虑诊断黄体破裂可能性大。入院后患者疼痛逐渐缓解，同时监测患者生命体征平稳，动态监测血常规及凝血功能，均无显著变化，考虑患者目前病情尚平稳，予以绝对卧床、静脉应用氨甲环酸止血治疗、抗生素预防感染、补液治疗。但是同时需和患者及家属交代病情，在保守治疗的过程中，如果出现病情进展、疼痛加重、血压下降等提示内出血增加、血红蛋白下降时，须及时腹腔镜手术探查及治疗。

四、治疗经过

患者入院后监测生命体征平稳，动态观察血常规及凝血功能，无显著变化。患者卧床休息，同时予以静脉莫西沙星抗感染及静脉氨甲环酸止血治疗等保守治疗措施。入院 1 天后复查盆腔彩超：左卵巢大小 31mm×21mm，周边可见 26mm×14mm 血块样回声，未见血流信号；子宫周围液性回声范围较前明显缩小，子宫直肠隐窝厚约 8.4mm，透声好。1 天后复查血常规：血红蛋白 117g/L，血细胞比容 35.90%。患者经保守治疗后腹痛逐渐缓解，病情平稳，2 天后出院。

五、讨论总结

卵巢黄体破裂是一种妇科急症，指在黄体发育过程中，因破坏了卵巢表面的小血管，导致黄体内出血、内压增高而引发破裂，严重的情况下还有可能引发大量的腹腔内出血。卵巢黄体破裂通常会导致患者出现不孕、流产、月经不调等症状。卵巢黄体破裂后会有不同程度的内出血情况，严重的患者如果得不到及时有效的治疗，还有可能为其带来大出血、休克甚至死亡等严重后果。因此对于卵巢黄体破裂的鉴别诊断应提高警惕，将其与其他妇科急腹症区分开来。鉴别讨论妇科急腹症内容如下：

（一）年龄

患者根据年龄不同，常见的腹痛原因不同。
（1）青春期前患者出现急性下腹痛，多为卵巢囊肿蒂扭转所致。

（2）青春期患者出现疼痛，可能为痛经、卵巢囊肿蒂扭转、卵巢囊肿破裂或生殖器官发育异常（处女膜闭锁等）。

（3）育龄期患者出现下腹疼痛病因较多，可能为痛经、异位妊娠、盆腔炎、卵巢囊肿蒂扭转、卵巢囊肿破裂、流产或子宫内膜异位症等。

（4）围绝经期及绝经后患者多为卵巢囊肿蒂扭转、卵巢囊肿破裂、炎症和晚期恶性肿瘤。

（二）诱因

（1）体位改变后出现的腹痛，多见于囊肿蒂扭转。

（2）卵巢囊肿在妇科检查中，突然出现腹痛，应考虑囊肿破裂。

（3）安放、取出宫内节育器或人工流产时，突然出现下腹部剧痛，应考虑子宫穿孔。

（4）育龄妇女，停经后出现阵发性下腹坠痛，可见于流产、早产或临产。

（5）妊娠晚期腹部外伤或有妊娠高血压综合征史出现腹痛者，应考虑胎盘早剥。

（6）子宫肌瘤合并妊娠，在妊娠期或产褥期出现剧烈下腹痛，应考虑为肌瘤红色变性。

（7）分娩过程中，产程延长，出现剧烈腹痛，应考虑子宫先兆破裂或破裂。

（8）恶性葡萄胎或绒毛膜癌患者，突然出现下腹剧痛，应考虑为子宫穿孔等。

（9）其他疾病：也有许多腹痛并非由妇产科疾病引起，如外伤后脾破裂等。

（三）起病的急缓

（1）急性下腹疼痛：是妇产科急症常见的主诉，其原因有下列几种：①腹腔内出血，如异位妊娠、黄体破裂等；②卵巢囊肿蒂扭转或破裂等；③盆腔器官的急性炎症；④经血排出受阻，如先天性生殖道畸形或手术后宫颈、宫腔粘连等；⑤其他，如痛经等。

（2）起病缓慢而逐渐加剧者：多由慢性内生殖器炎症急性发作或恶性肿瘤增长迅速所引起。

（3）急骤发病者：考虑为卵巢囊肿蒂扭转或破裂。

（4）反复隐痛伴有阵发性剧痛者：有输卵管妊娠破裂或流产可能。

（四）部位

（1）下腹正中部出现疼痛多系子宫性疼痛。

（2）一侧下腹痛应考虑为该侧附件病变，如卵巢囊肿蒂扭转、破裂以及异位妊娠流产或破裂等。

（3）双侧下腹痛常见于子宫附件炎性病变；卵巢囊肿破裂、输卵管妊娠破裂或盆腔腹膜炎时，可引起整个下腹痛甚至全腹疼痛。

（4）下腹痛向肛门部放射，多为内出血引起；放射至肩部多为内出血刺激膈肌引起；放射至大腿处，常为晚期癌瘤侵犯骨盆壁、闭孔神经，引起坐骨神经痛。

（五）疼痛的性质

（1）持续性钝痛多为炎症或腹腔内积液所致。

（2）顽固性疼痛难以忍受应考虑为晚期癌肿可能。

（3）卵巢囊肿蒂扭转表现为剧烈腹痛，可有缓解及阵发加剧。

（4）异位妊娠或卵巢囊肿破裂可引起撕裂性锐痛。

（5）子宫收缩特别是宫腔内有积血或积脓不能排出以及输卵管肿瘤常导致下腹坠痛。

（六）与月经的关系

（1）有停经史见于流产、异位妊娠、妊娠合并卵巢囊肿蒂扭转、妊娠合并阑尾炎、先兆早产、临产、胎盘早剥、子宫破裂。需要注意的是个别患者停经史不明显，应警惕避免漏诊、误诊。

（2）无停经史见于痛经、急性盆腔炎、卵巢囊肿蒂扭转、黄体破裂、卵巢子宫内膜异位囊肿破裂。

（3）在月经周期中出现一侧下腹隐痛，应考虑为排卵性疼痛；经期出现腹痛者，或为原发性痛经，或有子宫内膜异位症的可能。

（4）周期性下腹痛但无月经来潮多为经血排出受阻所致，见于先天性生殖道畸形或术后宫腔、宫颈管粘连等。

（七）伴随症状

（1）疼痛时伴恶心、呕吐考虑有卵巢囊肿蒂扭转的可能。异位妊娠（EP）亦可能。

（2）疼痛并发内出血，甚至出现失血性休克，应考虑异位妊娠流产或破裂，子宫穿孔或破裂，肿瘤破裂等所致腹腔内出血。

（3）出现肛门坠胀一般由直肠子宫陷凹有积液所致。

（4）疼痛伴有畏寒，发热，多为炎症引起；疼痛伴发恶病质，则应考虑晚期肿瘤。

本病例考虑为卵巢黄体囊肿破裂，卵巢黄体囊肿通常为排卵后形成，如以囊性形式存在即形成黄体囊肿。其直径一般为 3～6cm，边界较卵泡囊肿模糊，囊壁相对较厚而光滑，囊壁下见低回声晕环。囊液呈无回声，可见细小疏回声点。彩色多普勒超声显示囊壁上具有丰富的新生血管，血管扩张、阻力减小。偶尔形成急腹症，造成腹腔及盆腔内积液。该患者 8 小时前起床时由卧位改为立位时出现下腹坠痛不适，为持续性，逐渐加重，查体示腹软，下腹压痛以左侧为著，反跳痛可疑阳性，无肌紧张，墨菲征阴性、麦氏点无压痛，hCG 阴性，超声提示左侧附件区可见范围约 18mm×14mm 的不均质包块及盆腔积液。考虑黄体破裂可能性大而收入院。入院后全面评估病情，并予以绝对卧床、止血、抗感染、补液治疗，观察患者腹痛逐渐缓解，同时密切监测血压、心率等生命体征平稳，动态监测血常规及凝血功能，无显著变化。复查超声提示子宫周围液性回声及子宫直肠隐窝范围较前均明显缩小。患者经全面评估后采取保守治疗方案，症状、体征明显好转，各项实验室化验检查结果均趋向好转，证明我们的诊断是准确的，治疗方案是适宜有效的。

参 考 文 献

关锦图，李光仪，李秋萍. 腹腔镜手术治疗卵巢黄体破裂62例临床分析［J］. 实用妇产科杂志，2007，23（7）：417-418.

华克勤. 实用妇产科学［M］. 3版. 北京：人民卫生出版社，2013：398-401.

黄丽，孙志鹏. 超声在卵巢黄体破裂诊断方面的临床价值［J］. 中国实用医药，2010，5（26）：101-102.

姜秀玲，姜秀丽. 超声显像对卵巢黄体破裂的诊断价值［J］. 中国现代药物应用，2011，5（11）：43.

于杰，李云华，李娜. 卵巢黄体破裂110例临床诊治分析［J］. 福建医药杂志，2010，32（3）：24-25.

（朱云珊　刘　瑛）

病例 8 子宫肌瘤红色变性

一、病历摘要

（一）主诉

月经期延长 10 个月，发现盆腔肿物 4 个月。

（二）现病史

患者，女性，36 岁，平素月经规律，7 天 /28 天，量大、色鲜红、有血块，不伴头晕、乏力等不适，痛经（＋），无须口服镇疼药物，LMP 2018 年 10 月 30 日，PMP 2018 年 7 月 12 日。患者近 10 个月经期较前延长，持续 10 天左右，经量仍多，痛经程度同前，否认头晕、乏力等不适。因"月经量多、经期延长"2018 年 7 月 20 于我院门诊就诊，查血红蛋白 71g/L，行妇科超声检查提示：宫底肌壁间可见 70mm×53mm×48mm 子宫肌瘤，内部回声不均质回声肿物，边界清，血流信号不丰富。因考虑患者子宫肌瘤引发月经量多及经期延长等并发症，建议手术行子宫肌瘤切除术，手术前予以诺雷德治疗 3～6 个周期，缩小肌瘤体积。同时建议术前诊断性刮宫除外子宫内膜病变。2018 年 7 月 27 日于我院行宫腔镜检查及分段刮宫术，术后病理示子宫内膜息肉，术后予以诺雷德（3.75mg 皮下注射，28 天 1 次）周期治疗 3 周期，缩小肌瘤体积，同时避免月经来潮以辅助纠正贫血。2018 年 10 月 30 日月经来潮，量中等，2018 年 11 月 9 日夜间突发阴道出血量增多，色鲜红，有血块，1 天后阴道出血量较前明显减少，伴乏力、头晕，无明显腹痛、心慌、口干、恶心呕吐等其他不适，11 月 16 日因阴道出血淋漓不净于我院急诊就诊，急查血红蛋白 66g/L，尿 hCG（－），复查妇科超声提示子宫肌瘤（宫底肌壁间可见 50mm×49mm×48mm 不均质回声肿物，小部分突向宫腔，边界清，血流信号不丰富）。急诊收入院予输血、药物止血等对症支持治疗后病情稳定出院。为进一步诊治"子宫肌瘤"于 2018 年 11 月 23 日收入我院妇科病房。近期饮食、睡眠、大小便无异常。

既往史：否认高血压病、冠心病等心血管疾病史，否认糖尿病等代谢性疾病史，否认其他慢性疾病及传染性疾病史。

婚育史：患者平素月经规律 7/28 天，经量大，有血块，痛经（＋），LMP：2018 年 10 月 30 日。G_0P_0，配偶体健。

（三）查体

入院查体：体温 36.5℃，脉搏 82 次 / 分，呼吸 20 次 / 分，血压 112/70mmHg，一般情况可，神志清，表情自然，发育正常，营养良好，心肺未及异常。双下肢水肿（－），脊柱四肢无畸形，神经系统（－）。腹软，无压痛、反跳痛及肌紧张。专科查体：外阴：已婚型。阴道：畅，分泌物多，清洁度Ⅰ。宫颈：光滑，触血（－），宫颈举痛（－）；宫体：后位，增大如孕8周大小，质中等，压痛（－），活动度好。附件：未扪及明显异常。

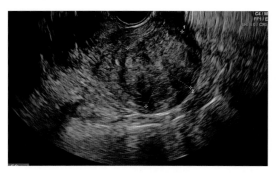

图8-1　妇科超声检查

（四）实验室及辅助检查

妇科超声（2018年11月21日）：大小为6.3cm×5.7cm×5.4cm，形态正常，轮廓规整，宫底肌壁间可见4.5cm×4.1cm不均低回声肿物，边界清，周边可见血流信号。子宫内膜厚0.3cm，回声均匀。超声提示：子宫肌瘤。见图8-1。

血常规（2018年11月21日）：白细胞8.7×10⁹/L，血红蛋白150g/L，血细胞比容44.4%，血小板306×10⁹/L，中性粒细胞百分比63.6%。

肿瘤标志物（2018年11月21日）：CA125 18U/mL。

血hCG（2018年11月21日）：3.8IU/L。

（五）拟诊

子宫平滑肌瘤。

二、诊断及鉴别诊断思路

（一）诊断

子宫肌瘤：多数患者无症状，仅在盆腔检查或超声检查时偶被发现。如有症状则与肌瘤生长部位、速度、有无变性及有无并发症关系密切，而与肌瘤大小、数目多少关系相对较小。子宫肌瘤可出现月经量增多、经期延长或不规则出血；较大者可于腹部扪到包块，部分可引起周围器官压迫症状，如尿频、尿急、排尿不畅、大便不畅、排便后不适感等；患者可出现下腹坠胀感、腰背酸痛，当浆膜下肌瘤发生蒂扭转或子宫肌瘤发生红色变性时可产生急性腹痛；由于长期月经过多或不规则阴道流血可引起失血性贫血，较严重的贫血多见于黏膜下肌瘤患者。超声可提示子宫不同位置的低回声结节，边界清晰。CA125结果大多正常。该患者既往月经量大，月经周期延长，伴头晕、乏力等不适；查体示：子宫后位，增大如孕8周大小；超声提示子宫肌壁间肌瘤，边界清晰；CA125结果正常。结合患者症状、查体及辅助检查，故目前考虑患者此诊断可能性大，确诊依靠术中情况及术后病理回报。

（二）鉴别诊断

1. 子宫腺肌瘤：局限性子宫腺肌病类似于子宫肌壁间肌瘤，质硬，亦可有经量增多等症状；也可使子宫增大，月经量多。子宫腺肌病有继发性渐进性痛经史，子宫多呈均匀增大，但很少超过 3 个月妊娠子宫大小，有时经前与经后子宫大小可略有变化。有时子宫腺肌病与子宫肌瘤并存。该患者既往月经量多，痛经（＋），查体子宫增大如孕 8 周，超声提示子宫肌壁间不均质低回声肿物。故此诊断不能除外，确诊依靠术后病理回报。

2．妊娠子宫：子宫平滑肌瘤应与妊娠子宫鉴别。妊娠时有停经史，早孕反应，子宫随停经月份增大变软，血、尿 hCG（＋），B 超提示宫内妊娠囊或胎儿可确诊。患者有阴道不规则出血，查 hCG（－），超声宫腔内未见异常，故考虑患者此诊断可排除。

3．子宫内膜息肉：子宫内膜息肉主要表现为经量增多、经期延长及不规则阴道出血等症状，这些与子宫黏膜下肌瘤有相似症状，特别是 B 超提示宫腔占位。一般可通过经阴道彩色超声进行区别。子宫内膜息肉及子宫黏膜下肌瘤的最可靠鉴别方法是进行宫腔镜检查。此患者有阴道不规则出血，超声提示子宫平滑肌瘤，前次宫腔镜手术已经切除息肉，但是不除外复发可能，故此诊断不能完全除外，确诊依靠手术及术后病理回报。

4．子宫肉瘤：好发于老年妇女，生长迅速，侵犯周围组织时出现腰腿痛等压迫症状。有时从宫口有息肉样赘生物脱出，触之易出血。该患者育龄期女性，4 个月前发现盆腔肿物，查体示子宫增大如孕 8 周，肿瘤标志物未见异常，超声提示子宫肌壁间不均质低回声肿物。故此诊断可能性不大，确诊依靠术后病理回报。

三、临床决策

本例患者 36 岁，育龄期女性，有生育要求，近 10 个月出现月经周期长，经量大，并发贫血，同时伴头晕、乏力等不适，首次超声检查提示子宫肌瘤（7cm×5.3cm×4.8cm）。4 个月前行宫腔镜检查及分段诊刮术以除外子宫内膜病变所致月经量多（该次手术病理回报子宫内膜息肉）。术后予以诺雷德 3.75mg 周期治疗 3 个周期，以缩小肌瘤体积，避免月经来潮以辅助纠正贫血，同时降低手术难度，减少术中输血量。此次入院后查体示：宫体后位，增大如孕 8 周，质中等，压痛（－），活动度好。超声提示：宫底肌壁间可见 4.5cm×4.1cm 不均低回声肌瘤回声，边界清，周边可见血流信号。考虑患者有生育要求，肌瘤单发、直径 4.5cm 较前明显缩小，故建议予以腹腔镜子宫肌瘤剔除术。

四、治疗经过

患者入院后完善相关化验检查，与患者及家属交代病情。患者及家属有生育要求，要求行子宫肌瘤剔除术。术式可考虑开腹手术或是腹腔镜手术切除子宫肌瘤，告知肌瘤切除术后瘢痕子宫，日后妊娠子宫破裂等风险。患者及家属知情选择腹腔镜子宫肌瘤切除术。患者于 2018 年 11 月 26 日行腹腔镜下子宫肌瘤剔除术，术中见：子宫增大如孕 8 周，子宫后壁近宫底处可见单发肌瘤结节凸起 4cm×5cm，双卵巢、输卵管外观无异常。手术过程顺利，术中出血 50ml。术后予以补液、抗炎等对症治疗。术后第 4 天拆线出院，见腹部切口愈合良好，无红肿渗出。术后病理回报：（子宫平滑肌瘤）子宫平滑肌瘤伴玻璃样变性，局灶富于细胞，可见宫内膜组织，呈增殖期改变。见图 8-2。

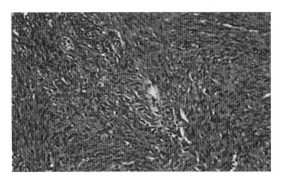

图 8-2　术后病理检查

五、讨论总结

（一）临床表现

子宫平滑肌瘤多无明显症状，仅在体检时偶然被发现。症状与肌瘤的部位、有无变性相关，而与肌瘤的大小、数目关系不大。常见的症状有：经期及经量的延长；下腹部包块；白带增多；压迫症状；其他不典型症状包括下腹坠胀、腰酸背痛，黏膜下肌瘤或是凸向内膜的子宫肌壁间肌瘤可引起不孕或者流产。肌瘤患者少见腹痛，但是特殊情况时肌瘤可引起较严重腹痛：肌瘤红色变时有时急性下腹痛，伴呕吐、发热及肿瘤局部压痛；浆膜下肌瘤蒂扭转可有急性腹痛；子宫黏膜下肌瘤有宫腔向外排出时也可引起腹痛。

（二）子宫平滑肌瘤变性

子宫肌瘤是由成熟子宫平滑肌细胞构成，但呈束状、巢状、团状、旋涡状及纵横交错排列；其中有少量结缔组织纤维仅作为一种支撑结构存在。子宫肌瘤生长过快，以及肌瘤相对比正常子宫肌层相对缺乏血管，并且缺乏侧支循环，从而导致了血供不足，可发生中心性缺血，造成玻璃样变性、黏液样变性、囊性变、红色变性、钙化及肉瘤样变。其中透明变性最多见，当子宫肌瘤缺乏血液供应时，在肿瘤组织内出现玻璃状半透明的蛋白物质，成为"玻璃样变"，又叫透明样变性。肌瘤越大，变性也越广泛。这种变性一般不引起特殊的临床症状；黏液样变性及囊性变常继发于玻璃样变性，组织坏死、液化形成多个囊腔，期间有结缔组织相隔，也可融合成一个大囊腔；红色变性又叫渐进性坏死，是一种特殊类型的肌瘤坏死。可能是由于肌瘤内小血管退行性变引起血栓和溶血，血红蛋白渗入肌瘤所致。子宫肌瘤生长迅速，肌瘤中央血供障碍也可引起溶血变性；脂肪变性多在坏死或透明变性后发生，并常是钙化的前驱，此种变性少见，且无特殊临床表现；钙化往往发生于透明变性、坏死之后，由于肌瘤的血液循环障碍，钙盐被其组织成分以及其他变性物质所吸收，形成"营养不良性钙化"；肉瘤样变，为子宫肌瘤恶性变。

子宫平滑肌瘤变性可以通过超声或 MRI 在术前辅助诊断，超声表现为肌瘤内部回声明显增强，出现点状的高回声区域，不均匀地分布在肌瘤断面上。加一两种变性的超声表现。MRI 检查可发现变性的平滑肌瘤信号不均匀，因为病灶内水分或血液增多，T2WI 上表现为瘤体内有斑片状或斑点状高信号影。

（三）GnRHa 治疗对子宫肌瘤变性的影响

GnRHa 治疗的临床病理学机制主要是造成体内的低雌激素状态，引起肌瘤缺血坏死，同时伴有细胞密度增加。GnRHa 治疗后肌瘤中会出现血管扩张、血栓形成、血管壁增厚及钙化，肌瘤会出现更多的纤维化、瘢痕、结节性玻璃样变及地图样分布的水肿变性，肌瘤肌层界限消失，细胞密度增大，体积缩小。散在的玻璃样变性主要集中在肌瘤周边部位，而肌瘤中心部位新生毛细血管少见。大量的临床实验证明应用 GnRHa 治疗后的肌瘤会出现更多的玻璃样变性、水肿和出血，肌瘤中的血管壁增厚、血栓形成。总之，GnRHa 治疗对手术操作的影响因素较多，GnRHa 制剂在缩小大肌瘤体积、方便手术的同时，可能因缩小较小肌瘤，导致其难以被发现，增加了术中探查的时间和肌瘤遗漏而复发的风险。并且使用 GnRHa 治疗后造成的肌瘤变性，对于临床医生术中肉眼的判断可造成一定的干扰。

（四）子宫肌瘤的治疗应个体化

1. 随访观察：肌瘤小、无症状或症状轻微，一般不需要治疗，特别是近绝经期妇女，绝经期后肌瘤多可萎缩或逐渐消失。每 3～12 个月随访一次，行妇科检查或 B 超检查。对未孕的患者，尤其要重视随访，以免对今后妊娠产生不良影响。

2. 药物治疗：肌瘤小于 2 个月妊娠子宫大小，症状轻，近绝经期年龄或全身状态不宜手术者或手术前控制肌瘤的大小以减少手术难度，可予以药物对症治疗。但因为是非根治性治疗，停药后一般肌瘤会重新增大。

（1）雄激素：可对抗雌激素，使子宫内膜萎缩，也可直接作用于子宫，使肌层和血管平滑肌瘤收缩，从而减少子宫出血。

（2）促性腺激素释放激素类似物（GnRHa）：采用大剂量连续或长期非脉冲式给药可产生抑制 FSH 和 LH 分泌作用，减低雌二醇到绝经水平，以缓解症状并抑制肿瘤生长使其萎缩。一般应用长效抑制剂，间隔 4 周皮下注射 1 次。

3. 手术治疗：适应证为：月经过多继发贫血，有膀胱、直肠压迫症状或肌瘤生长较快疑有恶变者，保守治疗失败，不孕或反复流产排除其他原因。手术方式包括：

（1）肌瘤切除术：将子宫肌瘤剔除而保留子宫者，用于 40 岁以下希望保留生育功能的患者。根据患者情况和术者特长个体化选择腹腔镜、经阴道或是开腹子宫肌瘤切除。

（2）子宫切除术：肌瘤大、数量多，症状明确，不要求保留生育功能者，或疑有恶变者，可选择开腹、经阴道或腹腔镜下全子宫切除术。

（3）子宫动脉栓塞术：子宫动脉栓塞术通过减少子宫和肌瘤的血供以达到缩小瘤体同时缓解患者月经等症状。对于有生育要求的患者不建议选择该方法。此外，该治疗方式不能获得病理结果也是一个潜在的弊端。

该例患者平素月经规律，7/28 天，经量大、色鲜红、有血块，近 10 个月经期较前延长，持续 10 天左右，经量同前多，痛经（＋），不伴头晕、乏力等不适主诉。因"月经量多、经期延长"于 2018 年 7 月 20 于我院门诊就诊，查血红蛋白 71g/L，行妇科超声检查发现宫底肌壁间 7cm×5.3cm×4.8cm 子宫肌瘤，内部回声不均匀。因考虑患者子宫肌瘤引发月经量多及经期延长等并发症状，且患者有生育要求，故建议手术行子宫肌瘤切除术，手术前予以诺雷德治疗 3～6 个周期，缩小肌瘤体积、减少术中出血量，同时可为行微创腹腔镜手术创造条件。考虑到患者月经经期延长、经量多，不能除外同时合并内膜病变所致月经异常，故同时建议子宫肌瘤切除术前行诊断性刮宫以除外子宫内膜病变。患者 2018 年 7 月 27 日于我院行宫腔镜检查＋分段刮宫术，术后病理示子宫内膜息肉，术后予以 GnRHa 治疗 3 周期，复查肌瘤体积较前明显缩小，此次患者要求子宫肌瘤切除术入院。考虑患者有生育要求，肌瘤单发、直径 4.5cm 较前明显缩小，故考虑可行腹腔镜子宫肌瘤剔除术。腹腔镜术中见：子宫增大如孕 8 周，子宫后壁近宫底处可见单发肌瘤结节凸起 4cm×5cm。手术顺利切除子宫肌瘤，术中出血仅 50ml。术后予以补液、抗炎等对症治疗，恢复良好。术后病理回报：（子宫平滑肌瘤）子宫平滑肌瘤伴玻璃样变性，局灶富于细胞，可见宫内膜组织，呈增殖期改变。该例患者未生育，有强烈生育要求，根据患者月经量多致贫血等合并症状，建议行子宫肌瘤切除术，肌瘤术前诊断性刮宫除外内膜病变；同时患者有微创腹腔镜手术意愿，故术前予以 GnRHa 治疗 3 周期，减小瘤体，为腹腔镜手术创造条件。此次手术腹腔镜手术顺利切除子宫肌瘤，且出血很少，证实我们为患者个体化设计的治疗流程是合理、有效的。

参 考 文 献

柴鸥，许天敏．子宫平滑肌瘤的临床诊断与治疗的研究进展［J］．中国实验诊断学，2013，17（4）：785-787.

丁青薇，王绍文，孙宁．子宫肌瘤变性的声像图和病理特点［J］．临床超声医学杂志，2009，11（5）：354-356.

井庆红．子宫平滑肌瘤的临床与超声检查［J］．中国医刊，2012，47（1）：11-13.

谢锦兰．子宫平滑肌瘤变性的 MRI 表现［J］．中国 CT 与 MRI 杂志，2013，11（3）：36-38.

张海金，王志峰．子宫平滑肌瘤变性的 CT 诊断及鉴别诊断［J］．实用放射学杂志，2016，32（1）：72-74.

（朱云珊　刘　瑛）

病例 9 宫 颈 癌

一、病历摘要

（一）主诉

绝经 3 年，同房出血 2 年。

（二）现病史

患者 3 年前自然绝经，未规律体检，自诉 3 年前宫颈防癌筛查未见异常（未见报告）。2 年前同房后出血 1 次，色鲜红，持续 2 天后血止，未诊治。7 个月前（2016 年 4 月）开始无明显诱因阴道淋漓出血，间断性。于外院行 TCT NILM，HPV 18（＋），1 个月余前行阴道镜宫颈活检，病理提示宫颈鳞状上皮呈高级别上皮内病变（HSIL，CINⅢ），可见小灶间质浸润。1 个月前于我院行宫颈锥切术，术后病理报告：宫颈鳞状细胞癌合并宫颈腺癌（子宫内膜样腺癌伴鳞状分化），内口切缘、基底烧灼缘及宫颈管补切组织内可见癌组织浸润。现为手术治疗入院。患者自起病以来，精神欠佳，睡眠及饮食可，大小便正常，体重无明显变化。

既往：体健。2004 年因阑尾炎行开腹阑尾切除术，否认药物过敏史。月经婚育史：2014 年自然绝经，孕 3 产 1，剖宫产 1 次。个人史及家族史无特殊。

（三）查体

体温 36.2℃，脉搏 71 次 / 分，呼吸 16 次 / 分，血压 122/62mmHg。系统查体无特殊。妇科查体：外阴已婚型；阴道畅，分泌物不多；宫颈光滑，触血（＋）；子宫前位，绝经大小，质中，活动好，压痛（－）；双附件：未及明显异常。三合诊宫旁未及明显增厚及压痛。

（四）实验室及辅助检查

1. SCC：0.9ng/ml。
2. 宫颈锥切病理：①（宫颈环切标本，开口 7 点）慢性宫颈炎，宫颈鳞 - 柱交界处，鳞状上皮呈高级别上皮内病变（HSIL，CINⅢ）并累及腺体，可见间质浸润，呈中分化鳞状细胞癌。间质内可见不规则增生腺体浸润性生长，腺上皮中 - 重度异型，伴鳞状分化，符合腺癌；可见脉管内癌栓，未见神经侵犯；外口切缘未见病变，内口切缘及基底烧灼缘可见病变。②（宫颈管补切）慢性宫颈炎，间质内可见腺癌［P16（＋）、CEA（＋）、Vimentin 局灶（＋）、Ki-67index 90%、ER（－）、PR（－）、P40（－）］及鳞状细胞癌［P16（＋）、CEA 部分（＋）、Vimentin（－）、Ki-67index 90%、ER（－）、

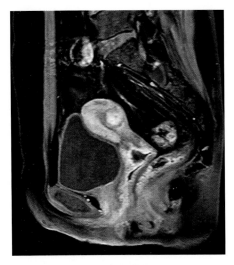

图 9-1　盆腔增强 MRI

PR（－）、P40（－）] 浸润。综上：宫颈鳞状细胞癌合并宫颈腺癌（子宫内膜样腺癌伴鳞状分化），内口切缘、基底烧灼缘及宫颈管补切组织内可见癌组织浸润。

3. 盆腔增强 MRI：围绕宫颈管可见 T2WI 个略高信号占位病变，并突向宫颈纤维基质内，无明显外生性生长，病变大小约 1.7cm，未侵犯至宫旁，未明确侵犯阴道。子宫大小及形态正常，肌层内见多发类圆形明显强化灶，较大者直径约 1.4cm，边界清；双侧附件区未见异常。膀胱充盈良好，壁不厚，腔内未见明确异常信号。盆腔内未见明确肿大淋巴结。影像学提示：宫颈癌，IB期；子宫多发肌瘤。见图 9-1。

（五）拟诊

（1）宫颈腺鳞癌 IB1 期。

（2）HPV 高危型感染。

（3）子宫多发肌瘤。

（4）剖宫产史。

（5）阑尾切除术史。

二、诊断及鉴别诊断思路

宫颈腺鳞癌 IB1 期：宫颈癌的诊断依赖于症状、体征、实验室和影像学检查及病理检查：

（1）症状：早期可无症状和体征，也可出现阴道接触性出血或分泌物增多，晚期可出现阴道大量出血，肿瘤合并感染可出现发热，也有肾功能衰竭及恶病质情况。肿瘤侵犯膀胱可出现血尿，侵犯直肠可出现血便。

（2）实验室检查：肿瘤标志物 SCC 等升高。

（3）影像学检查提示宫颈癌，可有宫旁侵犯、肾盂积水、腹膜后淋巴结转移等。

（4）病理诊断：阴道镜或直视下的宫颈活检病理检查是最终确诊的"金标准"。该患者表现为阴道接触性出血，查体：宫颈光滑，触血（＋）；子宫前位，绝经大小，质中，活动好，压痛（－）；双附件：未及明显异常。三合诊未及明显异常。盆腔 MRI 提示宫颈癌 IB1 期，宫颈锥切病理提示宫颈鳞状细胞癌合并宫颈腺癌，故考虑宫颈腺鳞癌 IB1 期诊断明确。

宫颈癌需与以下疾病鉴别：

（1）宫颈良性病变：宫颈重度糜烂、宫颈息肉、宫颈黏膜下肌瘤、宫颈腺上皮外翻和其他宫颈炎性溃疡等。

（2）转移性宫颈癌：常见子宫内膜癌转移至宫颈。宫颈活检病理和免疫组化可明确诊断和辅助鉴别。

三、临床决策

根据患者病史、查体、影像学检查、病理报告，考虑宫颈腺鳞癌 IB1 期，患者为绝经后女性，无生育要求，根据 NCCN 指南，本例可以有如下选择：

（1）广泛性子宫切除术＋盆腔淋巴结切除术 ± 腹主动脉旁淋巴结取样（1 级证据）。

（2）盆腔外照射＋阴道近距离放疗 ± 含顺铂的同期化疗。

（3）有生育要求并肿瘤直径≤2cm 者可行宫颈广泛切除术＋盆腔淋巴结切除 ± 主动脉旁淋巴结取样。

患者 56 岁，明显已经无生育要求，可耐受手术治疗，一般选择手术治疗而非放疗。由于患者年青放疗后放射性肠炎等副作用较大，患者首选进行手术治疗。

四、治疗经过

患者入院后完善术前检查，未见明显手术禁忌，于全麻下行开腹广泛全子宫＋双附件切除＋盆腔淋巴结清扫术＋粘连松解术。术中见子宫正常大小，子宫前壁下段与膀胱间粘连，双附件外观正常，左附件与乙状结肠疏松粘连，右附件与小肠疏松粘连。台下剖视标本，宫颈管均匀增粗，切面呈鱼肉状，质地糟脆，宫体及双附件剖面正常。术后予抗炎、补液等治疗，术后恢复好。

术后病理：

（1）全子宫及双附件切除标本：宫颈溃疡型中分化腺癌，肿瘤大小约：2cm×1.5cm×0.7cm，浸润宫颈壁至肌层（浸润最深处 0.6cm，此处宫颈厚 1.5cm），可见脉管内癌栓，未累及子宫内膜，未见神经侵犯。双宫旁及阴道断端未见病变。萎缩性子宫内膜，子宫平滑肌瘤伴玻璃样变性。双侧输卵管未见显著改变。双卵巢囊肿。

（2）淋巴结：淋巴结转移癌（右髂总动脉旁 1/4、右髂外动脉旁 1/4、右闭孔 1/11、左髂内外 1/1、左侧闭孔 0/8、右腹股沟深 0/1、左腹股沟深 0/5，右髂内动脉旁淋巴结：纤维血管脂肪组织中未见癌浸润）。）。

（3）结肠系膜结节：脂肪坏死结节。

患者病理提示腺鳞癌，合并盆腔淋巴转移，进一步联系肿瘤医院同时行放疗。见图 9-2。

五、讨论总结

宫颈癌是常见的妇科恶性肿瘤之一，发病率在我国女性恶性肿瘤中居第二位，位于乳腺癌之后。据世界范围内统计，每年约有 50 万的宫颈癌新发病例，占所有癌症新发病例

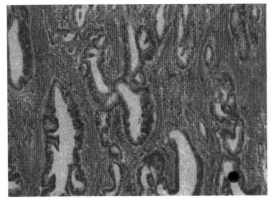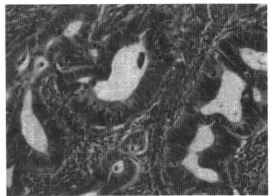

图 9-2　病理检查

的 5%，其中 80% 以上的病例发生在发展中国家。我国每年约有新发病例 13 万，占世界宫颈癌新发病例总数的 28%。患病的高峰年龄为 40～60 岁，近年来大量研究表明，宫颈癌的发病年龄呈年轻化趋势。宫颈癌发病率分布有地区差异，农村高于城市，山区高于平原，发展中国家高于发达国家。因此，一方面十分有必要在全国范围内规范宫颈癌的诊断与治疗。另一方面，宫颈癌的发生可通过对癌前病变的检查和处理得以有效控制。西方国家的调查显示，宫颈癌的发生率在密切筛查的人群中降低了 70%～90%。

宫颈癌的分期目前仍采用国际妇产科联盟（FIGO）2009 年会议修改的宫颈癌临床分期标准。妇科检查是确定临床分期最重要的手段，临床分期需要 2 名副高以上职称妇科肿瘤医师决定，分期一旦确定，治疗后不能改变。分期如下：

Ⅰ：肿瘤局限于宫颈（宫体受累不予考虑）。

ⅠA：镜下浸润癌。间质浸润≤5mm，水平扩散≤7mm。

ⅠA1：间质浸润≤3mm，水平扩散≤7mm。

ⅠA2：间质浸润＞3mm，但≤5mm，水平扩散≤7mm。

ⅠB：肉眼可见病灶局限于宫颈，或临床前病灶＞IA 期。

ⅠB1：肉眼可见病灶最大径线≤4cm。

ⅠB2：肉眼可见病灶最大径线＞4cm。

Ⅱ：肿瘤超过子宫颈，但未达骨盆壁或阴道下 1/3。

ⅡA：无宫旁浸润。

ⅡA1：肉眼可见病灶最大径线≤4cm。

ⅡA2：肉眼可见病灶最大径线＞4cm。

ⅡB：有明显宫旁浸润，但未扩展至盆壁。

Ⅲ：肿瘤扩展到骨盆壁和 / 或累及阴道下 1/3 和 / 或引起肾盂积液或无功能肾。

ⅢA：肿瘤累及阴道下 1/3，没有扩展到骨盆壁。

ⅢB：肿瘤扩展到骨盆壁和 / 或引起肾盂积液或肾无功能。

Ⅳ：肿瘤侵犯邻近器官（膀胱及直肠）或肿瘤播散超出真骨盆。

ⅣA：肿瘤侵犯膀胱或直肠黏膜。

ⅣB：肿瘤播散至远处器官。

宫颈癌的初始治疗是根据分期进行。

1. ⅠA1 期无淋巴脉管间隙浸润：该期淋巴结转移率＜1%，不需要切除淋巴结。

（1）保留生育功能者：行宫颈锥切，切缘阴性者术后随访观察；切缘阳性者再次锥切或行宫颈切除术。建议术后持续 TCT 或 HPV 异常者在完成生育后切除子宫。

（2）不保留生育功能：锥切切缘阴性者可行筋膜外子宫切除术；切缘阳性者最好再次锥切评估浸润深度，不再锥切直接手术者，切缘为 HSIL 行筋膜外全子宫切除术，切缘为癌行次广泛子宫切除术＋盆腔淋巴结切除术。

2. ⅠA1 期伴淋巴脉管间隙浸润和ⅠA2：

（1）保留生育功能：可选择锥切＋盆腔淋巴结切除术，或直接性广泛性宫颈切除术＋盆腔淋巴结切除术。完成生育后对于持续 HPV 阳性或细胞学异常或有手术意愿患者可行子宫切除术。

（2）不保留生育功能：①次广泛或广泛子宫切除术＋盆腔淋巴结切除术。＜45 岁的鳞癌患者可保留卵巢。②盆腔外照射＋近距离放疗。

3. ⅠB1 和ⅡA1 期：（1）保留生育功能：仅限于ⅠB1 期患者。推荐行广泛性宫颈切除术＋盆腔淋巴结切除术 ± 腹主动脉旁淋巴结取样。（2）不保留生育功能：①广泛性子宫切除术＋盆腔淋巴结切除术 ± 腹主动脉旁淋巴结取样。②盆腔外照射＋阴道近距离放疗 ± 含顺铂的同期化疗。

4. ⅠB2 和ⅡA2：可选择（1）根治性盆腔外照射＋顺铂同期化疗＋阴道近距离放疗，A 点剂量≥85Gy。（2）广泛性子宫切除术＋盆腔淋巴结切除术 ± 腹主动脉旁淋巴结取样。（3）盆腔外照射＋顺铂同期化疗＋近距离放疗，A 点剂量 75～80Gy，放疗后行辅助性子宫切除术。首选同期放化疗。

5. ⅡB～ⅣA 及部分ⅠB2 和ⅡA2 期：可选择手术分期，也可先进行影像学评估。

影像学检查评估：

（1）未发现淋巴结转移者：盆腔外照射＋顺铂同期化疗＋阴道近距离放疗。（2）盆腔淋巴结阳性，腹主动脉旁阴性：①盆腔外照射＋阴道近距离放疗＋顺铂同期化疗 ± 腹主动脉旁淋巴结放疗。②行淋巴结切除术，术后病理腹主动脉旁淋巴结阴性，行盆腔外照射＋阴道近距离放疗＋顺铂同期化疗；阳性者行延伸野放疗＋阴道近距离放疗＋顺铂同期化疗。（3）盆腔淋巴结＋腹主动脉旁淋巴结均阳性：延伸野放疗＋顺铂同期化疗＋阴道近距离放疗。手术分期指先行淋巴结切除术，根据病理结果选择相应治疗方案，原则同前所述。

术后辅助治疗取决于手术发现及分期。

（1）淋巴结、宫旁浸润及切缘阴性的，可以观察，或者按照 Seldlis 标准（肿瘤大小、间质浸润、淋巴脉管间隙浸润），补充盆腔外照射 ± 顺铂同期化疗。

（2）存在高危因素者，如淋巴结阳性、切缘阳性和宫旁浸润，存在任一高危因素均推荐术后补充盆腔外照射＋顺铂同期化疗 ± 阴道近距离放疗。阴道切缘阳性及阳性切缘＜5mm 者，阴道近距离放疗可以增加疗效。

本例患者诊断为宫颈腺鳞癌 IB1 期，首选手术治疗，故行开腹广泛全子宫＋双附件切除术＋盆腔淋巴结清扫术＋粘连松解术。术后病理提示患者合并高危因素：淋巴结阳性，术后转院补充放化疗，即盆腔放疗＋含顺铂的同步放疗 ± 阴道近距离放疗。

随访：对于新发宫颈癌患者应建立完整病案和相关资料档案，治疗后定期随访监测。具体内容如下：

治疗结束最初 2 年内每 3 个月 1 次，第 3～5 年每 6 个月 1 次，然后每年随诊 1 次。Ⅱ期以上患者治疗后 3～6 个月复查时应全身 MRI 或 CT 检查评估盆腔肿瘤控制情况，必要时行 PET-CT 检查。宫颈或阴道细胞学检查，根据临床症状提示行必要的实验室检查及其他影像学检查。连续随诊 5 年后根据患者情况继续随诊。

放疗后规律阴道冲洗，必要时使用阴道扩张器，尽早恢复性生活，均有利于减少阴道粘连。

参 考 文 献

曹泽毅. 中华妇产科学［M］. 3 版. 北京：人民卫生出版社，2014：2139-2141.

谢幸，苟文丽. 妇产科学［M］. 北京：人民卫生出版社，2013：304-309.

中华人民共和国国家卫生健康委员会. 宫颈癌诊疗规范（2018 年版）［S］.［2018-12-13］.

周晖，白守民，林仲秋.《2019NCCN 宫颈癌临床实践指南（第 1 版）》解读［J］. 中国实用妇科与产科杂志，2018，34（9）：54-61.

NCCN clinical practice guidelines in Oncology：cervical cancer（2019.V3）.

（刘　佳　杨　曦）

病例 10　子宫内膜癌

一、病历摘要

（一）主诉

绝经 28 年，阴道出血 1 月余。

（二）现病史

患者，75 岁老年女性，自诉 47 岁绝经，1 个月前摔倒后开始出现阴道出血，起初两天量多如月经量，色呈鲜红色，后逐渐减少，持续 3 天后，出血自行停止，无腹痛、腹胀，无便血，无尿频、尿急、尿痛、肉眼血尿等不适。患者 20 天前就诊我院门诊，超声提示"子宫内膜厚 2.4cm"，考虑绝经后阴道出血，子宫内膜增厚，建议行宫腔镜检查，患者拒绝，门诊行子宫内膜细胞学检查，结果为"可疑腺癌"。于 2016 年 8 月 24 日收入院进一步诊治。自起病以来，睡眠饮食正常，大小便正常，近期体重无明显变化。

既往史：患者约 8 年前体检时发现"糖尿病"，空腹血糖 7～8mmol/L，通过控制饮食，规律服用降糖药物控制血糖，目前服用格列齐特 30mg，每日 1 次。患者约 8 年前体检时发现血压升高，诊断"高血压"，最高时血压 150～160mmHg，服用降压药美托洛尔 47.5mg，每日 1 次，苯磺酸氨氯地平：5mg，每日 1 次，近期自测血压波动在 130～140/80～90mmHg。患者 30 年前因"急性阑尾炎"行阑尾切除术（具体不详）。患者 28 年前开始间歇性出现全身皮肤红色皮疹，伴明显瘙痒，与食物，服用的药物及季节无明显相关性，诊断为"慢性荨麻疹"，规律服用西替利嗪，5mg，每日 1 次。患者 25 年前外院体检时发现"子宫肌瘤"具体大小及数目记不清。患者 10 年前出现双膝关节疼痛，行动不便，诊断为"骨关节炎"，4 个月前在我院骨科行左膝关节置换术。否认肾病等病史，否认肝炎、结核等传染病史。否认长期服用女性保健品，无输血史，既往行青霉素皮试阳性，否认其他食物及药物过敏。预防接种史不详。

（三）查体

体温 37.1℃，脉搏 85 次 / 分，呼吸 20 次 / 分，血压 150/78mmHg，身高 153cm，体重 80kg，体重指数 34.1kg/m²。系统查体无异常，腹部稍膨隆，右侧下腹部可见一斜行陈旧性瘢痕长约 8cm，左侧膝关节处可见一纵行陈旧性手术瘢痕长约 20cm，左侧小腿与右侧小腿不对称，运动度尚可。妇科检查：外阴萎缩型；阴道畅，黏膜菲薄，可见少量暗红色阴道分泌物，无异味；宫颈萎缩，宫颈举痛（-）；宫体前位，经产大小，质中等，压痛（-），活动度尚可；双侧主骶韧带无增厚。附件区无包块。

（四）实验室及辅助检查

（2016 年 8 月 23 日）肿瘤标志物：CA199：＜2.00U/ml，CA153：11.3U/ml，AFP：2.60ng/ml，CA125：37.4U/ml。

（2016 年 8 月 2 日）妇科超声：子宫后位，大小 7.2cm×8.5cm×4.6cm，形态失常，轮廓不规整，肌层回声不均匀。前壁低回声结节 16mm，子宫底部外突不均质低回声结节 5.5cm×4.8cm×4.7cm，子宫内膜厚 2.4cm，内不均质回声团块 3.5cm×2.7cm×2.4cm，形态不规则，局部与肌层分界欠清。CDFI：内丰富血流信号，RI：0.39。右卵巢大小 2.1cm×0.7cm。左卵巢大小 2.2cm×1.0cm。超声提示：宫内不均质回声（内膜癌？），子宫肌瘤。见图 10-1。

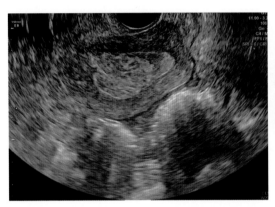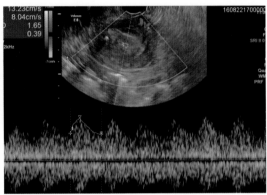

图 10-1　妇科超声检查

2016 年 8 月 4 日盆腔核磁：子宫后倾，形态不规则；子宫腔内可见一不规则形稍低信号肿块影，边界欠清，大小约 2.4cm×2.7cm×3.0cm，增强扫描为低强化，肿块局部侵及子宫前上壁内，浸润深度小于 1/2 肌层，宫腔内见少量积血；子宫肌层内另外可见多发大小不一的结节、肿块影，边界清楚，较大者直径约 4.9cm，内部信号高低混杂，增强扫描不均匀延迟强化。双侧附件区未见明确占位征象。膀胱充盈可，腔内未见异常信号影。盆腔内肠管走行自然，管壁无增厚，未见占位征象。盆腔内及双侧腹股沟区多发淋巴结，部分轻度肿大；盆腔内未见积液征象。

影像学印象：子宫腔内肿块，考虑子宫内膜癌可能性大（ⅠA 期，FIGO 2014），盆腔内及双侧腹股沟区淋巴结，转移不除外，子宫多发肌瘤。

宫颈 TCT 及 HPV：TCT：未见上皮内病变；HPV 阴性。

（五）拟诊

（1）绝经后阴道出血。
　　　　子宫内膜癌？
（2）子宫多发肌瘤。
（3）2 型糖尿病。
（4）原发性高血压。

（5）肥胖。

（6）左膝关节置换术后。

（7）慢性过敏性皮炎。

（8）阑尾切除术后。

二、诊断及鉴别诊断思路

1. 子宫内膜癌：常见于具有肥胖、糖尿病、高血压等高危因素的老年女性，以阴道不规则出血或绝经后阴道出血为主要临床表现，查体子宫常大或稍增大，超声提示子宫内膜增厚或回声不均匀，育龄期女性子宫内膜增厚大于 20mm，绝经后女性子宫内膜增厚大于 4mm，行血流多普勒检查示子宫内膜具有低阻的血流，RI 比值降低，行宫腔镜检查分段诊刮，可以区分是宫颈管还是子宫内膜的病变，根据该患者年龄、临床表现、辅助检查，考虑该诊断可能性大。

患者以"绝经后阴道出血"为主要临床表现，还需要与以下疾病相鉴别：

2. 宫颈癌：常见于性活跃期的女性，也可见于既往不重视妇科体检的绝经后老年女性，以接触性出血为主要临床表现，查体：宫颈肥大或宫颈表现菜花样肿物，触之易出血，宫颈 TCT 检查提示 ASC、ASC-H、HISL、宫颈癌，宫颈 HPV 为常高危型感染，最常见为 HPV16 型或 18 型，阴道镜下活检或宫颈锥切可以明确诊断。该患者查体宫颈萎缩变小，表面光滑，未见宫颈赘生物，宫颈 TCT 及 HPV 检查均为阴性，暂不考虑该诊断。

3. 老年性阴道炎：因绝经后女性体内雌激素下降引起阴道黏膜菲薄导致阴道分泌物增多，摩擦容易出现阴道分泌物中少量带血，一般出血量不多。查体：阴道黏膜菲薄，可见小出血点。行阴道分泌物检查及超声检查无明显异常。该患者为绝经多年的老年女性，查体阴道黏膜菲薄，目前超声提示子宫内膜增厚，暂不能除外子宫内膜病变引起出血，如子宫内膜病理学检查提示无明显异常，不除外可能因老年性阴道炎导致少量出血。

三、临床决策

患者为绝经后女性，有子宫内膜癌的高危因素如高血压、糖尿病、肥胖（该患者体重指数大于 30kg/m²），为子宫内膜癌好发人群。患者因出现症状（绝经后阴道出血）而就诊。妇科检查子宫经产大小，不符合绝经后表现。

辅助检查：超声提示：宫内不均质回声（内膜癌？），子宫肌瘤。

盆腔核磁提示：宫内肿物约 3cm 大小，浸润深度小于 1/2 肌层，部分盆腔淋巴结肿大。提示：子宫腔内肿块，考虑子宫内膜癌可能性大（ⅠA 期，FIGO 2014），盆腔内及双侧腹股沟区淋巴结，转移不除外。

TCT、HPV（－），胸片及血常规、肝肾功能、超声心动图等无特殊发现。CA125 检测在正常值范围。

考虑患者诊断：子宫内膜癌，病变范围局限于子宫体，结合盆腔核磁考虑为ⅠA 期可能性大。但需要行宫腔镜检查＋分段诊刮明确病理类型，及宫颈是否受累。若为子宫内膜癌，需行免疫组化检查。患者年龄较大（75 岁），且合并高血压、糖尿病，需充分术前评估其能否耐受手术，并与家属充分沟通。因该患者通过药物治疗，血压和血糖控制较稳定，且肝功能、肾功能及超声心动图检查均未提示异常，考虑患者身体情况可以耐受手术。因此待诊断性刮宫术后病理提示，决定手术范围。

四、治疗经过

1. 入院第 2 天行宫腔镜检查＋分段诊刮术。

2. 各专科会诊：等待诊刮术病理结果过程中，继续完善各个重要脏器的评估，术前邀请呼吸内科、心脏内科、内分泌科、麻醉科对患者进行会诊，评估患者手术风险及指导合并症的围手术期管理。充分告知患者家属术中及围手术期存在的风险。

3. 诊刮病理学结果：破碎子宫内膜组织，腺上皮中度异型，腺体拥挤并密集增生，可见背靠背及共壁现象，部分区域可见筛状结构。免疫组织化学结果：ER（90%＋）、PR（90%＋）、HER2（－）、P53（弱＋）、Ki-67（index90%）、PTEN（完全丢失）、PAX8（＋）、Vimentin（＋）、β-catenin（胞浆／胞膜＋）、WT1（－）、CD10（－）、P63（－）、CEA（－）。综上：子宫内膜样腺癌，中分化。

4. 术中情况及术后病理结果

2016 年 9 月 3 日行开腹手术，术中探查：未见腹腔积液，取腹腔冲洗液做细胞学检查。子宫增大如孕 6 周大小，子宫左前壁肌瘤样结节，大小约 4cm，双侧卵巢萎缩，双侧输卵管表面可见散在粟粒样结节，左侧盆腔淋巴结增大，质地韧，探查腹主动脉旁淋巴结未及肿大。探查盆腔和腹腔脏器（包括膈、肝、网膜、盆腹腔和腹膜表面）未见明显异常。考虑为子宫内膜癌Ⅰ期，决定行次广泛全子宫切除术＋双附件切除＋粘连松解术＋盆腔淋巴结清扫术。术中剖视标本：宫腔深 6cm，宽 4cm，位于右侧宫体及宫底处可见隆起型菜花样肿物一枚，大小约 4.8cm×2cm×3cm，肉眼侵及肌层，肌壁厚 2～2.5cm。

术后病理学回报：子宫内膜样腺癌，中分化，癌组织浸润浅肌层（浸润深度最深约 0.2cm），此处肌壁厚 1.7cm（＜1/2），未累及颈体交界，未见脉管内癌栓及神经侵犯，双宫旁未见癌浸润。子宫平滑肌瘤，大小 4.8cm×4.5cm×4cm；慢性宫颈炎；双侧输卵管及卵巢未见癌浸润，双侧输卵管慢性炎，系膜表面泡状附件。淋巴结未见癌转移。腹水肿瘤细胞（－）。免疫组织化学结果：ER（90%＋）、PR（90%＋）、HER2（－）、P53（弱＋）、Ki-67（index90%）、PTEN（完全丢失）、PAX8（＋）、Vimentin（＋）、β-catenin（胞浆／胞膜＋）、WT1（－）、CD10（－）、P63（－）、CEA（－）（图 10-2，图 10-3）。

5. 术后情况：监测患者生命体征，特别是血压、血糖的情况，防治血压及血糖的波动，予以抗炎补液等对症支持治疗，抗凝治疗。术后第 10 天，患者出现右下腹部疼痛伴发热，最高体温 40℃，伴寒战、恶心、呕吐，呕吐物均为胃内容物，排气排便正常，无腹泻、头晕、头痛、视物模糊等不适。急诊行腹部超声结果提示右下腹囊实性包块（右下腹髂血管旁探及 8.8cm×7.1cm 大小的无回声区，壁上见不规则稍低回声区）；右肾轻度积水，右输尿管

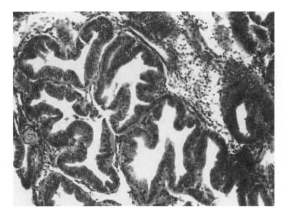
图 10-2　子宫内膜癌（×20 倍）

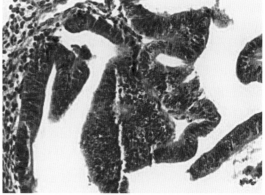
图 10-3　子宫内膜癌（×40 倍）

上段扩张（右肾盂分离约 1.3cm，右输尿管上段扩张，内径约 0.7cm），考虑患者因淋巴结清扫术后导致右侧髂窝淋巴囊肿形成并发感染引起腹痛伴发热，立即行超声引导下右髂窝淋巴囊肿穿刺引流术，留置引流管。术后 1 个月淋巴囊肿引流逐渐减少，复查超声提示子宫附件全切术后右下腹可见 4.0cm×4.1cm×3.2cm 不规则包块，内可见置管，未见明显液性暗区。腹盆腔内未见明显游离液体，超声提示：右下腹不均包块，内见置管。予以拔管。

6. 术后辅助治疗：根据患者术后组织病理学结果，考虑诊断中分化子宫内膜样腺癌 I A 期，根据免疫组化结果，Ki-67 增生指数 90%，考虑肿瘤组织增生活跃，建议患者术后行 4～6 个疗程 TP（紫杉醇脂质体＋卡铂）方案的巩固化疗，因患者在使用紫杉醇脂质体试验量时出现头晕、头痛症状，患者为过敏体质，考虑不除外由紫杉醇脂质体过敏引起，患者及家属拒绝进一步化疗。

五、讨论总结

对于子宫内膜癌的二级预防措施主要包括，在子宫内膜癌高风险人群中进行周期性筛查。获取子宫内膜细胞行子宫内膜细胞学检查，对具有子宫内膜癌发生高危因素人群进行子宫内膜癌的筛查，能早期发现子宫内膜癌前病变及早期子宫内膜癌。子宫内膜癌发生的高危因素人群主要包括：①年龄≥45 岁；②糖尿病；③肥胖；④高血压；⑤无孕激素拮抗的性激素使用史；⑥多囊性卵巢综合征；⑦功能性卵巢肿瘤（分泌雌激素的卵巢肿瘤）；⑧无排卵型异常子宫出血；⑨初潮早；⑩不孕、不育；⑪三苯氧胺治疗；⑫肿瘤家族史（尤其是内膜癌或肠道肿瘤）；⑬卵巢和乳腺肿瘤病史。

该病例为老年绝经后女性，合并子宫内膜癌的高危因素，绝经后出现不规则阴道出血的症状，应高度警惕妇科恶性肿瘤的存在，特别是子宫内膜癌。术前完善盆腔核磁等影像学评估，行宫腔镜检查＋分段诊刮术获取子宫内膜组织明确诊断。根据影像学表现及诊刮病理学诊断，NCCN 推荐行完全的分期手术。手术范围为全子宫＋双附件切除术，腹腔细胞学检查，盆腔淋巴结 ± 腹主动脉淋巴结切除。术中注意：术中应仔细探查盆腔和腹腔脏器（包括膈、肝、网膜、盆腹腔和腹膜表面），可疑区域取活检。其中高危患者腹主动脉旁淋巴结切除应达肾血管水平。

FIGO 同样强调了严格的手术分期系统，但在淋巴结切除问题的观念要比 NCCN 保守，主要观点如下：

（1）FIGO 指出具有高危因素的子宫内膜癌组织病理学标准：G3 级；肌层浸润超过 50%；淋巴脉管间隙浸润；非子宫内膜样组织学类型；宫颈间质受累。

（2）FIGO 强调应切除所有肿大或可疑的淋巴结。FIGO 推荐对具有高危因素的子宫内膜癌患者行盆腔淋巴结切除术及切除肿大的腹主动脉旁淋巴结。

（3）对于肌层浸润<1/2、高分化、无高危因素的子宫内膜癌无须全面分期手术。对于 Ⅱ 期子宫内膜癌则推荐：根治性全子宫＋双附件＋盆腔淋巴结切除术＋选择性腹主动脉旁淋巴结切除术。

（4）选择性淋巴结取样作为常规手术的意义仍不明确。腹主动脉旁淋巴结取样的指征包括：有可疑的腹主动脉旁或髂总淋巴结；附件受累；盆腔淋巴结阳性；低分化；肌层全层受累的肿瘤。在本病例中，对患者行腹主动脉旁淋巴结探查，未见肿大后没有进行剔除。

盆腔淋巴结清扫术后出现髂血管周围囊肿，通过穿刺后置管充分引流并予以积极抗感染治疗后，于淋巴管建立侧支循环，淋巴囊肿可逐渐好转并消退。

获得完全分期手术后的辅助治疗的选择：Ⅰ 期子宫内膜癌，大多数子宫内膜癌患者为早期，手术为主要的治疗手段，5 年生存率达 88%，预后较好。故 NCCN 推荐 Ⅰ 期患者术后均可观察随诊而不予辅助治疗。子宫肌层浸润深<50% 的患者：如无高危因素，则除 G1 可给予单纯观察外，G2、G3 还可给予阴道近距离放疗；有高危因素 G1 者也可给予阴道近距离放疗；有高危因素同时为 G2 或 G3 者可给予阴道近距离放疗或盆腔放疗。子宫肌层浸润≥50%：无高危因素同时 G3 者以及有高危因素 G1 或 G2 者，除观察外，还可给予阴道近距离放疗和/或盆腔放疗；有高危因素同时为 G3 者，给予盆腔放疗和/或阴道近距离放疗±化疗，也可观察。应强调有转移的高危因素要进行化疗。

目前国内术后化疗的应用比较广泛，NCCN 指南作为 2B 类证据推荐。

参 考 文 献

子宫内膜癌筛查专家委员会. 子宫内膜癌筛查和早期诊断专家共识（草案）［J］. 中国实用妇科与产科杂志，2017，33（10）：1050-1052.

《2019 NCCN 子宫肿瘤临床实践指南（第 1 版）》解读［J］. 中国实用妇科与产科杂志，2018，34（12）：1372-1377.

FIGO Cancer Report 2018[S]. Int J Gynaecol Obstet.2018, 143 (Suppl 2): 2-3.

MAURO T H, CARLOS FREIRE S, ROLDANO DE, et al. Sequential adjuvant chemotherapy and radiotherapy in endometrial cancer—results from two randomised studies [J]. European journal of cancer (Oxford, England: 1990), 2010, 46(13): 2422-2431.

NCCN clinical practice guidelines in Oncology: uterine neoplasms(2019.V3).

（文 佳 杨 曦）

病例 11 卵 巢 癌

一、病历摘要

（一）主诉

腹胀伴左下腹痛 3 个月，加重 5 天。

（二）现病史

患者，60 岁女性，3 个月前因腹部被撞击后觉腹胀，持续性，伴左下腹隐痛，无发热、恶心、呕吐，大小便正常。于半个月前外院就诊，彩超：盆腔多发囊性团块，左侧 6.3cm×3.2cm×3.4cm，右侧 7.6cm×8cm×10cm，腹腔积液，考虑囊腺瘤可能性大，不除外癌。肿瘤标志物：CA125 504U/ml，CA153 64U/ml，CA199 正常。一周前结肠镜检查提示结肠息肉，直肠外压性改变。CT 示盆腔肿瘤性病变，多发淋巴结肿大，乙状结肠受累不除外；腹膜、肠系膜、大网膜及肝脏多发转移可能；腹腔、盆腔积液。我院彩超检查提示子宫后方较大囊实性包块 11.9cm×10.7cm×10.5cm，性质待定；盆腹腔内大量积液。6 天前盆腔增强 MRI 检查，提示盆腹腔巨大肿块，网膜增厚，左侧髂血管旁肿大淋巴结，考虑卵巢癌可能，伴网膜、淋巴结转移，直肠可疑受侵。近 5 日腹胀感较前加重，伴阵发性下腹痛，乏力，食欲下降，无反酸嗳气，无发热，小便正常，大便由 2～3 次 / 日减少至 1 次 / 日，成形，无血便，体重无明显变化。今日腹部 MRI 平扫＋动态增强检查，发现肝内、腹膜、网膜转移瘤伴腹水，脾脏边缘病变考虑转移瘤。考虑"卵巢恶性肿瘤晚期"收入我科。

既往史：否认高血压、糖尿病病史，否认肝炎、结核病史，否认手术、外伤史。18 岁结婚，孕 4 产 3，末产 23 岁。50 岁绝经。否认家族遗传病史及类似疾病史。

（三）查体

T 37.2℃，P 72 次 / 分，R 19 次 / 分，BP 124/70mmHg。一般情况可，营养良好，精神佳，全身浅表淋巴结未扪及肿大，心肺听诊阴性，双乳未触及肿块，腹部膨隆，于脐下一指处可及盆腔巨大实性肿物，质硬，表面不平，活动度差，无压痛，移动性浊音阳性；双下肢无水肿，双肾区叩痛阴性。妇科检查：外阴正常，阴道畅，壁光滑，宫颈光滑，后穹窿处触及实性肿物，质硬，形态不规则，与盆腔巨大肿物相连，巨大肿物偏位于左侧盆腹腔，活动度差，无触痛。三合诊：距肛门 8cm 处可及肿物下缘，质硬，表面不平，直肠黏膜光滑，退出指套无血染。

（四）实验室及辅助检查

外院彩超（2015 年 4 月 2 日）：盆腔多发囊实性团块（盆腔偏右侧 7.6cm×8.0cm× 10.0cm，盆腔偏左侧 6.3cm×3.2cm×3.4cm，边界欠清，形态欠规则），囊腺瘤可能性大（癌不除外）；腹腔积液（肝肾隐窝 0.8cm，右侧髂窝 3.7cm，左侧腹 5.8cm 液性暗区，透声差）；子宫肌瘤。

肿瘤标志物（2015 年 4 月 3 日）：CA125 504.4 U/ml，CA153 64.5ng/ml，NSE 74.4ng/ml，CA199 4.9U/ml。

外院结肠镜（2015 年 4 月 27 日）：结肠息肉，直肠外压性改变。

盆腔 CT（2015 年 4 月 28 日）：盆腔肿瘤性病变，多发淋巴结肿大，乙状结肠受累不除外；腹膜、肠系膜及大网膜多发转移可能，腹腔、盆腔积液；肝右叶稍低密度结节，不除外转移瘤可能。

妇科彩超（2015 年 4 月 29 日）：子宫前壁大小 5.6cm×3.0cm×2.6cm，轮廓欠清，肌层回声不均匀，后壁下段可见低回声 3.9cm×3.1cm，边界欠清，周边及其内见较丰富血流信号，RI：0.42；子宫后方可见较大囊实性包块，包绕子宫后壁，大小约 11.9cm×10.7cm× 10.5cm，以实性回声为主，其内可见无回声 9.3cm×7.5cm，囊壁不规整，内可见多个分隔带，其内未见明显血流信号，此团块与子宫后壁分界不清，肌层低回声，与囊实性包块似相延续。子宫内膜厚 0.2cm，双侧卵巢显示不清。右附件区可见囊实性回声 7.2cm×4.1cm，其内可见多条分隔，周边及分隔壁均见血流信号，RI：0.75。肝前、肝肾间隙及腹盆腔内可见大片状游离液体，其内可见肠管漂浮，侧腹深 6.5cm。

盆腔磁共振扫描（平扫＋动态增强）（2015 年 4 月 30 日）：腹腔及盆腔内巨大不规则囊实性肿块，侵及子宫直肠窝，增强扫描明显不均匀强化；肿块压迫周围组织，直肠壁局部与肿块关系密切，膀胱壁未见明显异常强化。网膜明显增厚呈"饼状"。左侧髂血管走形区见一肿大淋巴结，大小约 1.7cm×1.1cm，增强后环形强化。子宫向左移位，子宫前壁结节样不均匀低信号影，直径约 3.1cm，边界较清，增强扫描明显强化。影像学印象：卵巢癌可能，伴网膜、淋巴结转移；直肠可疑受侵；子宫肌瘤。

上腹部磁共振扫描（平扫＋动态增强）（2019 年 5 月 6 日）：肝内多发异常强化灶，考虑转移瘤；腹膜、网膜转移伴腹水，淋巴结、脾脏转移不除外，中度脂肪肝；胆囊结石。

肿瘤标志物（2019 年 5 月 6 日）：CA125 542.5U/ml，CA153 73.3U/ml，CEA 11.6ng/ml，NSE 72ng/L，CA199 2.28U/ml。

（五）拟诊

（1）卵巢恶性肿瘤Ⅳ期。
（2）腹水。
（3）子宫肌瘤。
（4）结肠息肉。

（5）脂肪肝。

（6）胆囊结石。

二、诊断及鉴别诊断思路

1. 卵巢恶性肿瘤Ⅳ期：患者为绝经后女性，本次入院主诉腹胀及下腹痛，无恶心呕吐，无反酸嗳气，查体腹水征阳性。查体及影像学检查发现盆腔巨大肿物，与子宫关系密切，并腹膜、网膜增厚，广泛结节，CT 及 MRI 增强扫描明显强化，外院及我院查肿瘤标志物 CA125 均＞500U/ml，HE4 421pmol/L，显著升高，故考虑卵巢来源上皮性恶性肿瘤。上腹部 MRI 增强扫描可见肝内多发异常强化灶及脾脏边缘强化病变，考虑肿瘤远处转移，根据 FIGO 2014 年修订后的卵巢癌分期系统，诊断卵巢癌Ⅳ期。该诊断需与以下疾病相鉴别：

（1）卵巢良性肿瘤：这种肿瘤比较常见，患者一般状况较好。良性肿瘤病程相对来说比较长，肿块逐渐增大，常发生于单侧，活动度较好，质地软，表面平整光滑，包膜完整无缺损；查血清肿瘤标志物 CA125 正常或轻度升高。相反，卵巢癌恶性肿瘤病程短，肿块生长比较快，活动度差，质地坚硬，表面不光滑有裂痕，经三合诊检查，可触知肿瘤结节；常常伴有腹腔积液（甚至血性腹腔积液）、全身或下肢水肿、恶病质等表现；血清肿瘤标志物显著升高。必要的情况下可做腹腔镜及开腹探查，以进一步明确诊断。

（2）子宫内膜异位症：此病所形成的粘连性卵巢包块及子宫直肠陷凹结节与卵巢癌的体征十分相似，且 CA125 可呈轻 - 中度升高，但患者常为育龄期女性，有进行性痛经及不孕等临床特征。开腹探查或腹腔镜检查有助于鉴别。该患者为绝经后老年女性，既往无痛经病史，不支持该诊断。

（3）附件结核或腹膜结核：常有结核病史，其临床表现也不一样，可有消瘦、低热、自汗、面色潮红、月经稀少、闭经等症状。腹膜结核腹水时出现粘连性肿块，特点是位置高，叩诊时鼓音和浊音分界不清。B 型超声、X 线胃肠造影、结核菌素试验等可有助于诊断。

（4）盆腔炎性包块：盆腔炎性包块患者既往多有人工流产术、上环、取环、产后感染等宫腔、盆腹腔操作史，育龄期女性多见。盆腔炎主要表现为发热，下腹痛，病程长等。慢性炎症可形成实性、不规则的固定包块，或宫旁结缔组织炎呈炎性浸润达盆壁，与卵巢癌症状相似。双合诊检查触痛明显，应用抗感染治疗包块缩小。在必要时可进行包块细胞学检查。

2. 腹腔积液：患者查体移动性浊音阳性，影像学检查发现大量腹腔积液。患者虽有中度脂肪肝，但既往无乙肝、肝硬化及其他肝脏疾病史，亦无结核病史，且入院前查肝、肾功能正常，可排除肝肾性腹水及结核性腹水。该患者盆腔巨大肿瘤考虑卵巢来源恶性肿瘤，并腹膜、网膜广泛转移，故腹水与该恶性肿瘤相关。

三、临床决策

患者入院后根据影像学检查及 CA125 显著升高，考虑卵巢来源的恶性肿瘤可能性大。

因腹水多，可先腹穿抽取腹水找脱落细胞，病理学检查以初步明确病变良恶性质。

腹水细胞病理结果考虑为卵巢来源的浆液性乳头状腺癌。结合上腹部MRI增强扫描结果，可见肿瘤肝脏内多发转移，临床诊断卵巢恶性肿瘤Ⅳ期。手术和化疗是卵巢恶性肿瘤治疗的主要手段。极少数患者可经单纯手术而治愈，但绝大部分患者均需手术联合化疗等综合治疗。该患者为原发上皮性卵巢癌晚期，并且盆腔肿瘤大，腹膜、大网膜广泛转移，手术难以做到满意的初始肿瘤细胞减灭术（primary cytoreductive surgery，PCS），即使术后辅助化疗亦不能减少或延缓术后复发及有效提高患者生存率。因此，可以考虑新辅助化疗（neoadjuvant chemotherapy，NACT）联合中间型肿瘤细胞减灭术（interval cytoreductive surgery，ICS）及术后辅助化疗。治疗期间监测盆腹腔肿瘤大小及肿瘤标志物变化，以评估肿瘤是否复发及治疗的有效性。

四、治疗经过

患者入院后行腹腔穿刺，抽腹水同时注射白细胞介素2（2L-2）200万U。腹水病理涂片并免疫组化检查，结果考虑为卵巢来源的浆液性乳头状腺癌。后予TP方案静脉化疗，患者体表面积1.57m^2，紫杉醇135mg/m^2，计算取量210mg；卡铂350mg/m^2，计算取量500mg；化疗同时抗过敏及补液、止吐及支持治疗。化疗后出现骨髓Ⅱ度抑制，经升白细胞治疗后好转。检测血清CA125由入院前504U/ml降至化疗后3周96U/ml，下降明显，同时复查盆腔MRI，与一个月前相比，盆腔内巨大不规则囊实性肿块较前缩小，实性部分缩小为主（原大小14.5cm×8.5cm×8.7cm，现大小约8.5cm×5.6cm×5.0cm），增强扫描实性部分明显不均匀强化，子宫直肠窝受侵较前缓解，腹膜增厚较前减轻（原最大层面约12.8cm×5.2cm，现约6.6cm×2.2cm），增强扫描明显不均匀强化，强化程度较前减低；原左侧髂血管走形区肿大淋巴结明显缩小。根据以上检查结果提示该患者对TP方案化疗敏感，遂于化疗后1个月在全麻下行卵巢癌减灭术。术中探查见：大网膜部分结节样增厚、部分挛缩成饼状，营养血管增粗，与腹膜粘连；腹膜可见结节样增厚，有多处癌性病灶种植，位于侧腹壁、膀胱表面等处，直径1～3cm不等，膀胱与子宫前壁粘连成坨，子宫萎缩，子宫后壁、直肠之间有结节样不规则、质硬、癌性病灶，直径4cm左右，右侧卵巢增大约8cm大小，表面不平，可见怒张血管；小肠表面及肠系膜表面有多发癌灶；阑尾及系膜未见异常；探查肝脏及脾脏未及异常。遂行子宫、双附件切除术＋乙状结肠、部分直肠切除术＋直肠-乙状结肠端端吻合术＋阑尾切除术＋大网膜切除术＋盆腔淋巴结探查术（探查腹主动脉及盆腔淋巴结均未肿大）。术后病理提示：右附件囊性肿物内为大量出血坏死伴淋巴细胞，组织细胞增生，未见明确肿瘤细胞，右侧输卵管未见特殊；大网膜组织细胞增生，多核巨细胞反应，并可见灰白质硬区，并可见散在分布的少许核异型肿瘤细胞；子宫、左附件、腹膜、阑尾、直肠、乙状结肠及肠系膜、阴道后壁均未见肿瘤。术后恢复良好，继续予TP方案化疗6个疗程，第三个疗程化疗后Ⅳ度骨髓抑制，卡铂减量，均在化疗结束48小时后给予预防性升白细胞治疗。

化疗期间监测血清肿瘤标志物（表11-1）。

表 11-1　患者治疗前后血清肿瘤标志物检测结果

日期（2015 年）	CA125（U/ml）	CA153（U/ml）	CEA（ng/ml）	NSE（ng/L）
新辅助化疗前	497.2	71.5	11.64	72.0
化疗后	11.8	54.8	1.04	14.2
手术后	7.9	16.9	0.57	11.5
化疗 3 个疗程后	10.1	15.6	0.62	21.6

化疗结束后盆腔查体：阴道残端愈合好，无增厚，盆腔空虚未触及包块及硬结。复查盆腔 MRI（平扫＋动态增强）：子宫双附件术后缺如，盆腔内未见明显占位及异常强化灶，膀胱壁未见异常强化灶，盆腔内肠管壁无明显增厚及异常强化，盆腔内未见积液及肿大淋巴结。患者化疗结束后规律复查随访至今已 4 年，无复发迹象。

五、讨论总结

本例患者为原发卵巢上皮性恶性肿瘤晚期，采用 NACT＋ICS 方式治疗，术后辅助 TP 方案化疗，化疗结束时复查盆腔无肿瘤复发，血清肿瘤标志物 CA125 无升高，显示治疗效果良好。

卵巢上皮性肿瘤是最为常见的卵巢肿瘤，占卵巢恶性肿瘤 85%～90%，多见于中老年妇女。其中浆液性癌是上皮性卵巢癌（epithelial ovarian carcinoma，EOC）最常见的组织学亚型（占上皮性癌的 75%），且根据组织学和临床行为的相似性，它被认为与输卵管及腹膜浆液性癌密切相关。目前认为，卵巢高级别浆液性癌可能为输卵管上皮内癌形成后脱落种植于卵巢表面后发生。以往当无法确定肿瘤的原发部位时，通常将所有浆液性癌都认为原发于卵巢的做法，今后不应被继续采用；"原发部位不明确"应该根据病理学医师的判断来使用。EOC 较确定的致病危险因素为生育因素：未生育女性罹患卵巢上皮性癌的风险是已生育女性的 2 倍；生育年龄早、早绝经和使用口服避孕药可降低卵巢癌的发生风险。这些因素与输卵管癌之间的关系尚不明确。

EOC 临床特点是疾病开始时无症状，起病隐匿，且缺乏有效的早期筛查方法，大部分患者（超过 75%）上皮性卵巢癌患者确诊时已为晚期（FIGO 分期ⅢC 期、Ⅳ期），预后差。卵巢癌是妇科肿瘤中造成死亡的主要病因。在过去的几十年里，EOC 患者的死亡率统计几乎没有改变。根据最新癌症统计，EOC（包括输卵管和原发性腹膜癌）成为西方国家女性癌症的第五大最常见死因。卵巢癌可以通过腹腔种植、局部扩散、淋巴转移与血行转移等途径转移。其中腹膜转移是最常见的传播路径，而疾病Ⅲ期与 32%～47% 的 5 年生存率有关。

卵巢癌应当进行手术病理分期，手术可明确肿瘤的病理学类型、分期，由此也可判定患者的预后。血清 CA125 水平可帮助评价化疗反应，但与分期无关。如果 CA125 和 CEA 的比值高于 25∶1 则支持卵巢原发，但不能完全排除肿瘤原发于消化道。2014 年更新的 FIGO 分期将卵巢癌、输卵管癌和腹膜癌进行了合并，并将各分期对应于国际癌症控制联盟（UICC）TNM 分期（表 11-2）。

表 11-2　FIGO 2014 卵巢癌、输卵管癌、腹膜癌分期及 UICC 相应 TNM 分期

Ⅰ期（TI-N0-M0）	肿瘤局限于卵巢或输卵管
ⅠA（Tla-N0-M0）	肿瘤局限于一侧卵巢（包膜完整）或输卵管，卵巢和输卵管表面无肿瘤；腹水或腹腔冲洗液未找到癌细胞
ⅠB（T1b-N0-M0）	肿瘤局限于双侧卵巢（包膜完整）或输卵管，卵巢和输卵管表面无肿瘤；腹水或腹腔冲洗液未找到癌细胞
ⅠC	肿瘤局限于单侧或双侧卵巢或输卵管，并伴有如下任何一项：ⅠC1（T1c 1-N0-M0）：手术导致肿瘤破裂；ⅠC2（T1c2-N0-M0）：手术前肿瘤包膜已破裂或卵巢、输卵管表面有肿瘤；ⅠC3（T1c3-N0-M0）：腹水或腹腔冲洗液发现癌细胞
Ⅱ期（T2-N0-M0）	肿瘤累及一侧或双侧卵巢或输卵管并有盆腔扩散（在骨盆入口平面以下）或原发性腹膜癌
ⅡA（T2a-N0-M0）	肿瘤蔓延至或种植到子宫和 / 或输卵管和 / 或卵巢
ⅡB（T2b-N0-M0）	肿瘤蔓延至其他盆腔内组织
Ⅲ期（T1/T2-N1-M0）	肿瘤累及单侧或双侧卵巢、输卵管或原发性腹膜癌，伴有细胞学或组织学证实的盆腔外腹膜转移或证实存在腹膜后淋巴结转移
ⅢA	
ⅢA1（T3al-N1-M0）	仅有腹膜后淋巴结阳性（细胞学或组织学证实）
ⅢA1（ⅰ）期	转移灶最大直径≤10mm
ⅢA1（ⅱ）期	转移灶最大直径>10mm
ⅢA2（T3a2-N0/N1-M0）	显微镜下盆腔外腹膜受累，伴或不伴腹膜后阳性淋巴结
ⅢB（T3b-N0/N1-M0）	肉眼盆腔外腹膜转移，病灶最大直径≤2cm，伴或不伴腹膜后阳性淋巴结
ⅢC（T3c-N0/N1-M0）	肉眼盆腔外腹膜转移，病灶最大直径>2cm，伴或不伴腹膜后阳性淋巴结（包括肿瘤蔓延至肝包膜和脾，但未转移到脏器实质）
Ⅳ期（任何 T，任何 N，M1）	超出腹腔外的远处转移
ⅣA	胸腔积液中发现癌细胞
ⅣB	腹腔外器官实质转移（包括肝实质转移和腹股沟淋巴结及腹腔外淋巴结转移）

　　晚期上皮性卵巢癌的初始标准化治疗是最大限度的肿瘤细胞减灭术以及术后铂类和紫杉醇为主的联合化疗方案，在 2016 年的 NCCN 指南中增加了脂质体多柔比星＋铂类的方案（A 类证据）。对于晚期卵巢癌患者，最重要的预后因素是减灭术后残留病灶的体积，即满意的肿瘤细胞减灭术（没有肉眼可见的残留病灶或残留病灶最大直径<1cm）。因此，肿瘤细胞减灭术的目的是尽可能去除肿块。如果患者病情允许，都应先行手术治疗，包括切除全子宫、双侧输卵管及卵巢、大网膜，并尽最大努力实现满意细胞减灭术。为达到这一目的，术中可能需要切除肠管，有时还可能要完全或部分切除其他器官。与仅切除增大淋巴结相比较，系统性盆腔和腹主动脉旁淋巴结切除并不能延长患者的总生存期，可略延长患者的无进展生存期。患者应在有经验的肿瘤细胞减灭手术中心接受治疗。

　　近年有学者提出 NACT 联合 ICS，术后辅助化疗的方式治疗卵巢晚期癌（ⅢC 期和Ⅳ期）。对于部分晚期患者，年龄≥60 岁、CA125≥500U/ml、ASA 体质状态 3/4 级，PCS 可能无法达到满意效果，在手术干预前给予化疗是合适的。用 NACT 改善晚期卵巢癌患者的术前状态，缩小癌肿病灶，为手术创造积极有利的条件。NACT 的作用：①降低临床

病理期别（TNM），缩小原发病灶和转移的淋巴结，有利于手术切除病灶及术中最大限度地保留器官或重要组织，提高根治性手术切除率，为无手术条件的患者提供手术可能；②杀灭潜在的微小转移病灶和血液、淋巴液中的瘤细胞，预防远处转移；③抑制肿瘤细胞增殖活力，减少术中人为播散转移；④利用化疗药物，增强肿瘤细胞对放疗的敏感性，起放疗增敏作用；⑤通过术前化疗效果评价肿瘤对化疗药物的反应，为术后后续治疗提供依据。对于这些患者，在开始新辅助化疗前应当有组织学或细胞学诊断。本例患者为肿瘤肝内多发转移，近脾门处、肝门区、右侧心膈角区及腹主动脉周围淋巴结可疑转移，手术无法切除。从手术后病理来看，盆腔各脏器均未见肿瘤，仅大网膜组织细胞增生，可见散在分布的少许核异型肿瘤细胞；NACT 后 CA125 降至 11.8U/ml，说明 NACT 联合 ICS 治疗对该患者最为适宜。

对于 ICS 时机的选择，有学者认为≤4 个疗程先期化疗后，如疾病得到控制，应行中间型肿瘤细胞减灭术。2017 年 NCCN 临床实践指南推荐至少 6 个疗程化疗，包括 ICS 后至少 3 个疗程化疗，首选 3 个疗程的新辅助化疗后行 ICS。何时行手术仍无法预估，具体应根据患者自身因素决定，若病情进一步进展，则表明患者预后较差，不宜手术（除非是为减轻患者痛苦，如解除肠梗阻），应更改化疗方案，参加临床试验，终止积极的癌症治疗，开始临终关怀。

NACT 联合 ICS 和 PCS 相比，患者的预后相仿但并发症的发生率更低。对于体力状态差、合并严重内科并发症、内脏转移和存在大量胸腔积液或腹腔积液的患者，前者尤其有用。对 PCS 不满意，特别是初次手术不是由妇科肿瘤专科医生完成的患者，也可在化疗 2～3 个疗程后再行间歇性细胞减灭术。对 NACT 后残留肿瘤行病理学检查有助于评价残留肿瘤和肿瘤对化疗的反应。

Ⅱ期及Ⅱ期以上的患者术后标准化疗方案为 6 个疗程以铂为基础的联合化疗，包括卡铂或顺铂和紫杉醇或多烯紫杉醇。对紫杉醇过敏或用药后早期即出现神经毒性者可改用多烯紫杉醇，多烯紫杉醇神经毒性反应较小，但骨髓毒性较重。卡铂＋聚乙二醇脂质体多柔比星方案神经毒性和脱发较轻而血液学毒性更常见，可作为无法使用紫杉醇者的替代方案。

影响卵巢上皮性癌、输卵管癌以及腹膜癌患者预后的独立因素包括：①诊断时肿瘤的期别。②肿瘤的组织学类型和分化程度。③细胞减灭术后残留病灶的最大直径。可靠的预后标志物可以提高治疗的选择性，指导临床医生进行有针对性的治疗。本患者经规范的 NACT 联合 ICS，术后予足疗程的以铂类化疗药物为基础的联合化疗，随访至今状况良好。

近 5 年来，靶向药的研发使得卵巢癌的治疗有所改变，2014 年 12 月奥拉帕尼以胶囊剂型首次获批用于治疗既往接受过三线以上化疗的 BRCA 突变晚期卵巢癌。2017 年 7 月奥拉帕尼又被批准用于铂类药物治疗产生应答后疾病复发的成人卵巢上皮癌、输卵管癌和原发性腹膜癌患者的二线维持治疗。2017 年 8 月 17 日，美国 FDA 批准奥拉帕尼片剂用于维持治疗复发性上皮性卵巢癌、输卵管癌或原发性腹膜癌的成人患者，他们对铂类化疗产生完全或部分反应。2017 年 8 月，奥拉帕尼再次以片剂剂型获批上市并扩大适应证，用于对铂类药物化疗有应答的成人复发性上皮性卵巢癌、输卵管或原发性腹膜癌的二线维持治疗。2018 年 12 月 19 日，美国食品和药物管理局（FDA）批准奥拉帕尼用于维持治疗有害或疑似有害生殖系统或体细胞 BRCA 突变（gBRCAm 或 sBRCAm）的晚期上皮卵巢癌、输卵管癌或原发性腹膜癌，且对一线铂类化疗完全或部分反应的成人患者。因此对于初治以及复发的卵巢癌患者都建议常规检查 BRCA 突变情况。

参 考 文 献

中华人民共和国国家卫生健康委员会. 卵巢癌诊疗规范（2018 年版）[BE/OL].（2019-03-08）. http://www.nhc.gov.cn/xxgk/pages.

National Comprehensive Cancer Network.NCCN clinical practice guidelines in oncology: ovarian cancer including fallopian tube cancer and primary peritoneal cancer (version 1.2019) [EB/OL]. (2019-03-08). https://www.nccn.org/professionals/physician.

OZA A M, COOK A D, PFISTERER J, et al. Standard chemotherapy with or without bevacizumab for women with newly diagnosed ovarian cancer (ICON7): overall survival results of a phase 3 randomised trial [J]. Lancet Oncol, 2015, 16(8): 928-936.

VERGOTE I, TROPE C G, AMANT F, et al. Neoadjuvant chemotherapy or primary surgery in stage IIIC or IV ovarian cancer [J]. N Engl J Med, 2010, 363(10): 943-953.

WRIGHT A A, BOHLKE K, ARMSTRONG D K, et al. Neoadjuvant chemotherapy for newly diagnosed, advanced ovarian cancer: Society of Gynecologic Oncology and American Society of Clinical Oncology Clinical Practice Guideline [J]. Gynecol Oncol, 2016, 143(1): 3-15.

（陈华云　杨　曦）

病例 12　异常子宫出血

一、病历摘要

（一）主诉

阴道不规则出血 40 天。

（二）现病史

患者 30 岁育龄期女性，诉既往月经规律，6 天 /30～38 天，经量中等，无痛经。LMP：2017 年 11 月 2 日。患者诉 40 天前开始出现阴道出血，量少于月经量，持续 12 天，无腹痛、发热，未予重视；15 天前再次出现阴道出血，色鲜红，量明显大于月经量，有较多血块，伴头晕、乏力、无腹痛，无恶心，呕吐等，急诊就诊外院。查血常规示血红蛋白 98g/L，hCG 阴性，凝血功能正常（未见检验报告），超声检查提示宫腔内可见大量血块，内膜显示不清（未见详细报告），考虑"异常子宫出血"，予以氨甲环酸止血（具体剂量不详），口服屈螺酮炔雌醇 3 片，每天 3 次，止血治疗，之后阴道出血逐渐减少，两天后自行更改为 2 片，每天 2 次 2 天，后更改为 1 片，每天 1 次，至今，无阴道出血、腹痛等不适，为进一步诊治就诊我院。门诊行妇科超声提示子宫内膜增厚 20mm，子宫及双附件未见异常，以"异常子宫出血"于 2018 年 2 月 6 日入院。

既往史：2017 年 3 月行剖宫产 1 次。余无特殊。

个人史：生于北京，久居本地，否认疫区、疫水接触史，否认毒物、放射性物质接触史，否认冶游史及不洁性生活，否认吸烟及酗酒史，否认吸食毒品等不良嗜好。

月经婚育史：初潮 12 岁，既往月经基本规律，6 天 /30～38 天，经量中等，有少量血块，无痛经。28 岁结婚，G_1P_1，2017 年 3 月 26 日因"活跃期停滞"剖宫产分娩一男婴。现体健，孕期曾诊断"妊娠期糖尿病"，产后就诊我院内分泌科监测空腹血糖 6.11mmol/L，诊断为空腹血糖受损，服用盐酸二甲双胍缓释片 1000mg，每天 2 次至今。工具避孕。

家族史：母亲"糖尿病"5 年，父亲体健，否认家族遗传病史。

（三）查体

体温 36.8℃，脉搏 78 次 / 分，呼吸 18 次 / 分，血压 118/72mmHg，身高 172cm，体重 90kg，体质指数（BMI）30kg/m²。发育正常，营养良好，体型肥胖，轻度贫血貌，无皮下出血点及瘀斑，无体毛增多，甲状腺无肿大。双侧锁骨上未触及肿大的淋巴结。心肺查体未及明显异常。双侧乳腺发育正常，挤压无溢乳，腹稍膨隆，腹部脂肪厚，下腹部可见一长约 12cm 的陈旧性横行手术瘢痕。尿道口及肛门外观均无明显异常。妇科查体：

外阴阴毛呈倒三角分布，已婚型；阴道通畅，少量分泌物，白色，无明显异味；宫颈表面光滑，正常大小，宫口闭，未见活动性出血，触血（－），宫颈举痛（－）；子宫前位，经产大小，质中，无压痛；双附件区无压痛，未触及包块。

（四）实验室及辅助检查

妇科超声（2018 年 2 月 3 日）：子宫前位，大小 64mm×69mm×48mm，形态正常，轮廓规整，肌层回声均匀。子宫内膜厚 20mm，回声不均匀，内可见丰富血流信号，RI：0.46。右卵巢大小 31mm×13mm，左卵巢大小 24mm×16mm。双侧附件区未见明显异常回声。提示：子宫内膜增厚回声不均，待查。见图 12-1。

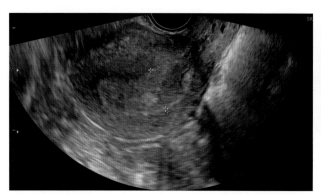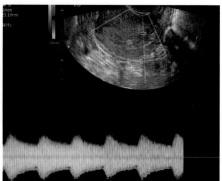

图 12-1　妇科超声检查

（五）拟诊

（1）异常子宫出血（abnormal uterine bleeding，AUB）。
（2）肥胖。
（3）空腹血糖受损。
（4）剖宫产史。

二、诊断及鉴别诊断思路

患者育龄期女性，以"异常子宫出血"为主要临床表现，主要需要与以下疾病相鉴别：

1. 妊娠导致的异常出血：育龄期女性出现异常子宫出血，首先要与妊娠导致的出血相鉴别，正常及异常妊娠包括先兆流产、难免流产、异位妊娠、滋养细胞疾病等均可以导致异常子宫出血，行尿或血 hCG 检查可以明确出血是否跟妊娠相关。

2. 子宫内膜病变：子宫内膜病变包括子宫内膜不规则增殖、子宫内膜息肉、单纯性增生、复杂性增生伴或不伴非典型增生均可导致异常子宫出血，此类病变常见于育龄期女性，以异常子宫出血为主要临床表现，超声提示子宫内膜回声不均或增厚，行宫腔镜检查获取子宫内膜组织病理学检查可明确诊断。

3. 功能失调性子宫出血：常见于育龄期女性，以异常子宫出血为主要临床表现，完善妇科超声、宫颈细胞学检查、宫腔镜检查，以除外生殖道器质性病变后，可考虑因下丘脑 - 垂体 - 卵巢轴功能紊乱导致异常子宫出血。

三、临床决策

2011 年 FIGO 发表"育龄期非妊娠妇女 AUB 病因新分类（PALM-COEIN）（表 12-1）"。

AUB-P：子宫内膜息肉导致异常子宫出血，AUB 原因中 21%～39% 为子宫内膜息肉。表现为月经过多、不规则出血、不孕。子宫内膜息肉可单发或多发，中年后、肥胖、高血压、使用他莫西芬（三苯氧胺）的妇女容易出现。息肉体积

表 12-1　将育龄期非妊娠妇女 AUB 病因分为器质性及功能性两大类

器质性病变	功能性病变
子宫内膜息肉（P）	全身凝血相关疾病（C）
子宫腺肌症（A）	排卵障碍（O）
子宫平滑肌瘤（L）	子宫内膜局部异常（E）
子宫内膜不典型增生和恶变（M）	医源性因素（I）
	未分类（N）

大、高血压是恶变的危险因素。宫腔镜下摘除息肉可明确诊断，直径<1cm 的息肉若无症状，1 年内自然消失率约 27%，恶变率低，可观察随诊。对体积大、有症状的息肉推荐宫腔镜下息肉摘除及刮宫。术后复发风险为 3.7%～10.0%。

AUB-A：子宫腺肌病导致异常子宫出血，主要表现为月经过多和经期延长，多数患者以进行性加重的痛经为主要临床表现。根据患者临床表现及 CA125 轻度升高可做出初步诊断。治疗的选择依据患者年龄、症状、有无生育要求决定，分为药物治疗和手术治疗。

AUB-L：子宫肌瘤导致异常子宫出血，子宫肌瘤按照生长的部位分黏膜下肌瘤、肌壁间肌瘤及浆膜下肌瘤，黏膜下及肌壁间肌瘤较大，肌瘤凸向宫腔使宫腔面积增大，影响子宫收缩导致 AUB，常表现为月经量增多伴经期延长。盆腔超声及宫腔镜检查可明确诊断。治疗方案决定于患者年龄、症状严重程度、肌瘤大小、数目、位置和有无生育要求等。

AUB-M：子宫内膜不典型增生和恶变导致异常子宫出血，是 AUB 少见但重要的原因。常见于多囊卵巢综合征（PCOS）、肥胖、使用他莫西芬的患者，临床表现为不规则子宫出血，可与月经稀发交替发生。确诊需子宫内膜活检病理检查。对于年龄≥45 岁、长期不规则子宫出血、有子宫内膜癌高危因素（如高血压、肥胖、糖尿病等）、B 超提示子宫内膜过度增厚回声不均匀、药物治疗效果不显著者应行诊刮并行病理检查，有条件者首选宫腔镜直视下活检。子宫内膜不典型增生的处理需要根据子宫内膜病变轻重、患者年龄及有无生育要求选择不同的治疗方案。

AUB-C：包括再生障碍性贫血、各类型白血病、各种凝血因子异常、各种原因造成的血小板减少等全身性凝血机制异常导致异常子宫出血。凝血功能异常除表现为月经过多外，也可出现经期延长及规则月经周期外出血。治疗应与血液科和其他科室共同协商，原则上应以血液科治疗措施为主，妇科协助控制月经出血量。

AUB-O：排卵障碍包括稀发排卵、无排卵及黄体功能不足，主要由于下丘脑 - 垂体 -

卵巢轴功能引起，常见于青春期、绝经过渡期，生育期也可因 PCOS、肥胖、高催乳素血症、甲状腺疾病等引起。常表现为不规律的月经，经量、经期长度、周期频率、规律性均可异常，有时会引起大出血和重度贫血。治疗原则是出血期止血并纠正贫血，血止后调整周期预防子宫内膜增生和 AUB 复发、有生育要求者促排卵治疗。

AUB-E：当 AUB 发生在有规律且有排卵的周期，特别是经排查未发现其他原因可解释时，可能是原发于子宫内膜局部异常所致。症状如仅是月经过多，可能为调节子宫内膜局部凝血纤溶功能的机制异常；此外，还可仅表现经期延长，可能是子宫内膜修复的分子机制异常，包括子宫内膜炎症、感染、炎性反应异常和子宫内膜血管生成异常。对于此类非器质性疾病引起的月经过多，建议先行药物治疗。

AUB-I：指使用性激素、放置宫内节育器或可能含雌激素的中药保健品等因素而引起的 AUB。临床诊断需要通过仔细询问用药历史、分析服药与出血时间的关系后确定。治疗应根据患者服药历史进行，如避孕药漏服，强调规律服药。因放置宫内节育器所致者，治疗首选抗纤溶药物。

AUB-N：AUB 的个别患者可能与其他罕见的因素有关，如动静脉畸形、剖宫产术后子宫瘢痕缺损、子宫肌层肥大等，但目前尚缺乏完善的检查手段作为诊断依据；也可能存在某些尚未阐明的因素。目前暂将这些因素归于"未分类"。主要是针对病因进行治疗。

四、治疗经过

1. 患者入院后完善相关检查及检验：血 hCG 阴性，血常规、肝肾功能、凝血功能均无明显异常，宫颈细胞学 TCT 阴性，HPV 阴性。激素 6 项提示（结果见表 12-2）：P 低，LH、FSH 低，考虑不除外因口服避孕药抑制下丘脑 - 垂体 - 卵巢轴功能。

表 12-2　激素 6 项

雌二醇（E₂）	25.346pg/ml
黄体酮（P）	0.30μg/L
促黄体生成素（LH）	0.24IU/L
促卵泡激素（FSH）	1.69nmol/L
睾酮（T）	1.08nmol/L
泌乳素（PRL）	154.12mIU/L

2. 宫腔镜检查＋分段诊刮术：患者于 2018 年 2 月 6 日在全麻下行宫腔镜检查＋分段诊刮术，宫腔镜下见：宫腔形态规则，双侧输卵管开口可见，内膜息肉样增厚，表面未见粗大血管及异常凸起，刮取内膜组织约 10g。刮出物送病理。子宫内膜约 10g，质韧不糟。诊刮术后组织病理学回报：子宫内膜组织大部分子宫内膜间质蜕膜样变，腺体萎缩，呈药物治疗后改变，部分腺体呈增生期改变，小部分腺体呈复杂性增生，伴非典型增生。

根据文献报道，42% 子宫内膜非典型增生合并子宫内膜癌，25%～100% 子宫内膜非典型增生可能进展为子宫内膜癌。因此，在进行下一步治疗前，首先建议患者借阅病理学切片外院会诊，进一步明确诊断，请北京大学第三医院及中国医学科学院肿瘤医院病理科会诊后，结果均提示子宫内膜非典型增生。其次，考虑患者有生育要求，完善盆腔核磁（见图 12-2），明确是否存在子宫内膜癌侵犯肌层。盆腔核磁结果提示：子宫中立位，MR 显示子宫底体部内膜无明显异常增厚，增强后内膜强化带完整，子宫肌层未见异常，子宫颈部结构未见异常，前方子宫峡部可见术后改变。子宫周围结构未见异常，双侧卵巢未见异常。盆腔未见肿大淋巴结。

　　3．根据 2017 年中华医学会妇产科学分会内分泌学组发布的《异常子宫出血诊断与治疗指南》，子宫内膜不典型增生处理需根据内膜病变轻重、患者年龄、有无生育要求选择不同的治疗方案。年龄＞40 岁、无生育要求的患者建议行子宫切除术；对年轻、有生育要求的患者，经全面评估和充分咨询后可再用全周期连续高效合成孕激素行子宫内膜萎缩治疗，如甲羟孕酮、甲地孕酮等，3～6 个月后行诊刮加吸宫（以达到全面取材的目的）。如内膜病变未逆转应继续增加剂量，3～6 个月后再复查。如果子宫内膜不典型增生消失则停用孕激素后积极给予辅助生殖技术治疗，在使用孕激素的同时，应对子宫内膜增生的高

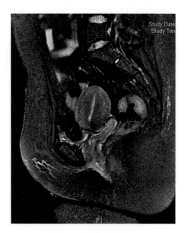

图 12-2　盆腔 MRI

危因素，如肥胖、胰岛素抵抗同时治疗。因此制定了三阶段的治疗方案：第 1 阶段（治疗）：高效合成黄体酮每天 250～500mg＋二甲双胍，每 3 个月复查宫腔镜；第 2 阶段（维持疗效）：口服短效避孕药，3～6 个月复查子宫内膜细胞学；第 3 阶段（助孕）：助孕。

五、讨论总结

　　1．育龄期女性出现异常子宫出血症状，应在止血治疗后及时完善相关检查以除外器质性病变引起的出血。随着子宫内膜癌高危因素人群的年轻化，子宫内膜癌的发病也呈年轻化趋势，因此应高度重视育龄期女性异常子宫出血的治疗，特别是对高危因素人群的管理。

　　2．对高危因素人群及有生育要求的进行药物保守治疗的非典型子宫内膜增生患者的管理，主要是无症状期早期诊断子宫内膜癌前病变及子宫内膜癌，子宫内膜细胞学目前被认为是首选的筛查子宫内膜癌前病变及癌的方法之一。相对于诊刮术及超声有其独特的优势，可直接获取子宫内膜细胞标本进行诊断，具有无痛、对患者创伤少、患者的耐受性高等优点。因此该例患者在维持疗效阶段，口服短效避孕药，可以使用子宫内膜细胞学监测子宫内膜状态，及早发现逆转的病变，进行早期治疗。

参 考 文 献

中华医学会妇产科学分会妇科内分泌学组. 异常子宫出血诊断与治疗指南［J］. 中华妇产科杂志，2017，49（6）：74-79.

TRIMBLE C L, KAUDERER J, ZAINO R, et al. Concurrent endometrial carcinoma in women with a biopsy diagnosis of atypical endometrial hyperplasia: A Gynecologic Oncology Group study[J]. Cancer, 2006, 106(4): 812-819.

（文　佳　刘　俊）

病例 13 多囊卵巢综合征

一、病历摘要

（一）主诉

月经不调 3 年余。

（二）现病史

患者为育龄期女性，30 岁既往月经欠规律，初潮 11 岁，5 天 /36～40 天，量少，无痛经，3 年余前更换工作后工作压力较大，出现月经周期逐渐延长，近期月经周期为 5 天 /50～90 天，月经量较前增多，每日需更换十余片卫生巾，LMP 2018 年 1 月 13 日，近一年体重增长约 10kg，食欲正常，否认特殊用药史。为进一步治疗于 2018 年 3 月 2 日就诊于我院门诊就诊。

既往史及个人史：未婚，有性生活，G_0P_0，无生育要求，月经史同现病史。

家族史：父亲因"心梗"去世，母亲健在，诉其母月经规律，一姐一妹均有月经稀发病史，姐姐外院诊断原发不孕。

（三）查体

身高 159cm，体重 70kg，BMI 27.69kg/m²，面部无痤疮，皮肤无多毛、黑色棘皮症等改变，乳房发育正常，双乳对称，挤压无溢乳，未及肿块。心肺查体未及异常，腹软，无明显压痛、反跳痛。妇科查体：外阴已婚型，阴蒂正常大小；阴毛呈倒三角形分布；阴道畅，黏膜色粉红，少量白色分泌物，无明显异味；宫颈光滑，举痛（－）；子宫后位，正常大小，质中，活动度好。

（四）实验室及辅助检查

2018 年 1 月 14 日（月经第 2 天）激素 6 项：泌乳素（PRL）187.48mIU/L，促黄体生成素（LH）7.81IU/L，促卵泡激素（FSH）3.96IU/L，雌二醇（E_2）26.795pg/ml，黄体酮 PRGE 0.63μg/L，睾酮 2.98nmol/L ↑。

2017 年 6 月外院妇科彩超（见图 13-1）：子宫后位，大小 4.0cm×4.2cm×3.2cm，形态正常，轮廓规整，肌层回声均匀，子宫内膜厚 0.6cm，回声均匀；右卵巢大小 3.6cm×2.4cm，左卵巢大小 3.3cm×1.9cm，双侧卵巢内均可见 12 个以上卵泡样回声，内径均小于 1cm。超声提示：双卵巢多囊样改变。

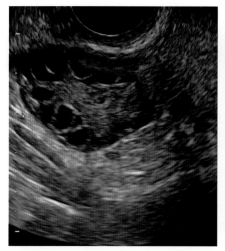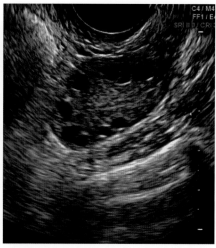

图 13-1　超声下卵巢表现

（五）拟诊

（1）月经不调。

　　多囊卵巢综合征。

（2）超重。

二、诊断及鉴别诊断思路

1. 多囊卵巢综合征：根据 2003 年 ESHRE/ASRM 鹿特丹标准：

（1）稀发排卵或无排卵：临床表现为闭经、月经稀发、初潮 2～3 年不能建立规律月经以及基础体温呈单相。有时，月经规律者并非有排卵。

（2）高雄激素的临床表现和高雄激素血症：临床表现有痤疮、多毛。血清总睾酮、游离睾酮高于正常值。

（3）卵巢多囊性改变：B 超检查见一侧或双侧卵巢直径 2～9mm 的卵泡≥12 个和 / 或卵巢体积≥10cm³。患者具有月经稀发、超声下卵巢多囊样改变、高雄激素血症 3 项，符合多囊卵巢综合征诊断。

2. 患者以"月经不调 3 年余"为主要表现，考虑需与以下疾病鉴别：

（1）高催乳素血症：高催乳素血症属于下丘脑 - 垂体 - 性腺轴功能失调性疾病，常因自主分泌催乳素的垂体肿瘤所致，或者为特发性高催乳素血症，主要表现为溢乳及月经失调，也可有多毛、痤疮、血清硫酸脱氢表雄酮（DHEAS）升高及 PCO 等表现。两者的鉴别要点是高催乳素血症患者血清催乳素水平升高，FSH、LH、雌激素处于低水平，有时可检测到垂体腺瘤。PCOS 患者血清 FSH 正常或略低，LH 偏高，雌激素相对较高，患者激素六项未见催乳素增高，可排除该诊断。

（2）卵巢储备功能低下性月经失调：部分年龄 35 岁的妇女即已出现卵巢储备功能减

退性无排卵月经失调。鉴别点在于卵巢储备功能减退者基础血清 FSH 水平增高，常大于 10～12mU/L 或 FSH/LH 比值≥2～3，可出现类围绝经期症状，卵巢体积未减小，窦状卵泡数减少，无多囊改变，无间质增生。可测定基础性激素水平及行超声检查鉴别，根据患者超声所见有多囊样改变，另结合激素六项 FSH 未见升高，暂不考虑该诊断。

（3）子宫内膜病变所致阴道不规则出血：子宫内膜增生和恶变是 AUB 少见而重要的原因。子宫内膜不典型增生是癌前病变，随访 13.4 年癌变率为 8%～29%。常见于多囊卵巢综合征（PCOS）、肥胖、使用他莫昔芬的患者，偶见于有排卵而黄体功能不足者。临床主要表现为不规则子宫出血，可与月经稀发交替发生；少数为经间期出血，患者常有不孕。确诊需行子宫内膜活检病理检查。对于年龄≥45 岁、长期不规则子宫出血、有子宫内膜癌高危因素（如高血压、肥胖、糖尿病等）、B 超提示子宫内膜过度增厚回声不均匀、药物治疗效果不显著者应行诊刮并行病理检查，有条件者首选宫腔镜直视下活检。该患者青年女性，无高血压、糖尿病等内膜癌高危因素，B 超未见子宫内膜过度增厚及回声不均，考虑该诊断可能性不大。

3. 超重：患者身高 159cm，体重 70kg，BMI 27.69kg/m^2，国际生命科学学会"中国肥胖问题工作组"，于 2001 年提出了"中国成人体重指数分类的建议"，认为中国人 BMI 在 18.5～23.9kg/m^2 为适宜范围，24.0～27.9kg/m^2 为超重，28.0kg/m^2 以上为肥胖。患者体重指数符合超重诊断。

三、临床决策

多囊卵巢综合征（polycystic ovarian syndrome，PCOS）是一种发病多因性、临床表现呈多态性的内分泌综合征，以雄激素过多和持续无排卵或稀发排卵（chronic an ovulation）为临床主要特征，是导致生育期妇女月经紊乱的最常见的原因之一。其发病原因至今尚未阐明，因 Stein 和 Leventhal 于 1935 年首先报道，故又称为 Stein-Leventhal 综合征。目前 PCOS 的药物治疗已取代手术治疗作为一线治疗方法，治疗的目的主要与患者的生育要求相关。有生育要求的 PCOS 患者多需要应用促排卵治疗才能妊娠。因此，如何降低患者的高雄激素血症，使患者恢复正常排卵，规律月经期，解决生育问题，是目前 PCOS 患者治疗方案中重要的一部分。对于无生育要求患者，治疗方案应着重于保护子宫内膜、调整月经周期，通过降低卵巢产生的雄激素改善多毛和 / 或痤疮。患者育龄期女性，有性生活，但无生育要求，主要治疗重点应放在保护子宫内膜、调整月经周期上。

四、治疗经过

结合患者超重、未婚有性生活，无生育要求等特点，建议患者进行改变生活方式的治疗结合口服避孕药治疗调整月经周期，保护内膜。患者就诊我院临床营养科，给予饮食及运动指导，进行低热量饮食疗法。另外给予患者屈螺酮炔雌醇口服调整月经，改善内分泌情况。屈螺酮炔雌醇含有 3mgDRSP 和 30g 炔雌醇，可规律调整月经周期，降低雄激素水平，且避孕效果可靠，副作用较小。经过多次门诊随访，患者目前月经周期控制良好，5 天 /28 天，近 3 个月已减重 5kg，未诉明显不适。建议服药 3 个月后复查激素 6 项，了解内分泌调整情况，若患者知情同意，可以继续口服避孕药调整月经，定期复查激素 6 项及肝功能。

五、讨论总结

　　PCOS 是常见的生殖内分泌代谢性疾病，严重影响患者的生命质量、生育及远期健康，临床表现呈现高度异质性，诊断和治疗仍存在争议，其治疗方法的选择也不尽相同。因此，临床处理应该根据患者主诉、治疗需求、代谢改变，采取个体化对症治疗措施，以达到缓解临床症状、解决生育问题、维护健康和提高生命质量的目的。生活方式干预是 PCOS 患者首选的基础治疗，尤其是对合并超重或肥胖的 PCOS 患者。生活方式干预应在药物治疗之前和 / 或伴随药物治疗时进行。生活方式干预包括饮食控制、运动和行为干预。生活方式干预可有效改善超重或肥胖 PCOS 患者健康相关的生命质量。对于月经稀发但有规律排卵的患者，如无生育或避孕要求，周期长度短于 2 个月，可观察随诊，无须用药。短效复方口服避孕药（combined oral contraceptive，COC）不仅可调整月经周期、预防子宫内膜增生，还可使高雄激素症状减轻，可作为育龄期无生育要求的 PCOS 患者的首选。本病例中患者为育龄期女性，有性生活，无生育要求，并有体重超重，结合患者具体情况，制定了减重及口服避孕药保护子宫内膜，建立了规律月经周期的个体化治疗方案，取得了良好的治疗效果。

参 考 文 献

陈子江，张以文. 2011 年多囊卵巢综合征诊断行业标准［S］. 中华人民共和国卫生部官方网站 - 卫生标准（2011-7-1）.

乔杰，林金芳，陈子江. 多囊卵巢综合征［M］. 北京：北京大学医学出版社，2010.

田秦杰，乔杰，陈子江. 多囊卵巢综合征中国诊疗指南［J］. 中华妇产科杂志，2018，53（1）2-6.

袁莹莹，赵君利. 多囊卵巢综合征流行病学特点［J］. 中国实用妇科与产科杂志，2019. 35（3）：261-264.

（刘　俊　李嘉琪）

病例 14　妊娠期糖尿病

一、病历摘要

（一）主诉

停经 29^{+6} 周，发现血糖异常半个月。

（二）现病史

患者，平素月经规律，LMP：2017 年 12 月 26 日，EDC：2018 年 10 月 3 日。停经 30 余天查尿 hCG（＋），停经 6 周开始出现早孕反应，恶心、呕吐明显，无发热、腹痛等，持续至孕 12 周后恶心、呕吐明显减轻，停经 6 周 5 天，行超声提示如孕 6 周 5 天大小，核对孕周无误。孕 9 周始于我院建档规律产检。否认孕前糖尿病史，早孕期建档化验提示空腹血糖 5.66mmol/L，孕 12^{+1} 周行 B 超提示 NT 为 1.1mm，孕 18^{+3} 周行无创 DNA 检测提示均为低风险，孕 20 周自觉胎动，活跃至今。孕 22 周行排畸超声结果未提示明显异常。孕 24 周出现轻度贫血，血红蛋白波动在 105～107g/L。孕 24 周复查空腹血糖 5.57mmol/L，诊断妊娠期糖尿病，给予饮食指导结合运动控制血糖，自行监测空腹血糖波动在 5.7～7.1mmol/L 之间，餐后 2 小时血糖波动在 8.3～9.8mmol/L 之间，为进一步调整血糖，门诊以"孕 29^{+6} 周，妊娠期糖尿病"收入院。孕妇身高 153cm，孕前体重 46kg，孕期体重增长 6kg。

（三）既往史及个人婚育史

既往体健，否认手术史及药物过敏史。孕 1 产 0。

（四）查体

体温 36.9℃，脉搏 108 次 / 分，呼吸 19 次 / 分，血压 98/46mmHg。心肺（－），腹部软，双下肢无水肿。专科查体：腹部膨隆，宫高 26cm，腹围 87cm，胎心 145 次 / 分。

（五）实验室及辅助检查

血常规（2018 年 7 月 5 日）：Hb 105g/L。

空腹血糖（2018 年 7 月 5 日）：5.57mmol/L。

B 超（2018 年 7 月 5 日）：胎儿头位，BPD 7.1cm，FL 5.1cm，羊水最大深度 4.9cm，S/D＝3.29，胎盘左后壁。提示：单活胎头位。

（六）拟诊

（1）宫内孕 29^{+6} 周，妊 1 产 0（未产）。

（2）妊娠期糖尿病。

（3）妊娠期轻度贫血。

二、诊断及鉴别诊断思路

1. 妊娠期糖尿病：患者自诉孕前多次查体无血糖升高，早孕期空腹血糖为 5.66mmol/L，孕 24 周复测空腹血糖为 5.57mmol/L，空腹血糖已经达到妊娠期糖尿病诊断，产后 6～12 周查 OGTT 明确诊断。可与糖尿病合并妊娠鉴别：

此病一般在孕前出现血糖增高达到糖尿病诊断，该孕妇孕前多次查体均无血糖升高，且孕早期空腹血糖正常，暂不考虑此诊断，产后 6～12 周查 OGTT 排除该诊断。

2. 宫内孕 29^{+6} 周，孕 1 产 0，未产：孕妇平素月经规律，LMP：2017 年 12 月 26 日，据停经史、胎动出现时间及早孕期 B 超结果，核对孕周无误，孕 1 产 0，结合查体及 B 超提示单活胎，头位，考虑患者此诊断成立。

3. 妊娠期轻度贫血：孕期血红蛋白低于 110g/L 为孕期贫血诊断标准，患者监测血常规提示血红蛋白为 105g/L，考虑患者此诊断成立。

三、临床决策

据《2015 FIGO 妊娠期糖尿病倡议：妊娠期糖尿病诊断，管理和护理指南》。该患者孕早期血糖正常，孕 24 周发现空腹血糖大于 5.1mmol/L，诊断为妊娠期糖尿病，诊断明确，经饮食结合运动控制后监测血糖控制不满意，空腹及餐后血糖均偏高，建议予以胰岛素治疗。

四、治疗经过

1. 请营养科会诊指导患者科学饮食并分餐，配合餐后运动，经上述治疗后监测空腹血糖 5.5～6.4mmol/L，餐后 2 小时血糖波动在 7.2～9.8mmol/L 之间，考虑血糖控制不满意予以三餐前门冬胰岛素超短效胰岛素 10U，12U，12U 及睡前中效胰岛素 10U，血糖控制满意，尿酮体（－）后出院。

2. 眼科评估眼底，监测胎心、胎动，尿糖及尿酮体情况。

3. 出院后持续应用胰岛素控制血糖，空腹血糖在 5.0～5.6mmol/L 之间，餐后 2 小时血糖 6.0～6.2mmol/L 之间，空腹尿酮体（－）。孕 37 周糖化血红蛋白 5.5%，孕 39 周复查糖化血红蛋白为 5.1%，评估骨盆及胎儿情况有阴道分娩条件。孕 39 周收入院行人工破膜术引产，产程进展顺利，第一产程 4 小时 30 分，第二产程 46 分钟，在局麻加阻滞下会阴侧切以 ROA 顺娩一足月活女婴，Apgar 评分均 10 分。新生儿体重 3280g，身长 51cm。产时顺利，产后予以促宫缩、纠正贫血治疗后出院。

五、讨论总结

（一）妊娠期糖尿病的诊断

妊娠期糖尿病（gestational diabetes mellitus，GDM）是育龄期女性在孕前糖代谢正常或存在潜在的糖耐量异常，直至孕期才出现的一种代谢性疾病。

有 6%～9% 的孕妇患有糖尿病，其中 GDM 占 90% 左右。GDM 的筛查通常在 24～28 孕周进行，孕早期的筛查对象主要针对未被确诊的 2 型糖尿病孕妇，以及伴有超重或肥胖等糖尿病相关风险因素的孕妇。筛查试验应纳入超重或肥胖的育龄期女性以及有下列至少一项的额外危险因素：①缺乏体能运动；②糖尿病患者一级亲属；③高危种族或民族（如非裔美国人、拉丁美洲人、亚裔美国人等）；④曾分娩体重大于 4000g 的胎儿；⑤ GDM 病史；⑥高血压病史；⑦高密度脂蛋白水平低于 0.90mmol/L，三酰甘油水平高于 2.82mmol/L；⑧被诊断为多囊卵巢综合征；⑨既往检查糖化血红蛋白水平高于 5.7%，糖耐量减低或空腹血糖受损；⑩其他与胰岛素抵抗相关的因素（如孕前 BMI＞40kg/m^2、黑棘皮症等）；⑪心血管病史。

为进一步区分出孕前糖尿病和 GDM，通常在第一次妊娠检查时检测血糖情况，如果空腹血糖（FPG）≥7.0mmol/L、人糖化血红蛋白 A1c（GHbA1c）≥6.5%、OGTT 负荷后 2 小时血糖≥11.1mmol/L 或随机血糖≥11.1mmol/L 且伴有糖尿病典型症状者，可判断孕前就患有糖尿病。目前我国许多产科医生与医疗机构推荐使用"一步法"来筛查早期 GDM，即在 24～28 孕周进行 2 小时 75g OGTT 检查，以确诊有无 GDM，诊断界值如下：空腹、1 小时、2 小时血糖值分别为 5.1mmol/L、10.0mmol/L、8.5mmol/L，任何一项血糖值达到或超过上述界值，则诊断为 GDM。

（二）妊娠期糖尿病的治疗

诊断 GDM 后，可先进行饮食调整和运动并定期监测血糖水平。目前推荐每天检测 4 次，即空腹与 3 餐后的血糖值，同时根据血糖的监测情况进行调整。空腹或餐前血糖应控制在 5.3mmol/L 以内；餐后血糖控制在 1 小时血糖≤7.8mmol/L 或 2 小时血糖≤6.7mmol/L。血糖值应每周监测，可根据血糖波动调整监测频率。

GDM 患者常规应接受营养教育和营养咨询，根据自身体质指数制定个性化的饮食与运动计划。碳水化合物的摄入应限制在 33%～40%，其余的能量供应则包含 20% 的蛋白质与 40% 的脂肪。在 3 餐中间增加 2～3 次少量加餐来分散糖类的摄入，从而降低餐后血糖的波动。每周应进行至少 5 天，每天 30 分钟或累计时间 150 分钟的中等强度运动。

GDM 的患者应及时进行营养与运动干预，如血糖不能控制到理想水平，需启用药物疗法。药物疗法主要包括注射胰岛素与口服降糖药。应优先考虑胰岛素治疗。

可用于妊娠期间血糖控制的口服降糖药主要是二甲双胍与格列本脲。二甲双胍作为二线用药，起始剂量为每晚 500mg 持续 1 周，然后再增加到 500mg，每天 2 次，饭后服用可降低腹痛与腹泻的发生率，最大剂量为每天 2500～3000mg。格列本脲每天 2.5～20mg，分 3 次服药，禁用于磺胺类过敏的患者。目前，由于口服降糖药对 GDM 患者及胎儿的影响尚无定论，缺乏长期安全性的证据，因此推荐首选胰岛素治疗。

可用于妊娠期间血糖控制的胰岛素包括：常规胰岛素（regular insulin）、中性鱼精蛋白锌胰岛素（neutral protamine hagedom，NPH）、门冬胰岛素（insulin aspart）、甘精胰岛素（insulin glargine）、赖脯胰岛素（insulin lispro）和地特胰岛素（insulin detemir）。通常起始使用总剂量为每天 0.3～0.8U/kg，分次注射。后续使用剂量可根据患者各时间点血糖值的情况进行调整。如同时存在空腹与餐后血糖偏高，可采用中效与超短效胰岛素联合注射。如只有某个特定时间点的血糖值异常，可具体调整种类胰岛素的使用方案，如某 GDM 患者只有空腹血糖值异常，那么夜间可使用中效胰岛素 NPH。

（三）妊娠期糖尿病的孕期保健

对于血糖控制欠佳或需要用药的 GDM 患者，胎儿监护应从 32 周开始，如有其他高危因素，胎儿监护应适当提前。

GDM 患者通过运动和饮食，血糖控制良好且无其他引产指征，应期待至足月分娩；用药后血糖控制良好者，通常不推荐 39 周前分娩。需要药物控制血糖的 GDM 患者，建议在 39～39^{+6} 周之间引产。当 GDM 患者超声评估胎儿体重＞4500g 时，应权衡利弊适时剖宫产终止妊娠。

GDM 患者在产后 4～12 周应进行相关检查，确定有无糖尿病、糖耐量减低或空腹血糖受损。建议每 1～3 年进行 1 次糖尿病筛查。如期间再次妊娠，应相应提高检查频率。

该患者孕早期血糖正常，未达糖尿病合并妊娠标准，孕 24 周后行空腹血糖大于 5.1mmol/L，诊断为妊娠期糖尿病。经饮食分餐结合运动后监测血糖控制不满意，及时给予胰岛素治疗控制血糖，孕期血糖控制满意。孕 39 周入院引产，产程进展顺利，获良好妊娠结局。

参 考 文 献

王昊，漆洪波. 美国妇产科医师学会妊娠期糖尿病指南（2017）要点解读［J］. 中国实用妇科与产科杂志，2018，34（1）：62-66.

余昕烨，加拿大妇产科学会妊娠合并糖尿病临床指南（2016）要点解读［J］. 中国实用妇科与产科杂志，2017，33（4）：377-382.

Classification and diagnosis of diabetes. American Diabetes Association[J]. Diabetes Care, 2017, 40: S11-S24.

ENGLAND L J, DIETZ P M, NJOROGE T, et al. Preventing type 2 diabetes: public health implications for women with a history of gestational diabetes mellitus[J]. Am J Obstet Gynecol, 2009, 200(4): 365.

HERRERA K M, ROSENN B M, FOROUTAN J, et al. Randomized controlled trial of insulin detemir versus NPH for the treatment of pregnant women with diabetes[J]. Am J Obstet Gynecol, 2015, 213(3): 426.e1-426.e7.

KOREN R, TOLEDANO Y, HOD M. The use of insulin detemir during pregnancy: a safety evaluation[J]. Expert Opin Drug Safety, 2015, 14(4): 593-599.

Management of diabetes in pregnancy. American Diabetes Association[J]. Diabetes Care, 2017, 40: S114-S119.

（冯岩岩　黄振宇）

病例 15 慢性高血压并发子痫前期

一、病历摘要

（一）主诉

停经 39^{+1} 周，血压升高 24 周，血糖升高 13 周。

（二）现病史

患者，37 岁，平时月经尚规律，5～6 天 /30 天，LMP 2017 年 6 月 28 日，EDC 2018 年 4 月 4 日。停经 30 余天时自测尿早孕试验（＋），2017 年 8 月 7 日在我院门诊超声检查示宫内早孕 6 周。早孕反应不重。孕 12 周超声测 NT 1.8mm，核对孕周无误。孕早期化验提示 TSH 4.200μIU/ml，TG-Ab 20.3kU/L，TPO-Ab ＜28.0kU/L，内分泌科就诊，诊断妊娠合并亚临床甲状腺功能减低，予左甲状腺素钠片（优甲乐）50μg，每天 1 次，口服，定期检测甲功，TSH 波动于 0.398～2.388mIU/L。孕 15^+ 周发现血压升高，最高 140/87mmHg，24 小时动态血压监测提示夜间血压增高（图 15-1）。追问病史孕妇有睡眠打鼾史，至耳鼻喉科就诊诊断阻塞性睡眠呼吸暂停综合征，予佩戴呼吸机改善睡眠，诉自测血压 120/80mmHg。孕 20 周左右自觉胎动，持续至今。孕 20^+ 周外院行羊膜腔穿刺提示：G 显带 400 带水平染色体核型未见异常。孕期排畸 B 超未提示显著异常；26^+ 周 OGTT 血糖值：4.28mmol/L-9.93mmol/L-10.30mmol/L，诊断妊娠期糖尿病。嘱控制饮食及运动治疗，因血糖控制不满意收入院进行饮食运动指导，血糖控制满意出院。出院后自测血糖控制满意，血压波动在 110～120/70～80mmHg，尿蛋白（－），无头晕、头痛及视物模糊，双下肢水肿（＋）。患者今日孕 39^{+1} 周，现无腹痛，无阴道流血流液，4 小时前自觉胎动较频，自行听胎心 160 次 / 分，就诊我院急诊，行胎心监护，基线 155～160 次 / 分，可疑减速 1 次，最低 110 次 / 分，可迅速恢复（图 15-2）。急诊以"宫内孕 39^{+1} 周，

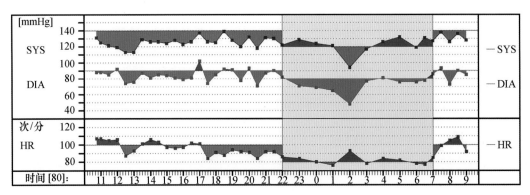

图 15-1 24 小时动态血压

孕 1 产 0，头位未产；胎心监护异常"收入院待产。孕妇身高 153cm，孕前体重 68kg，孕期体重增长 10.5kg。

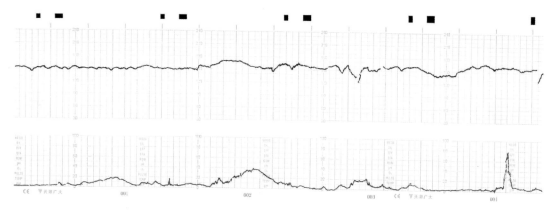

图 15-2　入院时胎心监护图（走纸速度：3cm/min）

既往体健。孕 1 产 0。

（三）查体

体温 36℃，脉搏 63 次 / 分，呼吸 20 次 / 分，收缩压 147mmHg，舒张压 84mmHg。一般情况可，心肺（－），妊娠腹型，双下肢水肿（－）。专科检查：宫高 35cm，腹围 110cm，估计胎儿大小 3300g，胎心 145 次 / 分，先露：浅入。宫缩：无明显宫缩。骨盆测量：TO＝8cm，耻骨弓＞90°，骶耻内径＞11.5cm，坐骨棘间径＞10cm，不突。骶凹好。骶尾关节活动好，尾骨不翘。阴道检查：消毒外阴，宫颈居后，质中，长 2cm，宫口未开，先露头，坐骨棘平面以上 2cm（S^{-2}），膜存。宫颈评分 3 分。

（四）实验室及辅助检查

血常规（2018 年 3 月 27 日）：Hb121g/L，PLT185×10^9/L。

甲状腺功能（2018 年 2 月 12 日）：FT$_4$ 13.18pmol/L，FT$_3$ 3.28pmol/L，TSH 0.939mIU/L。

尿常规（2018 年 3 月 27 日）：红细胞 250cells/μl。

B 超（2018 年 3 月 27 日）：胎儿头位，BPD 9.3cm，FL 6.7cm，AFI 12.5cm，AC 33.4cm，S/D＝2.1，胎盘后壁。提示：单活胎头位，脐带绕颈一周。

（五）拟诊

（1）宫内孕 39 周 1 天，G$_1$P$_0$，头位未产。

（2）胎心监护异常。

（3）妊娠合并慢性高血压。

（4）睡眠呼吸暂停综合征。

（5）妊娠期糖尿病。

（6）高龄初产。

（7）妊娠合并亚临床甲状腺功能减退。

（8）脐带绕颈一周。

二、诊断及鉴别诊断思路

1. 妊娠合并慢性高血压：患者为育龄女性，虽然否认孕前高血压病史，但在孕15周即出现血压升高，最高140/87mmHg，平素自测血压稳定，尿蛋白（－），无头晕、头痛及视物模糊等其他不适，无明显各脏器受累表现。根据患者病史，症状体征及辅助检查，考虑妊娠合并慢性高血压诊断明确。与下列疾病进行鉴别诊断

1）妊娠期高血压：此疾病为妊娠期特有疾病，于妊娠20周后出现高血压，收缩压≥140mmHg和/或舒张压≥90mmHg，产后12周内血压恢复正常；尿蛋白检测阴性，不伴有器官或系统受累。该孕妇在20周即出现血压升高，因此可排除此病。

2）子痫前期：此病在妊娠20周后出现收缩压≥140mmHg和/或舒张压≥90mmHg，且伴有下列任一项：①尿蛋白≥0.3g/24h，或尿蛋白/肌酐比值≥0.3，或随机尿蛋白≥（＋）②无蛋白尿但伴有任何一种器官或系统受累表现，包括胎盘、胎儿。该患者为15周出现血压升高，目前无各脏器受累表现，故不考虑该诊断。

3）慢性高血压并发子痫前期：此病在妊娠合并慢性高血压的基础上尿蛋白增加，或血压进一步升高等子痫前期的任何一项表现。该患者入院时血压尚稳定，无明显各脏器受累表现，故暂不考虑该诊断。

2. 妊娠期糖尿病：患者既往体健，否认孕前糖尿病史，孕27周OGTT血糖值：0小时4.72mmol/L，1小时9.87mmol/L，2小时9.33mmol/L，诊断妊娠期糖尿病明确。

3. 妊娠合并亚临床甲状腺功能减退：孕早期化验提示TSH 4.200uIU/ml，FT3、FT4及TPO-Ab、TG-Ab均正常，内分泌科就诊予优甲乐50μg，每日1次，口服，定期检测甲功，TSH波动于0.398～2.388mIU/L，故考虑该诊断。

4. 睡眠呼吸暂停综合征：患者孕15$^+$周因血压升高、睡眠打鼾，耳鼻喉科就诊，诊断为阻塞性睡眠呼吸暂停综合征，予佩戴呼吸机改善睡眠，故考虑该诊断。

三、临床决策

患者孕足月，高龄初产妇，孕期诊断亚临床甲状腺功能减退、妊娠期糖尿病，合并睡眠呼吸暂停综合征，妊娠合并慢性高血压。孕期保健给予饮食结合运动血糖控制好，同时服用优甲乐甲状腺激素水平稳定。夜间佩戴呼吸机改善夜间缺氧。经过上述治疗，血压、血糖基本稳定。估计胎儿体重为3300g，孕37周行骨盆测量为正常骨盆，有阴道试产条件。入院后查宫颈条件长1.0cm，质软，后位，头，S^{-2}，膜存，改良Bishop评分5分。于孕39^{+4}周时转入产房引产。

入产房后予催产素点滴引产，患者进入产程后宫口开2cm时血压升高168/95mmHg，诉头晕、视物模糊、恶心、乏力，考虑慢性高血压并发重度子痫前期，血压控制不佳，病

情加重，症状明显，短时间无法经阴道分娩，有剖宫产手术指征。停用催产素，静脉硫酸镁解痉治疗，口服拉贝洛尔 150mg 降压治疗，同时行剖宫产准备。

四、治疗经过

患者因"重度子痫前期，血压控制不满意，病情加重，短时间内无法经阴道分娩"在急诊行子宫下段剖宫产术。胎儿娩出顺利，脐带绕颈 2 周，女，体重 3045g，身长 48cm，Apgar 评分 10 分。子宫体部注射催产素 10U，催产素 20U 台下入液。湿纱垫擦拭宫腔 2 遍，胎盘胎膜完整，620g，大小 23cm×22cm×2cm，脐带长 45cm，子宫下段软，出血活跃，予欣母沛 250μg 子宫下段肌注，1 号可吸收线连续锁扣缝合子宫下段肌层全层，查下段仍软，予卡孕栓 1mg 舌下含服，患者血压 130/81mmhg，下段宫缩好转。探查子宫切口无活动出血，3-0 可吸收线连续缝合膀胱子宫腹膜返折。清点纱布器械无误后逐层关腹。3-0 可吸收线皮内缝合皮肤。术中出血 300ml，尿管通畅，尿色清，患者术中血压 162/94mmHg，诉头疼，予甘露醇 250ml 静点，复测血压 140/82mmHg，头痛缓解，术毕安返病房。尿量共计 550ml。

术后处理：①予剖宫产术后护理，心电监护及吸氧；②术后镇静治疗，硫酸镁解痉治疗，监测血压血糖；③头孢呋辛抗炎、补液、促子宫收缩治疗；④密切观察子宫收缩及阴道出血情况；⑤复查肝肾功能、血常规及凝血、24 小时尿蛋白；⑥指导母乳喂养。

五、讨论总结

患者为育龄女性，否认孕前高血压病史，孕期 20 周前出现血压升高，围生期有血压波动及神经系统症状，根据患者病史，症状体征及辅助检查，考虑慢性高血压并发子痫前期诊断明确。该疾病风险因素及发病因素多，因此，在孕期保健及获取病史协助诊断时，要注意一些隐匿疾病的存在，从中查找是否存在预警信息，并予以及时检查及监测。

本例患者孕 20 周前发现血压升高，动态血压监测提示以夜间为主，耳鼻喉专科就诊诊断睡眠呼吸暂停综合征（OSAHS）。该疾病导致血压升高的机制可能与反复发作的间歇性低氧、高碳酸血症、神经及体液调节障碍与交感神经系统过度兴奋相互作用有关，研究表明，上述因素可引起心率增加，心肌收缩力增加，心排血量增加，全身血管阻力增加，从而导致高血压。

该种类型的高血压常会表现出以下特点：①夜间及晨起血压升高，日间高血压或日间血压正常。②血压节律紊乱：24 小时动态血压监测（ambulatory blood pressure monitoring，ABPM）显示血压曲线为"非杓形"甚至呈现"反杓形"。③单纯药物治疗降压效果较差，血压的控制依赖于 OSAHS 的有效治疗。④伴随着呼吸暂停的血压周期性升高。

当高血压患者存在以下高危因素时，应考虑是否存在 OSAHS：①肥胖。②伴鼻咽及颌面部解剖结构异常。③睡眠过程中打鼾，白天嗜睡明显，晨起头痛、口干。④顽固性高血压或隐匿性高血压，晨起高血压，或血压节律呈"非杓形"或"反杓形"改变的高血压。⑤夜间反复发作难以控制的心绞痛。⑥夜间难以纠正的心律失常。⑦顽固性充血性心力衰竭。⑧顽固性难治性糖尿病及胰岛素抵抗。⑨不明原因的肺动脉高压。⑩不明原因的夜间憋醒或夜间发作性疾病。

无论是何种类的妊娠期高血压疾病，其之间均存在演变可能，子痫前期进展可发生子痫或其他器官严重并发症，重度高血压可以发生高血压危象和心脑并发症等。伴随器官受累及和严重并发症的发生，处理措施也应基于对症性予以相应的深度扩展，做好器官保护。基本治疗原则：休息、镇静、预防抽搐、有指征地降压和利尿、密切监测母胎情况，适时终止妊娠。终止妊娠时机需综合考虑孕龄与母体 - 胎盘 - 胎儿的病情，方式要考虑母体病情、胎龄以及宫颈条件 3 方面。如无产科剖宫产指征，原则上考虑阴道试产，但如果不能短时间内阴道分娩，病情有可能加重，宜放宽剖宫产指征。子痫前期的患者在产后需要继续监管，产后硫酸镁和降压药使用更需灵活掌握并严密监测病情变化，重度子痫前期孕妇产后应继续使用硫酸镁至少 24～48 小时，防止产后迟发或复发子痫前期 - 子痫。产后血压升高≥150/100mmHg 就应继续给予降压治疗。产后血压持续升高要注意再次评估和排查孕妇其他系统疾病的存在。

本病例孕妇存在高危因素，孕期管理识别较为及时，发病后对于病情评估及时全面，终止妊娠时机恰当，围生期管理科学有效；但该病例在围生期出现血压波动、病程进展，应注意术后密切随访，并予患者相应的就医指导。

参 考 文 献

李春芳，苟文丽. 妊娠期高血压疾病指南的变更与思考［J］. 中国计划生育和妇产科，2016，8（5）：1-2.

李南方，孙宁玲，何权瀛，等. 阻塞性睡眠呼吸暂停相关性高血压临床诊断和治疗专家共识［J］. 中国实用内科杂志，2013，12（10）：435-441.

吴琳琳，周欣，牛建民.《妊娠期高血压疾病：国际妊娠期高血压研究学会分类、诊断和管理指南（2018）》解读［J］. 中国实用妇科与产科杂志，2018，34（7）：758-763.

杨孜，张为远. 妊娠期高血压疾病诊治指南（2015）解读［J］. 中国实用妇科与产科杂志，2015，31（10）：886-893.

张慧丽，陈敦金. 美国妇产科医师学会"妊娠期高血压疾病指南"解读［J］. 中华产科急救电子杂志，2014（1）：38-43.

中华医学会妇产科学分会妊娠期高血压疾病学组. 妊娠期高血压疾病诊治指南（2015）［J］. 中华妇产科杂志，2015，50（10）：206-213.

SAUDAN P, BROWN M A, BUDDLE M L, et al. Does gestational hypertension become pre-eclampsia?[J]. British journal of obstetrics and gynaecology, 1998, 105: 1177-1184.

TOOHER J, THORNTON C, MAKRIS A, et al. Hypertension in pregnancy and long term cardiovascular mortality: a retrospective cohort study[J]. American Journal of Obstetrics and Gynecology, 2016, 214(6): 722.

（朱思敏　黄振宇）

病例 16　早产胎膜早破

一、病历摘要

（一）主诉

停经 35^{+3} 周，阴道排液 3 小时。

（二）现病史

患者平时月经规律，5 天 /28 天，量中，无明显痛经，LMP：2018 年 4 月 5 日，EDC：2019 年 1 月 12 日。停经 30 余天时自测尿早孕试验（＋），2018 年 5 月 28 日我院门诊超声检查示宫内早孕，大小符合孕周。早孕反应轻微。孕 12^{+1} 周超声测 NT：0.20cm。唐氏筛查：21- 三体、18- 三体、神经管缺陷均为低风险。孕 20 周左右自觉胎动，持续至今。孕期胎儿排畸超声检查未见明显异常。孕中期 OGTT（－）。约 3 小时前无明显诱因出现阴道排液，无阴道出血，自觉胎动好，后出现不规律腹

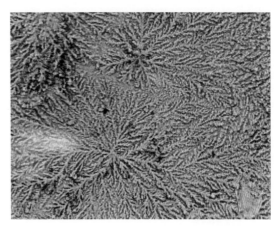

图 16-1　显微镜下所见羊齿状结晶

部发紧感，无明显痛感，急诊来我院，听胎心 130～140 次 / 分，消毒后内诊见清亮液体流出，混有胎脂，试纸提示 pH 大于 7，显微镜下可见羊齿状结晶（图 16-1）以"孕 35 周，胎膜早破"收住院。患者自停经以来精神好，睡眠及饮食正常，大小便正常，孕前体重 47kg，孕期体重增加 10kg。

（三）查体

体温 37.0℃，脉搏 82 次 / 分，呼吸 18 次 / 分，血压 111/76mmHg。产科专科查体：宫高 32cm，腹围 93cm，胎儿头位，浅定，胎心 142 次 / 分，可扪及宫缩，15 秒 /15～20 分钟，强度中，弛缓可。阴道检查：宫颈管长 3cm，质中，中位，头先露，浮，骨盆各径线正常。

（四）实验室及辅助检查

血常规：白细胞（WBC）$9.28×10^9$/L，血红蛋白（Hb）132.00g/L，血小板（PLT）

$203.00\times10^9/L$，中性粒细胞百分比（NEUT%）80.10%。

尿蛋白（－）。

2018年11月23日（产科超声）：胎儿头位，双顶径8.5cm，头围29.5cm，腹围29.1cm，股骨长6.3cm，胎心：153次/分，胎盘：前壁，脐动脉血流S/D：2.32 、PI：0.83、RI：0.57，羊水深度：3.5cm，羊水指数：11.72cm。超声提示：单活胎，头位，超声孕周相当于33周2天。

阴道微生态见图16-2。

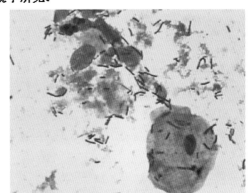

菌群情况:

　菌群密度:　　（＋＋＋）

　菌群多样性:　　（＋）

　优 势 菌:　革兰阳性大杆菌G+b(L)

　病 原 体:　滴虫感染:　未见

　真菌感染:　菌　丝:　（－）

　　　　　　　孢　子:　（－）

　　　　　　　芽生孢子:　（－）

　Nugent评分:　　0分

　AV评分:　0分　　乳杆分级:　Ⅱa

　WBC/油镜:　＜10

微生态分析:

　菌群正常，功能下降

镜下所见:

功能测定:　过氧化氢:　阳性(+)

　　　　　　　白细胞酯酶:　弱阳性(±)

　　　　　　　唾液酸苷酶:　阴性

　　　　　　　β-葡萄糖醛酸酶:　阴性

　　　　　　　乙酰氨基葡萄糖苷酶:　阴性

　　　　　　　PH值:　5.0

参考方案:

　可以恢复阴道酸性环境，帮助乳杆菌生长为主。

图16-2　阴道微生态报告

（五）诊断

（1）宫内孕 35^{+3} 周，G_1P_0，头位，未产。

（2）早产胎膜早破。

二、诊断及鉴别诊断思路

1. 宫内孕 35^{+3} 周，G_1P_0，头位，未产：患者平时月经规律，5天/28天，量中，无明显痛经，LMP：2018年4月5日，EDC 2019年1月12日。停经30余天时自测尿早孕试验（＋），

2018 年 5 月 28 日我院门诊超声检查示宫内早孕，符合孕周。根据妊娠经过，明确诊断。

2. 早产胎膜早破：患者孕 35 周，未足月，约 3 小时前无明显诱因出现阴道排液，无阴道出血，自觉胎动好，后出现不规律腹部发紧感，无明显痛感。查体：消毒后窥器暴露阴道，自宫颈口可见清亮液体流出，混有胎脂，试纸提示 pH 大于 7，液体涂片显微镜下可见羊齿状结晶，故考虑该诊断。

三、临床决策

患者急诊就诊后听胎心 130～140 次 / 分，消毒后内诊见清亮液体流出，可见胎脂，试纸提示 pH 大于 7，液体涂片显微镜下可见羊齿结晶。据此可判断胎膜早破。

根据《胎膜早破诊断与处理指南（2015 年版）》，孕周在 34～36^{+6} 周，已接近足月者，90% 以上胎儿胎肺已经成熟，新生儿发生 RDS 的概率显著下降，早产儿的存活率接近足月儿，则不宜保胎；虽然从新生儿感染的结局方面当前尚无充分证据证明积极引产可显著降低新生儿严重感染的发生率，但是积极引产可以减少绒毛膜羊膜炎、羊水过少、胎儿窘迫等导致的新生儿不良结局。本例中患者已孕 35 周 3 天，属近足月，入院后评估骨盆径线正常，胎心监护 NST 反应型，患者体温正常，感染指标未见明显异常，有阴道分娩条件，目前无阴道分娩禁忌证。

四、治疗经过

患者入院后，留取宫颈分泌物培养、尿培养、无乳链球菌培养，评估患者有阴道分娩条件后，给予抗生素预防感染。产妇破水 15 小时未见规律宫缩，给予催产素点滴引产。患者第一产程 11 小时，第二产程 0 小时 32 分，于 2018 年 12 月 21 日 3：32 以 ROA 娩一早产活婴，男，体重 2790g，身长 48cm，Apgar 评分均 10 分。因早产，新生儿转儿科继续治疗。胎盘送病理，留取胎儿耳拭子及胎盘拭子送细菌培养，后胎盘病理回报符合绒毛膜羊膜炎 I 期 III 级（病理图片见图 16-3）。拭子细菌培养均未见明显异常。患者产后恢复

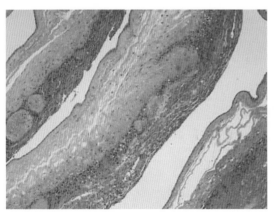
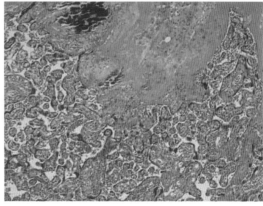

图 16-3　病理图片

良好，于产后 3 天出院。

五、讨论总结

　　未足月胎膜早破（preterm premature rupture of membranes，PPROM）指在妊娠 20 周以后、未满 37 周的胎膜在临产前发生的胎膜破裂。单胎妊娠 PPROM 的发生率为 2%～4%，双胎妊娠为 7%～20%。孕周越小，围生儿预后越差，胎膜早破可引起早产、胎盘早剥、羊水过少、脐带脱垂、胎儿窘迫和新生儿呼吸窘迫综合征，孕产妇及胎儿感染率和围产儿病死率显著升高。

　　导致胎膜早破的因素很多，有生殖道感染、羊膜腔压力增高、胎膜受力不均、营养因素等，常常是由多个因素共同作用的结果。本例中患者入院后行宫颈分泌物、尿培养以及无乳链球菌培养均阴性，故不能明确其胎膜早破确切原因，但仍应按照指南推荐进行处理。

　　早产胎膜早破的处理关键包括预防感染、促胎肺成熟和抗早产、延长孕龄，降低早产相关的新生儿并发症发生率。而目前认为，34～36 周期待治疗不能使母儿受益，反而增加感染机会，鼓励即时分娩。本病例中，患者孕周已超过 35 周，胎儿属近足月儿，期待保胎治疗有增加宫内感染的风险，故在预防性应用抗生素的同时行催产素点滴引产，产时过程顺利，产后病理提示绒毛膜羊膜炎，因此更加证实之前的处理及时有效，从而获得了较好的妊娠结局。

参 考 文 献

曹泽义. 中华妇产科学（临床版）[M]. 北京：人民卫生出版社，2012.

谢幸，苟文丽. 妇产科学 [M]. 8 版. 北京：人民卫生出版社，2013.

中华医学会妇产科学会产科学组. 胎膜早破的诊断与处理指南（2015）[J]. 中华妇产科杂志，2015，18（3）：161-162.

（李嘉琪　黄振宇）

病例 17　早产儿的常见并发症及应对策略

一、病历摘要

（一）主诉

吐沫 23 分钟。

（二）现病史

患儿为第 1 胎第 1 产儿，胎龄 35^{+5} 周，出生体重 2790g。其母孕期平顺，孕 35^{+4} 周不明原因胎膜早破。患儿经阴道产出，出生时精神反应稍弱，哭声可，肤色稍青紫，四肢肌张力尚可，立即清理呼吸道，吸出较多血性羊水，清理气道后患儿肤色较快转红，精神反应及四肢肌张力可。患儿生后 Apgar 评分 1 分钟、5 分钟、10 分钟均 10 分。生后 23 分钟以来，患儿持续吐沫，呼吸费力，为进一步诊治转入我科。患儿生后未开奶，已排胎尿，未排胎便。

（三）查体

T 36.6℃，P 114 次 / 分，R 45 次 / 分，BP 70/40mmHg，SpO_2 98%，精神反应稍弱，颅顶可扪及一 10cm×4cm 包块，超过骨缝，无波动感，前囟平，张力不高，吐沫，口周微绀，轻度三凹征，双肺呼吸音粗，未及啰音，心率 114 次 / 分，律齐，心音有力，未及杂音，腹平软，肝脾不大，未见肠型，肠鸣音稍弱，双侧睾丸未降入阴囊，四肢肌张力可，新生儿反射部分减弱。

（四）实验室及辅助检查

快速血糖（生后即刻）：12.9μmol/L。

（五）拟诊

（1）早产儿适于胎龄儿（35^{+5} 周）。
（2）新生儿羊水吸入综合征。
（3）新生儿高血糖症。
（4）新生儿头皮水肿。
（5）双侧隐睾。

二、诊断及鉴别诊断思路

（一）诊断及诊断依据

1. 早产儿适于胎龄儿（35^{+5} 周）：患儿为 35^{+5} 周早产儿，出生体重 2790g，位于同胎龄儿出生体重第 10 到第 90 百分位之间，故早产儿适于胎龄儿（35^{+5} 周）诊断成立。早产儿各器官系统发育均不完善，易合并新生儿呼吸窘迫综合征（NRDS）、呼吸暂停、颅内出血、弥散性血管内凝血（DIC）、应激性溃疡、新生儿坏死性小肠结肠炎、低血糖、高血糖、水电解质紊乱、高胆红素血症等多种并发症，故入院后应密切监测患儿病情，及时救治。

2. 新生儿羊水吸入综合征：患儿为新生儿，有生后窒息史，生后清理呼吸道，吸出较多血性羊水，有呼吸费力、吐沫表现，查体见口周微绀，轻度三凹征，听诊双肺呼吸音粗，考虑新生儿羊水吸入综合征诊断明确，入院后可行胸片检查以进一步了解肺部情况。患儿为早产儿，免疫力低下，且有胎膜早破史，易继发肺炎甚至败血症，入院后应密切观察患儿病情变化，积极抗感染治疗，并行血培养检查除外败血症。

3. 新生儿高血糖症：患儿生后测快速血糖 12.9μmol/L，追问其母无糖尿病史，考虑与应激状态有关，入院后嘱密切监测血糖，警惕继发低血糖。

4. 新生儿头皮水肿：患儿为新生儿，入院查体颅顶可扪及一 10cm×4cm 包块，超过骨缝，无波动感，考虑该诊断明确。入院后注意观察头皮水肿吸收情况，并警惕水肿下覆盖血肿可能。

5. 双侧隐睾：患儿为早产儿，双侧睾丸未降入阴囊，该诊断明确。

（二）鉴别诊断

1. 足月新生儿：与早产儿的外观鉴别见表 17-1。

表 17-1　足月儿和早产儿外观特点比较

	早产儿	足月儿
皮肤	鲜红菲薄发亮，水肿，毳毛多，有皱襞	红润柔嫩，皮下脂肪丰满，毳毛少
头发	纤细，乱绒毛线状	分条清楚
颅骨	前囟大，骨缝分离或重叠	坚硬，软骨发育好
耳壳	软，缺乏软骨，耳舟不清楚，可折叠	轮廓清楚，耳舟成形，直挺
乳腺	无结节或结节<4mm	结节>4mm，平均 7mm
指（趾）甲	未达指（趾）端	长过指（趾）端
跖纹	跖足底纹理少	足纹遍及整个足底
外生殖器	大阴唇不能覆盖小阴唇，睾丸未降，阴囊皱褶少	大阴唇覆盖小阴唇，睾丸已下降，阴囊有皱褶

2. 新生儿呼吸窘迫综合征：也称肺透明膜病，是因为早产儿肺泡表面活性物质缺乏或不成熟所致，临床上以生后不久（一般 4～6 小时）出现呼吸窘迫并呈进行性加重为主要表现，胎龄越小，发病率越高，典型胸片可见毛玻璃影、支气管充气征、心缘膈缘模糊不清甚至白肺。本患儿以生后轻度呼吸困难为主要表现，首先要高度警惕本病可能，但是患儿为 35^{+5} 周的晚期早产儿，发生 NRDS 的概率相对偏小，可以入院后通过胸片检查进一步鉴别。

3. 新生儿羊水吸入性肺炎：患儿有胎膜早破的病史，初步复苏时经呼吸道吸出大量血性羊水，生后查体可见患儿口周发绀，呼吸费力，三凹征弱阳性，听诊双肺呼吸音粗，故患儿极有可能合并新生儿羊水吸入性肺炎，需要拍胸片进一步确定诊断。

三、临床决策

（1）患儿为 35^{+5} 周早产儿，出生体重 2790g，位于同胎龄儿出生体重第 10 到第 90 百分位之间，故早产儿适于胎龄儿（35^{+5} 周）诊断成立。早产儿各器官系统发育均不完善，易合并 NRDS、呼吸暂停、颅内出血、DIC、应激性溃疡、坏死性小肠结肠炎、低血糖、高血糖、水电解质紊乱、高胆红素血症等多种并发症，故入院后应密切监测患儿病情，及时救治。

（2）患儿为新生儿，有生后窒息史，生后清理呼吸道，吸出较多血性羊水，有呼吸费力、吐沫表现，查体见口周微绀，轻度三凹征，听诊双肺呼吸音粗，考虑新生儿羊水吸入综合征诊断明确。患儿目前炎性指标正常，胸片未见明显异常，暂不予抗生素治疗，动态监测炎性指标变化，并注意血培养结果回报，必要时给予抗感染治疗。

（3）患儿生后测快速血糖 12.9μmol/L，故诊断新生儿高血糖症明确，入院后监测末梢血糖已逐渐恢复正常，考虑为应激性高血糖，注意动态监测血糖变化。

（4）患儿入院后查血气分析示 pH 7.138，剩余碱－16mmol/L，碳酸氢根浓度 13.4mmol/L，乳酸 4.17mmol/L，故新生儿代谢性酸中毒诊断明确，考虑与早产缺氧有关，入院后给予碳酸氢钠静点纠酸治疗及对症补液治疗，后复查血气提示酸中毒已纠正，继续动态监测动脉血气分析变化。

（5）患儿为新生儿，入院查体颅顶可扪及一 10cm×4cm 包块，超过骨缝，无波动感，考虑新生儿头皮水肿诊断明确，注意观察头皮水肿吸收情况，并警惕水肿下覆盖血肿可能。

（6）患儿为早产儿，双侧睾丸未降入阴囊，诊断双侧隐睾明确，注意动态检查双侧睾丸下降情况。

（7）患儿目前给予早产儿配方奶 5ml/ 次喂养，纳奶耐受可，注意观察患儿腹部症状体征变化、肠鸣音及胃液回抽情况，酌情缓慢加奶，同时给予氨基酸、脂肪乳等肠道外营养补充早期患儿生长发育所需的液体及能量需求。

四、治疗经过

入院后急查血气分析：pH 7.138，氧分压 83mmHg，剩余碱－16mmol/L，碳酸氢根浓度 13.4mmol/L，二氧化碳总量 15mmol/L，氧饱和度 92%，乳酸 4.17mmol/L。提示存在代谢性酸中毒，给予碳酸氢钠静点纠酸治疗后复查血气分析基本正常；血常规：白细胞 12.75×10^9/L，红细胞 4.35×10^{12}/L，血红蛋白 146.00g/L，血小板 248.00×10^9/L，中性粒细胞百分比 47.2%，淋巴细胞百分比 41.2%，大致正常；ABO＋Rh 血型：A 型，Rh 阳性；离子及代谢测定：大致正常；肾功能正常；肝功能大致正常；心脏损伤标志物组合：肌钙蛋白 T- 高敏 0.07ng/ml，偏高。CRP＜5mg/L，hsCRP 1.5mg/L，hsCRP 升高。尿常规正常；便常规＋OB（－）。胸片：未见明显异常。肝胆胰脾肾超声未见异常。头颅超声未见异常。超声心动未见异常。入院后即刻放置暖箱保暖，予心电监护，予无创呼吸机辅助通气（模式 BiPAP，参数：PIP：10cmH$_2$O，PEEP：4cm H$_2$O，FIO$_2$：21%，RR：40 次 / 分，Ti：0.6s，I/T：1∶1.5），开放静脉通路补液，予维生素 K$_1$ 静推预防出血，能量合剂静点营养心肌及脑细胞，小儿氨基酸及水溶性维生素提供静脉营养，并予 1% 碳酸氢钠溶液洗胃等治疗。入院后测快速血糖 12.9mmol/L，此后密切监测血糖，逐渐降至 5.4mmol/L，此后动态监测血糖均正常。经上述综合治疗后，患儿病情逐渐稳定，住院第 3 天停用无创呼吸机，监测自主呼吸平稳。住院第 8 天复查炎性指标恢复正常。病程中动态监测血常规，患儿出现贫血，血红蛋白最低 116g/L，嘱院外口服补充铁剂治疗。病程中监测患儿出现低蛋白血症，白蛋白最低 25.6g/L，患儿无水肿表现，未予特殊治疗。患儿住院 10 天，自主纳奶好，体重增长满意，无特殊不适，病情平稳，准予出院。

五、讨论总结

早产儿各系统器官功能不完善，各种并发症和死亡率均较足月儿高，且与胎龄和出生体重呈负相关。导致早产的高危因素包括：遗传因素、胎膜早破、脐带异常、胎盘异常、羊水异常、宫内窘迫、妊娠期感染、妊娠合并高血压、妊娠合并糖尿病、妊娠期合并贫血、多胎妊娠、高龄妊娠、试管婴儿辅助生殖技术等，上述因素可导致胎儿宫内缺氧、发育迟缓、围生期窒息等不良结果，在增加早产发生的同时，也引起了并发症及病死率的增加。早产儿出生后，除了围生期的各种高危因素带来的影响，加上早产儿自身发育不足、抵御宫外各种刺激能力差的特点，易形成各种并发症，如：感染、窒息、新生儿呼吸窘迫综合征、羊水吸入综合征、呼吸暂停、黄疸、低血糖、颅内出血、先天性畸形、胆汁淤积、喂养不耐受、坏死性小肠结肠炎、早产儿脑损伤、肺出血等，直接影响早产儿的远期预后和生存率。下面对早产儿常见重要并发症进行详细分析阐述。

1. 新生儿呼吸窘迫综合征：又称肺透明膜病，是由于早产儿肺泡表面活性物质缺乏或不成熟所致，临床上以进行性呼吸困难、呻吟、青紫、吸气性三凹征为主要表现，病情重、进展快，死亡率较高。临床上对预期早产的产妇进行产前激素治疗，可有效提升早产儿肺表面活性物质含量，明显降低新生儿死亡率；对于肺透明膜病患儿，可外源性通过气管插管补充肺表面活性物质，促进肺成熟；同时研究证实，在胎儿娩出后，尽早给予预防性的注射肺表面活性物质，可明显降低早产儿肺透明膜病的发生率，缩短病程，改善肺通气功能，提高生存率。

2. 新生儿呼吸暂停：与早产儿呼吸中枢及肺功能发育不完善有关。严重反复发作的呼吸暂停可造成早产儿脑血流波动，易导致脑缺氧，从而导致高频性耳聋、脑室周围白质软化、脑性瘫痪，严重者可危及生命。当早产儿出现呼吸暂停时，可以通过触觉刺激，如弹足底或拍背可恢复。若不能恢复，甚至出现呼吸急促、颜面青紫，鼻翕及三凹征阳性等呼吸困难表现时，需立即给予呼吸机支持治疗。近年来研究发现，采取枸橼酸咖啡因配合无创呼吸支持的疗法对于治疗早产儿呼吸暂停具有显著临床效果。

3. 窒息：围生儿的窒息常见于各种因素导致的宫内窒息和产时窒息，各系统因窒息缺氧可导致不同程度的损伤、遗留神经系统后遗症，甚至死亡。及时有效地进行窒息后复苏抢救可有效降低早产儿窒息发生率和死亡率，同时也要加强围生期护理，孕期保健，及早筛查出高危妊娠，避免早产，加强产时监护，减少和避免低体重和小胎龄早产儿出生；及早发现胎儿窘迫、异常产程，采取适当的生产方式，以降低早产儿窒息率。

4. 感染：因早产儿胎龄不足、免疫器官不成熟、从母体获得的 IgG 免疫球蛋白抗体少，易发生感染，且细菌、病毒容易透过早产儿尚未发育完全的血脑屏障，导致呼吸暂停、脑水肿、脑炎，甚至感染性休克等。因此，早产儿住院患者可常规给予抗生素预防抗感染治疗，同时需及时完善血培养，动态监测炎性指标，必要时升级抗生素治疗。研究发现，胎龄 <32 周、出生体重 $<1500g$、宫内窘迫、产时窒息、胎膜早破、机械通气、全静脉营养时间 $\geqslant 10$ 天、深静脉置管、应用抗生素时间 $\geqslant 7$ 天、使用糖皮质激素是早产儿感染的危险因素。若发生以上危险因素，应及时监测炎性指标及血培养，及时更换高级抗生素，必要时进一步完善脑脊液检测及静注人免疫球蛋白免疫支持治疗。

5. 低血糖：早产儿因胎儿肝糖原储备不足，生后能量代谢快、耗糖量多，血糖调节不稳定，故常易发生低血糖。孕母妊娠期合并糖尿病者发生低血糖的概率更高。防治早产儿低血糖，首要先从妊娠期高危因素着手，积极预防和治疗妊娠期糖尿病，在早产儿出生后，及时监测血糖，补充葡萄糖，预防因低血糖导致的脑损伤及其他各系统损伤。

6. 喂养不耐受：与早产儿胃肠道的消化吸收功能及胃肠动力发育不完善有关。临床上以呕吐、腹胀、胃潴留为主要表现。同时肠道黏膜屏障未完全建立，容易渗透压过高，导致新生儿坏死性小肠结肠炎。但是新生儿长时间不开奶，又会导致胃肠道黏膜萎缩，肠内早期喂养有助于促进胃肠动力的成熟和提高对喂养的耐受性。因此，早产儿若腹部有肠蠕动，听诊肠鸣音存在，无消化道出血，可以尽早开奶。目前对超低出生体重的早产儿，在采用静脉营养的同时，加用肠内微量喂养，即喂养量每小时 0.5～1ml/kg，对于吸吮、吞咽不协调者可进行管饲。肠外营养联合肠内喂养在不增加早产儿喂养相关并发症的基础上，还可促进早产儿尽快达到完全肠内喂养，缩短肠外营养时间，降低住院费用。

7. 肺出血：体重越低、胎龄越小，肺出血的发生率和死亡率越高，目前研究表明早产儿感染、重度窒息、严重低体温（如寒冷损伤综合征）、肺动脉高压以及早产儿本身均是肺出血的高危因素。可通过加强围生期管理、适当保暖、改善微循环、积极治疗原发病以降低肺出血的发生率；对诊断明确的肺出血早产儿，应尽早合理的运用机械通气纠正内环境紊乱、补充凝血因子、输注血浆等，进一步降低肺出血的死亡率。

8. 颅内出血：与早产儿室管膜下生发基质层内微血管发育不成熟，易受缺氧、酸中毒的刺激导致出血有关，同时早产儿脑血流自我调节能力差，血管弹性纤维功能不足，易出现压力性出血等。以脑室周围 - 脑室内出血（PVH-IVH）多见。早产儿颅内出血不但是引起早产儿死亡和伤残的主要原因，还会对远期带来不同程度的神经系统损伤，如视听功能异常、认知障碍、脑性瘫痪等，因此，为了能改善患儿脑功能、减少远期神经系统后遗症的发生，需加强头颅 B 超尤其是床边 B 超的推广和实施，早期诊断、早期预防并积极治疗原发病和各种并发症，避免早产儿的不良结局发生。

9. 先天性缺陷：常见有先天性心脏病（如法洛四联症、大动脉转位等）、严重的消化道畸形（如肛门闭锁、肠扭转不良、巨结肠等）及遗传代谢疾病（21- 三体综合征）等，对远期预后、生存质量有重要影响。因此应对育龄期妇女展开预防性遗传咨询和针对性产前筛查，加大健康教育力度，降低出生缺陷；同时需要提高医务人员的产前诊断水平，进一步减少致残率，提高早产儿生存质量。

10. 氧疗相关并发症：早产儿吸氧浓度过高，或吸氧时间过长，易引起支气管肺发育不良及早产儿视网膜病。对于病情危重需要高浓度、长时间吸氧的早产儿，生后 4 周或矫正胎龄 32 周起，须常规做眼底检查，以期早期发现早产儿视网膜病，争取早期治疗。

综上，应加强产前保健和高危妊娠的孕期管理，减少早产儿发生；积极地预防和治疗早产儿并发症，减少不良预后发生。同时要提高窒息复苏技术水平、加强呼吸管理、控制感染，减少并发症，降低早产儿死亡率。同时，对伴有疾病的早产儿，应及时向家长交代病情、病情的演变及可能的后果。低出生体重早产儿入院时，必须向家长交代有可能出现的各系统器官的并发症，如新生儿呼吸窘迫综合征、呼吸暂停、各种感染、坏死性小肠结肠炎、颅内出血、缺血缺氧性脑病等。对需要氧疗的早产儿，特别是极低出生体重早产儿需用氧疗时，要向家长说明其毒性作用如支气管肺发育不良及早产儿视网膜病。早产儿出院时向家长交代早产儿护理、喂养知识。教会家长如何观察和发现异常表现。应嘱定期专科门诊随访，有异常表现时及时复诊。对低出生体重儿在新生儿期及以后，应进行体格发育、神经发育、精神发育及有无后遗症的定期随访，应进行早期干预，降低早产儿的致残率，改善早产儿的生存质量。

六、专家点评

在 0～5 岁儿童死亡病例中新生儿占据了相当大的比例，究其原因是新生儿体质较弱，抵御各种有害因素侵袭的能力较差，加之如果存在母源性疾病因素，将对新生儿产生双重打击。早产儿属于新生儿中特殊的一个群体，由于各种原因（最多为感染）过早离开母体，各器官、组织发育不完善，各种营养物质及抗体储备不足，导致其死亡率更高。早产儿从脐带结扎到顺利出院可谓是过五关斩六将（呼吸关、感染关、喂养关、黄疸关、出血关等），一步不慎则全盘皆输。

此病例为早产儿病例中相对较为简单的一例，患儿虽为早产，但孕周较大，从出生体重可以看出患儿为适于胎龄儿（体重位于同孕周胎儿体重 10～90 百分位），由此可以推断出该患儿在宫内不存在明显限制其生长、发育的因素。一般情况下，胎儿胎龄大于 35 周，如果没有明显宫内发育受限，肺泡Ⅱ型上皮细胞分泌的肺泡表面活性物质足以满足母体外生存需要。此患儿胎龄 35^{+5} 周，出生后未使用外源性肺表面活性物质仅给予无创辅助通气，3 天便顺利撤机。患儿生后吐沫呼吸稍困难考虑为娩出时羊水吸入所致，而非因为缺乏肺表面活性物质所致，入院后床旁胸片也证实了这一点。患儿入院后出现的高血糖症和代谢性酸中毒为围生期缺氧和应激所致，去除致病因素后很快得以纠正。

综上所述，此病例通过询问病史、查体及辅助检查做给出明确诊断，治疗措施及时有效，整个治疗过程平稳顺利，较快顺利出院。

参 考 文 献

曾春英, 陈碧兰, 张桂香. 早产儿肺出血临床特征及危险因素分析 [J]. 中国妇幼保健, 2015, 30（15）: 2371-2373.

董海鹏, 谭美珍, 都萍, 等. 早产儿早期综合干预服务需求的调查分析 [J]. 中国儿童保健杂志, 2013, 21（12）: 1339-1341.

郭丽侠, 杨宇艳, 高彩云. 早产儿免疫功能变化及其感染危险因素分析 [J]. 山东医药, 2015, 55（23）: 44-45.

贾系群, 刘翠青, 夏耀方, 等. 早产儿并发症临床分析 [J]. 河北医科大学学报, 2015, 36（1）: 24-26.

李锦玲, 丁晓华, 李胜玲. 肠外营养联合不同肠内喂养添加量对早产儿相关并发症的影响 [J]. 中国妇幼保健, 2012, 27（35）: 5714-5716.

汪晓波, 刘光辉, 尹传高, 等. 珂立苏治疗早产儿肺透明膜病与支气管肺发育不良的关系 [J]. 安徽医学, 2014（10）: 1366-1368.

王君莲. 早产儿窒息的相关因素分析 [D]. 重庆: 重庆医科大学, 2014.

徐景武, 武兆磊, 陈泳涛, 等. 枸橼酸咖啡因治疗早产儿呼吸暂停临床应用观察 [J]. 中国新生儿科杂志, 2015, 30（3）: 215-217.

周胜兰, 刘彩霞, 崔红. 早产高危因素 10 年前后变化分析 [J]. 中国医科大学学报, 2013, 42（8）: 751-754.

BOLISETTY S, DHAWAN A, ABDEL—LATIF M, et al. Intraventricular hem orrhage and neurodevelopm ental outcom es in extreme preterminfants[J]. Pediatrics, 2014, 133(1): 55-62.

JOHNSON P J. Caffeine citrate therapy for apnea of prematurity[J]. Neonatal Netw, 2011, 30(6): 408-412.

MUSSAVI M, MIRNIA K, ASADOLLAHI K. Comparison of the Efficacy of Three Natural Surfactants (Curosurf, Survanta, and Alveofact) in the Treatment of Respiratory Distress Syndrome Among Neonates: A Randomized Controlled Trial[J]. Iranian Journal of Pediatrics, 2016, 26(5): 5743.

QIN M A, PEDIATRICS D O. Pulmonary surfactant in the prevention of neonatal respiratory distress syndrome[J]. China Medicine & Pharmacy, 2017.

STOKOWSKI L A. A primer on apnea of prematurity[J]. Adv Neonatal Care, 2005, 5(3): 155-170, 171-174.

SWEET D, CARNIELLI V, GREISEN G, et al. European consensus guidelines on the management of neonatal respiratory distress syndrome in preterm infants-2013 update[J]. Zhonghua Er Ke Za Zhi, 2014, 97(4): 749-755.

ZHOU W Q, MEI Y B, ZHANG X Y, et al. Neonatal outcomes of very preterm infants from a neonatal intensive care center[J]. World Journal of Pediatrics, 2014, 10(1): 53-58.

（李宁宁　李　然　晁　爽）

病例18 脐带脱垂

一、病历摘要

（一）主诉

停经 35^{+1} 周，阴道流液 1 小时。

（二）现病史

患者 36 岁，平素月经规律，LMP 2015 年 5 月 9 日，EDC：2016 年 2 月 13 日。停经 30 天自测尿妊免阳性，无明显诱因出现少量阴道出血，咖啡色，无腹痛、发热等不适，未予重视及处理，停经 40 天阴道出血自行停止。停经 5 周左右出现轻度早孕反应，饮水时偶有呕吐，12 周时自行消失。孕早期无毒物、放射性物质、宠物接触史。孕 10 周于我院建档，规律产检。停经 12^{+2} 周超声：NT 值 1.7mm，孕妇子宫肌瘤（直径 3cm）。停经 13 周于外院行无创 DNA 检查提示：13 号、18 号、21 号染色体异常低风险。因患者既往不良孕产史，建议行羊膜腔穿刺，患者及家属表示理解相关建议并拒绝行羊膜腔穿刺。孕 16 周自觉胎动，活跃至今。孕 20 周于外院行排畸超声检查，未见明显异常。孕 25 周行 OGTT 试验：4.82－8.34－7.19mmol/L。患者停经 25^{+6} 周因"先兆晚期流产"急诊入我院，予黄体酮、吲哚美辛栓保胎及对症治疗；宫颈管分泌物培养提示大肠埃希菌阳性，给予抗感染治疗好转后出院。出院后仍自觉有不规律腹紧，夜间明显，休息后可缓解，否认腹痛、阴道出血、流液。复查宫颈分泌物培养大肠埃希菌 ESBLs 阳性，孕 27^{+5} 周入院抗感染治疗 6 日，好转后出院。孕 28^{+5} 周再次出现不规律腹紧，考虑"先兆早产"入院予吲哚美辛栓保胎治疗，缓解后出院。患者入院前一天 23：00 左右开始出现规律性腹紧伴轻微腹痛，20～30 秒 /5～10 分钟，强度中等，否认阴道流血、流液。今晨 6：35 出现阴道流液，量多，色清亮。遂急诊就诊，听胎心 145bpm，可见混有胎脂的清亮液体自阴道流出，消毒外阴后阴道检查颈管 0.5cm，质软，中位，宫口松容一横指，胎位高浮，先露不清。阴道内触及条索样物，扪及搏动。考虑"脐带脱垂"，2016 年 1 月 16 日收治入院，接诊医生手置孕妇阴道内，平车推入手术室行急诊剖宫产。患者孕期食欲可，睡眠可，二便正常，无明显头晕、视物不清、乏力等不适，孕期体重增加 20kg。

既往史：患者自诉 2012 年体检发现"子宫肌瘤"，大小约 3cm（具体不详），未予处理。否认高血压、糖尿病、肾病病史，否认肝炎、结核等传染病史，无手术外伤史，无输血史，自述对磺胺类药物过敏。预防接种史不详。

月经婚育史：适龄结婚，配偶体健。G_3P_0，2008 年孕 30 周因"胎儿法洛四联症伴风疹病毒感染"行水囊引产术。2012 年 5 月因"胎停育"行刮宫术。

（三）查体

T 36.7℃，P 84 次 / 分，R 18 次 / 分，BP 104/70mmHg。平车入院。一般情况可，神志清，心肺未及异常，双下肢水肿 I 度。脊柱四肢无畸形，神经系统（－），腹膨隆。

产科检查：宫高 32cm，腹围 100cm，横位，FHR：145 次 / 分。消毒外阴后阴道检查颈管 0.5cm，质软，中位，宫口松容一横指，胎位高浮，先露不清。混有胎脂的羊水自阴道流出，色清亮。阴道内触及阴道内条索样物，扪及搏动。

（四）实验室及辅助检查

血常规（2016 年 1 月 15 日）：WBC $13.0×10^9$/L，Hb 87.00g/L，NEUT% 75.80%，CRP（B）41mg/L。

产科超声（2016 年 1 月 12 日）：胎儿横位，双顶径 8.8cm，腹围 30.2cm，FL 6.3cm，胎心率 136 次 / 分，胎盘位于前壁，I 级；脐血流 S/D 1.91，RI 0.48，羊水指数 14cm。超声提示：单活胎，横位。

（五）拟诊

（1）宫内孕 35^{+1} 周，G_3P_0，横位，未产。
（2）胎膜早破。
（3）脐带脱垂。
（4）先兆早产。
（5）子宫肌瘤。
（6）不良孕史。
（7）高龄初产。

二、诊断及鉴别诊断思路

脐带脱垂：脐带脱垂高危因素包括胎位异常、头盆不称、早产、胎膜早破、胎儿体重＜2500g 等，破膜或宫缩后可出现胎心减速，抬高臀位胎心可恢复，阴道检查时在胎先露前方及阴道内可触及脐带，或阴道口见脐带即可诊断。本患者孕 35^{+1} 周合并子宫下段的子宫肌瘤，孕晚期多次产检提示胎儿横位，考虑有脐带脱垂高危因素。今晨规律宫缩后出现阴道大量流液，阴道检查可于阴道内触及条索样物，有搏动感，考虑脐带脱垂可能性极大。此病还应与胎位异常相鉴别：孕期查体或超声检查提示臀先露或肩先露等，破膜后可能出现胎足或胎儿手臂脱出，阴道检查时可触及脱出的胎儿肢体，但不像脐带为条索样，且无搏动感。

三、临床决策

根据患者临床病史、表现、查体，考虑患者脐带脱垂，立即采取臀高头低位，一名医生一直经阴道上推先露，预防脐带受压胎儿缺血，监测脐动脉搏动。考虑有明确的手术指征，紧急联系手术室，立即行剖宫产术终止妊娠，抢救母儿生命，同时与患者及家属交代病情并获知情同意，短时间内完备术前化验检查、术前准备、配血、开放静脉通路等措施，联系新生儿科医师到场做好新生儿抢救准备。

四、治疗经过

患者入院后采取臀高头低位，一名医生单手经阴道上推先露，预防脐带受压胎儿缺血，监测脐动脉搏动；完善术前检查、术前准备、配血、建立静脉通路等措施，急诊行子宫下段剖宫产术。术中见胎儿为斜横位，先露为右肘关节，胎头位于宫腔右侧，嵌顿于子宫肌瘤上方。行内倒转术转为足先露，娩出顺利，新生儿出生体重 2425g，身长 42cm。Apgar 评分 1 分钟：3 分（皮肤＋1 分，心率＋1 分，肌张力＋1 分），立即给予清理呼吸道，气囊加压，胸外按压，气管插管抢救；5 分钟：8 分（肤色－1，肌张力－1），10 分钟：10 分。新生儿因"重度窒息"转儿科治疗。常规缝合子宫肌层后探查子宫，可见右侧肌壁间一肌瘤样突起，大小约 8cm，考虑妊娠期子宫增大，血流丰富，同期行肌瘤剔除，可能出血较多，暂不处理。手术过程顺利，术中出血 300ml，留置盆腔引流管一根。尿管通畅，尿色清亮，尿量 200ml。术后广谱抗生素预防感染治疗；监测 24 小时出入量。术后第 3 日盆腔引流液减少拔出引流管，术后第 6 日顺利出院。术后胎盘病理结果回报：妊娠晚期胎盘组织，绒毛细小，密集，绒毛表面合体结增多，间质毛细血管扩张，充血，胎盘局灶钙化，未见梗死。脐带见 3 根血管，扩张，充血。胎膜蜕膜层及绒毛膜层可见灶状中性粒细胞浸润，小脓肿形成，提示绒毛膜羊膜炎 II 期。

五、讨论总结

脐带脱垂是严重危及围生儿生命的产科急症，包括隐性脐带脱垂和显性脐带脱垂。隐性脐带脱垂指胎膜未破时脐带位于胎先露部前方或一侧，也称为脐带先露；而当胎膜破裂，脐带脱出于宫颈口外，降至阴道内，甚至露于外阴部，则为脐带脱垂。国外报道脐带脱垂的发生率为 0.1%～0.6%，国内报道的发生率是 0.06%。尽管脐带脱垂的发生率低，但一旦发生，就会增加手术率和围生儿死亡率。

脐带脱垂的高危因素主要有①自发性因素：包括胎位不正、早产、胎膜早破、羊水过多、多胎妊娠、胎儿畸形、脐带异常和胎儿体重＜2500g 等，其中 40%～50% 的脐带脱垂发生于臀先露，尤其是混合性臀先露；②医源性因素：包括胎先露未衔接时人工破膜，产时旋转胎头，放置球囊促宫颈成熟等产科干预措施。

在孕期及产时应高度重视存在脐带先露和／或脐带脱垂高危因素的孕产妇。通常借助超声检查等对诊断隐性脐带脱垂即脐带先露有一定帮助。此外，临床上对胎动、宫缩后胎心突然减缓，经改变体位、上推胎先露部或抬高臀部后胎心迅速恢复者，应考虑有脐带先露的可能，对这类孕妇临产后应加强监护；而对胎膜破裂后出现胎心异常的孕妇，应立即行阴道检查，明确有无脐带脱垂和脐血管有无搏动。如果在胎先露部旁或其前方及阴道内触及脐带者，或阴道口见脐带者，即可明确诊断。该例患者孕 35 周合并子宫肌瘤，既往孕 30 周因"风疹病毒感染，胎儿法洛四联症"行水囊引产术，本次孕期多次因"先兆晚期流产""先兆早产"入院保胎治疗，孕晚期多次产检提示胎儿横位，且多次宫颈分泌物培养阳性行抗感染治疗，以上均提示该孕妇具有胎膜早破、早产、脐带脱垂的高危因素。因此产检时反复向患者宣教上述脐带脱垂等风险，嘱其如出现阴道流液平卧位就诊，同时抬高臀部。

脐带脱垂一旦发生需要紧急处理，处理时间、分娩方式都与新生儿的存活和预后密切相关。对隐性脐带脱垂，如患者为经产妇、胎膜尚未破裂、宫缩良好者，取头低臀高位，严密监测胎心，等待胎头衔接和下降，如果宫口逐渐扩张，胎心持续良好者，可经阴道分娩。一旦已经发现脐带脱垂，根据宫口开大情况、胎儿是否存活以及是否能迅速分娩等因素综合考虑决定分娩方式。①阴道助产：对于宫口开全、胎心存在、无头盆不称者、在数分钟内娩出胎儿可进行产钳或胎吸助产；②剖宫产：对于宫口尚未开大、胎儿存活、估计短期内胎儿不能娩出者，应立即行剖宫产。在准备手术的同时，仍需要抬高患者臀部，以防止脐带进一步脱出。检查者的手可在阴道内将胎儿先露部上推，并分开手指置于先露与盆壁之间，使脐带由指缝通过而避免受压，根据触摸脐带搏动监测胎儿情况以指导抢救，直至胎儿娩出。也有文献报道，对于宫颈未完全扩张，胎心好，不能立即进行剖宫产手术的患者，还可进行脐带还纳，但脐带还纳法成功率较低，临床很少采用。本患者胎儿横位，宫口未开，胎心存在，剖宫产手术指征明确。若脐带血循环阻断超过 7～8 分钟，胎死宫内可能性极大。因此一旦发现脐带脱垂，只要胎儿存活应立即采取相应措施，减轻胎先露部对脐带的挤压，尽快娩出胎儿。

该例患者孕 35^{+1} 周，主因"阴道流液 1 小时"平车入院，查体胎儿横位，听胎心 145 次／分，消毒外阴后阴道检查颈管 0.5cm，质软，中位，宫口松容一横指，胎膜已破，胎位高浮，先露不清。阴道内触及阴道内条索样物，扪及搏动。阴道内可见多量混有胎脂的清亮液体流出。考虑诊断"宫内孕 35^{+1} 周，胎儿横位，脐带脱垂，胎膜早破"，病情危重，无阴道分娩可能，紧急剖宫产终止妊娠，同时建立静脉通路、吸氧、配血，呼叫新生儿医生到场准备新生儿抢救，一名医生一直经阴道上推先露，监测脐动脉搏动。处理相当及时迅速和恰当。术中行内倒转为臀位过程顺利，产妇术后恢复好出院。

参 考 文 献

曹泽毅. 中华妇产科学［M］. 3 版. 北京：人民卫生出版社，2014.

刘铭，段涛. 脐带脱垂的预防和急救处理［J］. 中华产科急救电子杂志，2017，6（1）：24-27.

谢幸，苟文丽. 妇产科学［M］. 8 版. 北京：人民卫生出版社，2014：203-204.

袁雨，漆洪波. 英国皇家妇产科医师学会《脐带脱垂指南》2014 版要点解读［J］. 中国实用妇科与产科
　　杂志，2015，31（4）：276-280.

Royal College of Obstetricians and Gynaecologists.Green-top Guideline no.50.Umbilical cord prolapse[J/OL].
　　2014.https://www.rcog.org.uk/globalassets/documents/guidelines/gtg-50- umbilicalcordprolapse-2014.pdf.

（陈　锐　黄振宇）

病例 19 外阴粘连

一、病历摘要

（一）主诉

间断外阴瘙痒 4 年，外阴粘连 2 年。

（二）现病史

患者，61 岁，4 年前无明显诱因出现间歇性外阴瘙痒，位置不定，可忍受，温水坐浴后可缓解，否认外阴出血、分泌物异常、外阴破溃、疼痛、异物等不适。未重视，症状逐渐加重，自觉出现小便后外阴处少量尿液积存，改变体位后尿液可排尽，无尿频、尿痛、尿急。两年半前就诊外院，予抗生素及中药口服、泡浴等治疗后症状稍缓解，半年后患者于该院行静脉麻醉下外阴粘连松解术，术后病理活检提示慢性炎症伴鳞皮过度角化及角化不全。术后因"外阴粘连"多次住院治疗无明显好转。8 个月前患者就诊我院门诊，诊断"外阴粘连，外阴白斑"（图 19-1），予外用雌激素治疗，现为其行手术治疗 2015 年 11 月 22 日收入我院。患者自发病以来，否认分泌物异常、异常出血，饮食、睡眠、精神良好，排尿如前述，排便正常，体重无明显改变。

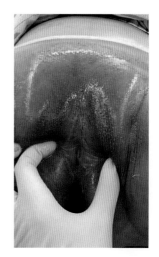

图 19-1 外阴粘连、白斑

既往 6 年前因子宫脱垂行阴式子宫全切术。2 年前查体提示 HPV 16 型阳性，TCT（NCLM），因外阴粘连严重未行阴道镜检查。1 个月前因"头晕"外院诊断脑梗死，经输液治疗后好转（具体不详）。住院期间诊断糖尿病，未予降糖药物治疗，未规律监测血糖。个人史、婚育史、家族史无殊。

（三）查体

内科查体无殊。专科查体：外阴：双侧大阴唇外侧正常，丰满，内侧黏膜充血菲薄，部分区域白色病变，阴蒂下方紧密粘连，阴蒂头不可暴露，后联合大阴唇侧向上粘连约 3cm，阴裂仅存 2cm，分开后可见尿道口深陷穴内。未内诊。

（四）拟诊

（1）外阴扁平苔藓。
（2）外阴粘连。

（3）高危型人乳头瘤病毒感染（HPV 16 型）。

（4）2 型糖尿病。

（5）脑梗死史。

（6）阴式全子宫切除术后。

二、诊断及鉴别诊断思路

外阴扁平苔藓是一种慢性复发性炎症性皮肤病，其典型表现为紫色多角形瘙痒性丘疹，与自身免疫学疾病有关，病变常见于 40 岁以后，主要表现为外阴瘙痒，烧灼感，外阴病变外观表现多样且复杂，很难根据临床症状诊断。该患者依据 2 年前外院病理切片结果，考虑外阴上皮内非瘤变明确，鉴别需根据进一步病理结果鉴别不同白色病变类型。诊断依据外院病理结果，无须其他鉴别诊断。

三、临床决策

现外阴上皮内非瘤变的治疗已由传统的手术治疗转为保守治疗为主，疗效显著。结合该患者的具体情况，除外阴硬化性苔藓外，并发了较重的外阴粘连，导致排尿异常，有明确的手术指征，以改善患者的排尿情况，恢复外阴解剖结构。术后可继续按规范治疗方案给予外用药物治疗及超声、红外、微波等物理治疗。

四、治疗经过

患者入院后完善术前检查，内分泌科、神经内科会诊，评估围手术期安全，于全麻下行外阴粘连松解＋病灶切除＋外阴整形术：碘伏消毒阴道 3 遍。查粘连后阴裂仅剩 2cm，以手钝性分开阴道口前后致密粘连，恢复原有解剖形态。观察外阴黏膜病变及粘连分离后创面范围，前部到达阴蒂表面大阴唇内侧，双侧外缘位于大阴唇黑白交界处，后方到达阴道后联合黑白交界处，内侧缘前方到达尿道口上方 0.5cm 处前庭黏膜，双侧方在阴道口内 0.5cm，后方内侧缘在阴道口内侧 0.5cm。决定行外阴前庭黏膜病灶切除＋外阴整形术。

沿病灶范围外侧 0.2cm 冷刀切开皮肤及黏膜，以电刀切除病变皮肤及黏膜组织，同时止血满意。观察剩余外阴组织松弛，关闭创面后张力小，决定间断缝合关闭创面。在尿道口 2 点及 10 点处对称间断缝合外阴皮肤及外阴黏膜处，再于 0 点处 W 形缝合皮肤及黏膜。3-0 可吸收线间断关闭黏膜及皮肤，至后联合处，再 W 形缝合皮肤及黏膜。间断关闭后联合处皮下组织 3 针，皮内缝合关闭后联合皮肤，术毕。留置导尿管，尿色清，局部创面涂抹雌三醇软膏，并于阴裂之间覆盖凡士林油纱。术后测量尿道口至后联合阴裂长度为 6cm（图 19-2）。

术后予以止血，抗炎，监测生命体征，外用雌激素上药，高锰酸钾坐浴等治疗，患者术后恢复好，于术后第 4 日顺利出院。

术后病理（2015年3月24日）：（外阴前庭）鳞状
上皮黏膜组织，表皮萎缩并角化亢进，基底细胞呈空泡
变性［AE1/AE3（＋）、S100）（－）］。真皮浅层可见大
量淋巴细胞（CD20＋、CD3＋）、浆细胞［CD138＋、
Mum1（＋）］和组织细胞［PGM-1（＋）、Kp1（＋）］
呈带状浸润，并累及真皮表皮交界。未见明确无细胞带。
形态倾向为扁平苔藓（图19-3，图19-4）。

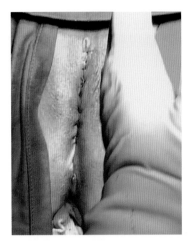

图19-2　手术结束当时

五、讨论总结

既往观点认为外阴上皮内非瘤变有较高的恶变率，治
疗均以手术治疗为主，术后复发率高，达50%，且会出现

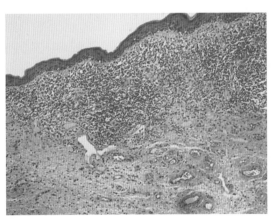

图19-3　术中病理镜下涂片

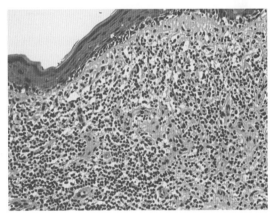

图19-4　术中病理镜下涂片

术后严重的瘢痕挛缩、变形，影响患者的身心健康和性生活，且有较高的再次手术比例。
近年的资料显示，此病变的恶变率低于5%，现已主张以内科治疗为主，包括糖皮质激素、
性激素外用，或重要局部涂抹于患处。外科手术包括红外线、激光治疗、超声治疗，或中
西医结合联合治疗。扁平苔藓属外阴病变的一种，是一种原因不明的慢性或亚急性炎症性
皮肤病，该病的发病原因及机制至今尚无定论，临床表现不一，可分为多个亚型。外阴阴
道的扁平苔藓可形成瘢痕，并有粘连，出现小阴唇或阴蒂萎缩，其形态类似女性硬化性苔
藓，组织病理表现为典型的真皮上部淋巴细胞为主的带状浸润。

外阴白色病变的恶变率为2/10万，并且随年龄的增长而升高，罹患外阴鳞状细胞癌
的概率是正常人的300倍。约4.5%的外阴癌患者起源于外阴白色病变，在进展为细胞癌
之前往往有10年左右的病程。

近期的临床研究表明，超声治疗比以往任何方案均优越。外阴上皮内非瘤变的主要病
理变化是真皮微小血管痉挛，真皮内皮细胞质中细胞器变性、溶解，导致局部微循环障
碍，继而出现表皮细胞不同程度的病变。超声具有良好的穿透及沉积性，能透过表皮层，

直接聚于特定深度的靶组织，通过超声的机械效应、热效应及空化效应，调节真皮层的血流，改善局部组织修复的微环境，从而使治疗处的外阴皮肤逐渐恢复。超声治疗时间短，无创，无并发症，定位准确，方向性较强，患者容易接受，依从性较好。在后续的临床治疗中需进一步实践及推广。

参 考 文 献

陈伟，李珊山. 外阴硬化性苔藓 67 例临床分析 [J]. 皮肤性病学杂志，2017，31（4）：398-399.

高锐，许姗姗. 中西医结合治疗外阴白色病变 30 例疗效观察 [J]. 中国妇幼保健，2018，23（3）：1154-1155.

胡君，单学敏，吴忧，等. 外阴硬化性苔藓的诊治现状及研究进展 [J]. 中国妇产科临床杂志，2016，17（1）：83-85.

李成志，卞度宏. 外阴白病变的新疗法 [J]. 实用妇产科杂志，2002，18（4）：249.

濮德敏，侯萌. 外阴白色病变的病因与发病机制 [J]. 实用妇产科杂志，2003，19（1）：2-3.

万明顺. 女阴部白斑的鉴别诊断 [J]. 中国误诊学杂志，2005，5（9）：1769-1770.

王智彪. 外阴白病变的超声治疗 [J]. 实用妇产科杂志，2003，19（1）：6-7.

易晓芳. 外阴白色病变的手术治疗 [J]. 实用妇产科杂志，2003，19（1）：7-8.

LYNCH P J, MOYAL-BARRACCO M, SCURRY J, et al. 2011 ISSVD Terminology and Classification of Vulvar Dermatological Disorders: An Approach to Clinical Diagnosis [J]. J Low Genit Tract Dis, 2012, 16(4): 339-344.

MOYAL-BARRACCO M, EDWARDS L. Diagnosis and therapy of anogenital lichen planus [J]. Dematologic Therapy, 2004, 17(1): 3846.

NEILL S M, LEWIS F M, TATNALL F M, et al. British Association of Dermatologisits guidelines for the management of lichen sclerosus 2010 [J]. Br J Dermatol, 2010, 163: 672-682.

REGAUER S, LIEGL B, REICH O, et al. Vasculitis in lichen sclerosus: an under recognized feature? [J]. Histopathology, 2004, 45(3): 237-244.

TRIETSCH M D, NOOIJ L S, GAARENSTROOM K N, et al. Genetic and epigenetic changes in vulvar squamous cell carcinoma and its precursor lesions: a review of the current literature [J]. Gynecol Oncol, 2015, 136: 143-157.

（尚梦远　张　蕾）

病例 20　耐药性滴虫阴道炎

一、病历摘要

（一）主诉

反复发作"滴虫阴道炎"1年余。

（二）现病史

患者，女，23岁。1年前有一次不洁性交史后出现"外阴痒、阴道分泌物多"，就诊多家医院，诊断"滴虫阴道炎"，先后给予"甲硝唑2g，顿服""奥硝唑0.5g，每日2次，7天""双唑泰栓，隔日1次，14天""替硝唑2g，顿服""甲硝唑栓，14天"，症状无明显缓解，一年多来多次阴道分泌物检查均提示"滴虫阴道炎"。今为求进一步治疗，就诊我院。

（三）查体

T 37℃，P 80次/分，R 17次/分，BP 149/91mmHg。一般情况可，精神佳，心肺腹部查体无异常。

妇科查体（如图20-1所示）：

外阴：已婚型，双侧大阴唇潮红、红肿，皮肤无增厚、无硬结。小阴唇充血、水肿。

阴道：畅，阴道黏膜充血、红肿，可见散在出血点。分泌物多，黄绿色，泡沫状。

宫颈：充血，表面有大量黄绿色脓性分泌物，宫颈举痛（－）。

宫体：后位，正常大小，质中等，压痛（－），活动度好。

附件：未扪及明显异常。

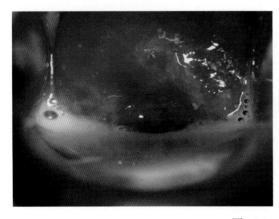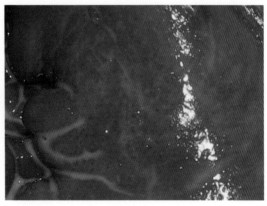

图 20-1　阴道检查

（四）实验室及辅助检查

2017 年 8 月 9 日我院阴道微生态检查：滴虫、AV（图 20-2）。镜下涂片如图 20-3 所示，微生态检查涂片如图 20-4 所示。

菌群情况：

　菌群密集度：　　+ + +

　菌群多样性：　　+ +

　优 势 菌：　革兰阳性杆菌G+b

　病 原 体：　滴虫感染：　（+）

　真菌感染：　菌　丝：　（-）

　　　　　　　孢　子：　（-）

　　　　　　　芽生孢子：　（-）

　Nugent 评分：　　3分

　AV 评分：　3分　　　乳杆分级：　Ⅱb

　WBC/油镜：　　>10

微生态分析：　AV（+）　　滴虫感染

镜下所见：

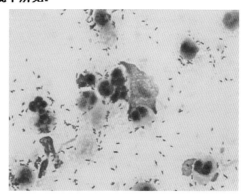

功能测定：

　　　　　过氧化氢：　阳性（+）

　　　　白细胞酯酶：　阳性（+）

　　　　唾液酸苷酶：　阴性

　　β-葡萄糖醛酸酶：　阴性

　乙酰氨基葡萄糖苷酶：　阴性

　　　　　　　pH值：　5.0

参考方案：

　　　AV评分≥3分，诊断为需氧菌性阴道炎，请做细菌培养后结合临床进行治疗。
　　　可见滴虫，治疗以甲硝唑类抗生素为主。

图 20-2　微生态报告

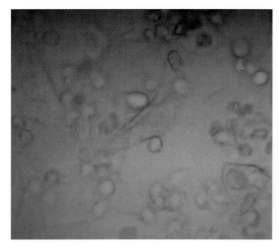

图 20-3　镜下涂片

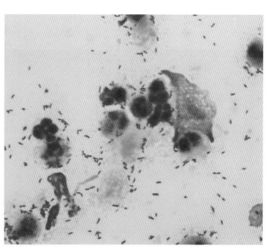

图 20-4　微生态检查涂片

（五）拟诊

滴虫阴道炎。

二、诊断及鉴别诊断思路

患者以"反复滴虫阴道炎"为主要临床表现，主要与以下疾病相鉴别：

1. 念珠菌阴道病：患者表现为阴道瘙痒、灼痛，阴道分泌物增多，白色稠厚呈凝乳或豆腐渣样。可通过悬滴法、涂片法、培养法等观察到白假丝酵母菌的酵母相即可确诊。

2. 需氧菌性阴道炎：患者临床特点为外阴阴道瘙痒、烧灼感、阴道分泌物增多和性交痛等。检查见外阴阴道黏膜不同程度充血、水肿，严重者可有散在溃疡、出血点，阴道分泌物呈黄绿色或黄色、稀薄脓性，有异味而非鱼腥臭味，革兰染色涂片镜检（×400）帮助诊断。

3. 外阴湿疹：外阴湿疹患者局部瘙痒剧烈，外阴部皮肤红肿、渗出、糜烂，长期反复发作可慢性化，表现为局部皮肤苔藓样变。而该患者双侧大阴唇皮肤无增厚、无硬结等改变，暂不考虑外阴湿疹。

三、临床决策

对于阴道毛滴虫的治疗，2011 年中华医学会妇产科学分会感染性疾病协作组在线发表了《滴虫阴道炎诊治指南草案》，指南推荐方案：甲硝唑 2g，单次口服；或替硝唑 2g，单次口服。上述方案患者均已使用，故本次治疗决定延长疗程。因该患者阴道微生态提示：滴虫、AV，故给予甲硝唑片 2g，口服，隔日 1 次，14 天，头孢呋辛酯 250mg，口服，1 天 2 次，7 天的治疗方案。

四、治疗经过

给予门诊阴道冲洗 1 次，甲硝唑片 2g，口服，隔日 1 次，14 天，头孢呋辛酯 250mg，口服，1 天 2 次，7 天。2 周后复查。

五、讨论总结

该患者经过 1 年左右的反复多次不规范用药，好转后未及时复查，导致滴虫耐药的发生。此次给予阴道冲洗，减少阴道局部分泌物及致病菌，并规范抗生素治疗。两周后复查，若阴道微生态检查滴虫仍呈阳性，则根据 2014 年英国《阴道毛滴虫管理指南》给予患者替硝唑 1g，1 天 3 次，14 天，或替硝唑 2g，1 天 2 次，14 天的治疗。若治疗仍然失败，则需做滴虫培养及药敏实验。

　　中华人民共和国国家卫生和计划生育委员会 2017 年 8 月 1 日在线发表了《阴道毛滴虫病诊断（WS/T 567—2017）》，标准指出阴道毛滴虫实验室检查主要包括：直接涂片法、染色法、培养法。其中直接涂片法是将阴道分泌物涂在载玻片上，加 1 滴生理盐水后用显微镜检查，可见阴道毛滴虫鞭毛及波动膜活动。本法是检查阴道毛滴虫最简便方法，常在门诊和人群普查中应用。由于只能检出活虫体，所以送检标本应注意保温。当分泌物或沉淀物中活虫数≥10 个 /ml 时才易被检出，故检出率偏低。而染色法和培养法最终均是通过涂片后染色镜检，可更加直观地看见阴道毛滴虫的形状和内容物。

　　目前美国食品药品管理局（FDA）批准用来检测有症状患者阴道分泌物毛滴虫的非培养非核酸扩增法有 OSOM 滴虫快速检测（即毛细管型流动试纸免疫层析法）和 VP Ⅲ型微生物确认试验（核酸探针）。这两种方法需要的时间短，标本可以保留 36 小时便于成批检测，缺点是在滴虫病低流行地区容易假阳性，不能用于检测无症状感染者和男性标本。美国疾病预防控制中心（CDC）批准两种 NAAT 法，即 PCR 和基于转录介导扩增的阴道毛滴虫特异性分析试剂检测［transcription-mediated amplification（TMA）-based Trichomonas vaginalis analyte-specific reagent testing（ASR）］，用于检测阴道、宫颈分泌物或者尿液标本中毛滴虫。研究显示，ASR 检测这几种标本的总体敏感性和特异性分别为 98.2% 和 99.3%，具有很好的临床应用前景。

　　同时，需氧菌性阴道炎主要病原菌是需氧菌，需使用覆盖需氧菌的药物治疗，故给予患者头孢呋辛酯片，250mg，每日两次，口服，共 7 天。

参 考 文 献

廖秦平. 妇产科学［M］. 3 版. 北京：北京大学医学出版社，2013：260-261.

王辰，薛凤霞. 阴道微生态评价对需氧菌性阴道炎的诊断作用［J］. 中国实用妇科与产科杂志，2017，33（8）：779-782.

杨慧霞. 妇产科学［M］. 北京：人民卫生出版社，2016：278-285.

赵玉磊，苏晓红. 阴道毛滴虫病研究进展［J］. 国际皮肤性病学杂志，2012，38（5）：316-319.

中华人民共和国国家卫生和计划生育委员会. 阴道毛滴虫病诊断（WS/T 567—2017）［S］. 2017.

中华医学会妇产科学分会感染性疾病协作组. 滴虫阴道炎诊治指南（草案）［J］. 中华妇产科杂志，2011，46（4）：318.

SHERRARD J, ISON C, MOODY J, et al. United Kingdom National Guideline on the Management of Trichomonas vaginalis 2014 [J]. Int J STD AIDS, 2014, 25(8): 541-549.

（张琼琼　张　蕾）

病例 21　盆腔放线菌病

一、病历摘要

（一）主诉

发现 CIN Ⅲ 和左附件包块 6 个月。

（二）现病史

患者，49 岁，6 个月前于外院行宫颈癌筛查 TCT 示高级别鳞状上皮内病变（high-grade squamous intraepithelial lesion，HSIL），HPV 16 型（＋），行阴道镜检查提示 HSIL，阴道镜活检病理回报：CIN Ⅲ。行超声提示左附件不均质回声包块，周边血流信号丰富。3 个月前外院会诊考虑为 HSIL，CIN Ⅱ～Ⅲ，全层 ki67（＋），p16（＋），遂行宫颈锥切术，术后病理为 CIN Ⅱ～Ⅲ级，锥切切缘净，见放线菌菌团。1 个月前复查，行阴道镜检查考虑为 Ⅲ 型转化区，遂行宫颈管搔刮术（endocervical curettage，ECC），术后病理提示 CIN Ⅱ 级。1 个月前患者因下腹痛于外院就诊，行超声提示左附件肿物，大小约 9cm×5cm×3cm，见管状回声，考虑输卵管积水，不除外积脓可能。行肿瘤标志物检查（CA125/CEA/AFP/hCG/CA724）正常范围。考虑盆腔炎性疾病，给予头孢米诺钠静脉治疗 14 天后有下腹隐痛不适，无阴道出血，遂于我院就诊，考虑"女性盆腔炎、放线菌感染？"，2018 年 5 月 8 日为进一步治疗收入院。

既往史：患者既往体健。14 岁初潮，平时月经规律，4～5 天 /28 天，量中，痛经（－），LMP：2018 年 4 月 23 日。G_3P_1，1994 年足月自娩一健康活婴，曾人工流产 2 次。1998 年放置宫内节育器一枚至今。

（三）查体

体温 36.9℃，脉搏 80 次 / 分，呼吸 20 次 / 分，血压 104/60mmHg。系统查体未见异常。妇科查体：子宫：前位，常大，质中，活动可，压痛（＋）。右附件区增厚，压痛（＋）。左侧附件扪及一个大小约 6cm 大小囊实性肿物，活动性差，表面似光滑，压痛（＋）。

（四）实验室及辅助检查

HPV（6 个月前）：HPV 16 型。

TCT（6 个月前）：HSIL。

病理活检（6 个月前）：HSIL。

病理会诊（3 个月前）：HSIL，CIN Ⅱ～Ⅲ，全层 ki67（＋），p16（＋）。

HPV（1个月前）：HPV 16型。

ECC病理（1个月前）：CIN Ⅲ。

血常规（入院当日）：CRP＜1mg/L，WBC：$5.56×10^9$/L。

超声（2周前）：①左附件包块：左附件可探及一混合回声包块，似厚壁管状囊区迁曲走行所成，大小约95mm×55cm×57mm，管壁明显增厚，囊区透声差，局部可及点状高回声，管壁可探及丰富血流信号。RI：0.47，左卵巢似包裹其中。②子宫多发肌瘤（1cm）。③宫内节育器。

肿瘤标志物（2周前）CA125：28.17U/L，（入院当日），CA199：3.76U/L、SccAg 0.5ng/ml。

腹部CT（2周前）：双侧附件区囊性病变，左侧输卵管积脓可能。继发以上输尿管及肾盂积水。宫颈增粗，结构欠清。

超声（入院当日）：①宫颈回声不均，内可见血流信号。②双附件区迂曲管状无回声［输卵管积液？右附件区内可见迂曲管状无回声范围约42mm×21mm，最粗管径约9mm，内透声差，囊壁较厚（内可见血流信号），其周边液性暗区深约6mm。左附件区内可见迂曲管状无回声范围约71mm×25mm，最粗管径约17mm，囊壁较厚（内可见血流信号）］。见图2-1。③宫腔少量积液。④宫内节育器位置正常。⑤子宫肌瘤（1cm）。

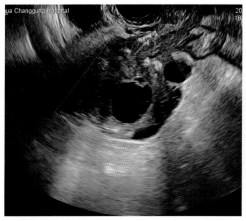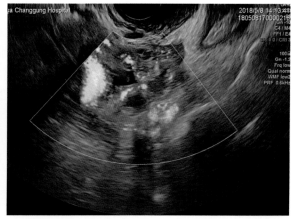

图21-1　入院时彩超

右附件区内可见迂曲管状无回声范围约42mm×21mm，最粗管径约9mm，内透声差，囊壁较厚（内可见血流信号），其周边液性暗区深约6mm。左附件区内可见迂曲管状无回声范围约71mm×25mm，最粗管径约17mm，囊壁较厚（内可见血流信号），与左卵巢关系密切。

（五）拟诊

（1）女性盆腔炎。

盆腔放线菌病。

双侧附件包块（输卵管积脓？）。

（2）子宫颈上皮内瘤变Ⅲ级。

（3）宫内节育器。

（4）子宫平滑肌瘤。

二、诊断及鉴别诊断思路

（一）诊断

1. 女性盆腔炎：患者女性，查体子宫和附件区压痛，结合患者超声提示盆腔包块，考虑盆腔炎性疾病可能。

盆腔放线菌病：患者放置宫内节育器 20 年，查体子宫和附件活动性差，既往行宫颈检查镜下发现放线菌菌团，放线菌感染可导致冰冻骨盆的反应，故目前考虑患者盆腔包块为放线菌感染导致的可能性大。

双侧附件包块（输卵管积脓？）：患者有腹痛，查体：子宫附件压痛。超声提示双侧附件肿物，迂曲管状，患者肿瘤标志物阴性，考虑炎性疾病、双侧输卵管积脓可能性大。既往发现宫颈放线菌，盆腔包块查体活动性差，抗感染治疗后包块变小。考虑为放线菌感染可能。

2. 子宫颈上皮内瘤变Ⅲ级：患者阴道镜病理、锥切术病理诊断支持。

3. 宫内节育器：超声提示既往上环史。

4. 子宫平滑肌瘤：根据超声提示，可诊断。

（二）鉴别诊断

1. 宫颈癌：早期常无症状和明显体征，宫颈可光滑或慢性宫颈炎无区别，有时表现为接触性出血，发生在性生活后或妇科检查后，后期则为未规律阴道流血，多数有阴道排液增多，可为白色或血性，稀薄如水样或米泔状，有腥臭。病理活检提示宫颈癌。考虑该患者阴道镜活检病理回报：宫颈上皮内瘤样病变Ⅲ级，考虑患者此诊断不能除外，确诊有待进一步手术病理。

2. 卵巢肿瘤：盆腔内单侧或者双侧肿物，囊性、实性或囊实性，恶性常常合并腹水、肿瘤标志物升高，体重下降等。该患者盆腔未见明显积液，肿瘤标志物阴性，抗感染治疗有效，故考虑可能性小。

三、临床决策

盆腔放线菌病（pelvic actinomycosis）是一种少见的由革兰阳性菌 Israelii 放线菌引起的盆腔慢性化脓性和肉芽肿性炎性反应性疾病。临床表现缺乏特异性，微生物检测技术有限，术前诊断困难，病变向周围蔓延并广泛粘连，形成纤维包块时极易误诊为恶性肿瘤而手术治疗。初诊时很难考虑到该鉴别诊断。对于应用 IUD 的、盆腔包块疑似恶性肿瘤的女性患者，均需考虑放线菌病的鉴别诊断。盆腔放线菌病需要考虑的鉴别诊断包括输卵管 - 卵巢脓肿、盆腔脓肿、癌肿、慢性盆腔炎、子宫内膜异位症和盆腔炎等。有时候盆腔放线菌病以盆腔包块、腹部转移和积水及腹膜后淋巴结增大为突出表现，与妇科肿瘤的鉴别尤其困难。

由于症状并不特异，放线菌病的诊断依然需要依靠病原体培养结果。对于盆腔感染，如果不能找到致病菌或标准抗感染治疗无效，均需考虑放线菌病的鉴别诊断。对于怀疑 IUD 相关放线菌病的情况，应该及时取出 IUD 进行组织病理分析和微生物培养。

1. 血液学检查：血液学检查并不特异，可能有贫血、轻度白细胞升高、红细胞沉降率和 C 反应蛋白增加等表现。患者 CA125 也会升高，临床上如果合并盆腔包块则与卵巢癌的鉴别诊断非常困难。

2. 影像学表现：感染的早期阶段，影像学并不特异，无诊断价值，与其他局灶炎性或癌症过程类似。与其他感染不同的是，放线菌病中局灶或局域淋巴腺病是很罕见的表现。在感染的晚期阶段，组织平面有浸润表现，最常见的表现是窦道形成，但是这一点对于放线菌病并不特异。

3. 组织病理学：组织病理学和微生物学诊断的敏感度都不足 50%。革兰阳性的丝状微生物和组织学检查发现的硫黄颗粒均强烈支持放线菌素的诊断。硫黄颗粒就是在苏木精-伊红染色中微生物的集落，表现为圆形或卵圆形嗜碱性团块，带有嗜碱性的棒状末端结构。尽管硫黄颗粒的出现有助于诊断，但是并不都出现于确诊的放线菌病患者中。小规模的研究发现传统染色和种属特异染色有很好的相关性，对于混合感染有更好的特异性。

4. 微生物学：放线菌病的确诊需要从临床标本中或硫黄颗粒中直接分离出放线菌。但由于既往的抗生素治疗、合并微生物的过度增长或方法学不足等原因，培养成功率不足 50%。最合适的临床标本是脓液、组织或脓液中典型的硫黄颗粒。可以考虑在 CT 或超声引导下穿刺获取脓液样本。临床医生应该与实验室进行充分沟通，说明检查目的，并建议在合适的培养基中培养较长的时间。因为放线菌在 37℃的无氧环境下生长缓慢，可能需要 3 周。也有一些血清学分析方案，但其敏感性和特异性都值得进一步考察。

四、治疗措施

1. 药物治疗：药物治疗是盆腔放线菌病治疗的基础和首选。既往临床经验认为大剂量抗生素可治愈放线菌病，如青霉素治疗 6~12 个月。但是现代治疗学需要更加个体化，确切的治疗选择需要根据感染部位、严重程度和治疗效果进行决策，而且需要对患者进行临床和影像学随诊，确保疾病最终治愈。药物选择上，既往均以大剂量静脉青霉素（1800万~24 000 万 U/d）治疗 2~6 周，接着口服青霉素 V（2~4g/d）治疗 6~12 个月。实际临床上四环素类药物治疗效果还是不错的。对于青霉素过敏的患者，可以考虑多西环素、米诺环素、林可霉素和红霉素。药物选择应考虑感染部位及合并感染的微生物。首选药物应该覆盖感染部位培养出所有的致病菌。

盆腔放线菌病需要规范的抗生素治疗，手术切除病灶后经过 3 个月的抗感染治疗可以痊愈。也有 1~2 个月抗感染治疗后痊愈的报道。对于没有手术治疗的患者，短期口服抗生素治疗实现痊愈也是可能的。如果应用短期抗感染治疗，需要密切随访临床和影像学观察。

2. 手术治疗：手术切除感染组织用于严重的坏死组织、窦道形成或瘘形成。如果经皮穿刺不能吸引出脓肿，需要考虑恶性肿瘤的情况。手术决策必须个体化处理。对于药物治疗无效的患者手术可能是比较可靠的方案。有学者指出，手术目的在于切除坏死组织和瘘管，引流脓肿，解除脏器梗阻，多点活组织检查和改善抗生素疗效等。

3. IUD 去留：对于放置 IDU 的盆腹腔放线菌病一般推荐取出 IUD。一项随机研究发现抗生素治疗加上取出 IUD 对消除生殖道放线菌更加有效。对于腹腔放线菌病也推荐取出 IUD。

目前该患者除放线菌病的诊断外，还有明确的 CIN Ⅲ，患者无生育要求，有明确的手术指征，需行全子宫＋双侧输卵管切除。故本患者的治疗策略适宜充分抗炎后行手术治疗，即大剂量青霉素治疗后行手术治疗。

五、治疗经过

给予规范抗感染治疗（莫西沙星 0.4g，每日 1 次，3 周＋青霉素 320 万 U，每 4 小时 1 次，治疗 9 周）。宫颈分泌物培养（入院当日）提示白色念珠菌，未见厌氧菌生长，未见放线菌。予以克霉唑阴道上药治疗白色念珠菌。

腹部 CT（入院 3 日）：子宫欠规整，子宫肌层、宫颈强化不均匀；左附件区可见囊实性病变，大小约 4.9cm×3.1cm，边缘强化明显；双侧附件区见类圆形低密度影，右附件区可见迂曲管状影，管壁强化明显。腹膜后多发淋巴结，较大约 10mm×5mm。腹盆腔内未见积液征象。右侧腹股沟管内可见低密度影。

复查彩超（入院一周）：宫颈未见实性占位及明显异常血流信号。宫腔内可见节育器回声。右卵巢大小 42mm×27mm。左卵巢大小 42mm×29mm。右侧附件区可见包裹性积液，范围约 34mm×21mm，未见异常血流信号。左侧附件区可见厚壁囊性回声，范围约 37mm×32mm，与左卵巢相邻，边界模糊，未见血流信号。提示：子宫肌瘤，宫腔积液，宫内节育器位置正常，右侧附件区包裹性积液，左侧附件区囊性回声（输卵管卵巢囊肿），显示较前明显缩小。图 21-2。

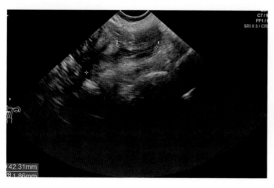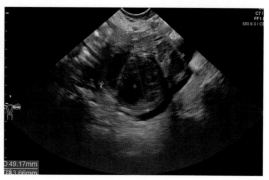

图 21-2　经规范抗感染治疗 9 周后彩超

右卵巢大小 22mm×19mm。右侧附件区可见迂曲管状回声，范围约 42mm×11mm，管壁可见血流信号。左侧附件区可见不均包块，范围约 49mm×43mm，边界欠清，可见散在血流信号，左卵巢包裹其中。

宫颈分泌物培养（入院 2 周）无细菌生长，真菌染色未见孢子及菌丝，未见放线菌。

入院 6 周患者体温升高至 39℃，白细胞升高，继续予以莫西沙星＋青霉素治疗，宫颈分泌物培养大肠埃希菌，血培养回报提示大肠埃希菌，根据药敏结果予以头孢美唑钠 2g/d＋青霉素 320 万 U，每 4 小时给药 1 次治疗，复查彩超盆腔包块较前缩小，查体盆腔活动性好转。

入院抗炎 9 周全麻下行开腹探查术，术中见子宫后壁与直肠粘连，双侧输卵管卵巢包裹，粘连于子宫后壁，盆腔脏器均充血肿胀明显。分离直肠与子宫粘连，分离双附件与子宫粘连，暴露双侧附件，可见左输卵管卵巢完全融合。右侧卵巢可与右侧输卵管分离，表面未见明显异常。右侧输卵管肿胀、充血、完全闭锁。向家属交代病情后行子宫＋左侧附件＋右侧输卵管切除术＋粘连松解术，手术顺利，出血 600ml。台下剖视标本：宫颈光滑，肌壁规则，子宫宫腔内可见节育器，完整。双侧输卵管肿胀、明显，左卵巢输卵管脓肿，粘连严重。

术后予以抗炎、补液、补铁、对症等治疗，术后病理回报：（全子宫＋左附件＋右侧输卵管）慢性宫颈炎，表面上皮脱失，腺上皮鳞化，局灶（宫颈管 12 点）高级别鳞状上皮内病变（HSIL，CIN Ⅲ）。右宫旁纤维脂肪组织中可见局灶淋巴组织增生 [LCA（＋）、AE1/AE3（－）]。左宫旁及阴道壁断端均未见病变。IHC（－6/－17）：P16（－）、Ki67 鳞状上皮基底层阳性信号。增殖期子宫内膜伴腺体不规则增殖，平滑肌瘤。右侧输卵管管腔扩张，腔内积脓并见放线菌菌团，周围见中性粒细胞，黏膜皱襞增生，固有层内较多淋巴细胞，少许中性粒细胞浸润。肌层变薄，浆膜层血管扩张充血。左侧输卵管与卵巢粘连，伞端结构不清，输卵管上皮增生，固有层内少许淋巴细胞、浆细胞及中性粒细胞浸润，左卵巢血管增生、扩张充血并出血，急慢性炎细胞浸润，大量泡沫样组织细胞聚集。综上：符合输卵管 - 卵巢炎症性病变。

术后第 8 天患者恢复好，体温正常，血象无异常，无不适，拆线伤口Ⅱ/甲愈合，准予出院。

六、讨论总结

放线菌病十分罕见，在发达国家中发生率为（1～6）例 /100 万人口。近年来在发达国家放线菌病呈下降趋势，可能与卫生条件改善和更加广谱的抗生素应用有关。1878 年 Iserael 首次报道了主要引起人类感染的衣氏放线菌（A. israelii），该菌为革兰阳性厌氧菌或微需氧菌，生长缓慢，不产生孢子，菌丝细长盘绕成团，容易裂断成链状。成熟的菌丝较粗，有分支，周围出现典型的由放线菌菌体、坏死组织碎片、钙盐沉积构成的硫黄颗粒，颗粒边缘有膨大的小体，外观似棒槌状，呈放射状排列，故称"放线菌"。寄生在人类口咽部、扁桃体、胃肠道、阴道，是正常菌群之一。临床分型为头颈部、胸部、神经系统及盆腹部放线菌病，早期病例（20 世纪 70 年代末之前）好发于头颈部，其次为胸部、腹部及神经系统，近年来约 2/3 的病例发生在盆腔。尚无证据表明发病与地域、种族、性别、职业有关。1975 年的病例报道发现男性的感染率是女性的

3 倍，而盆腔感染则主要见于携带宫内节育器的女性，还有其他妇科操作发生放线菌病的报道，如经阴道放置补片治疗盆底器官脱垂、放置吊带治疗尿失禁或 IVF 后发生放线菌病。全子宫切除后盆腔放线菌病也有报道。盆腔放线菌病累及膀胱和输尿管的病例要比生殖系感染少见，但也需要对此进行鉴别。盆腹腔放线菌病约占病例的 20%。腹腔放线菌病大部分（65%）是有急性阑尾炎史（尤其是穿孔类型）的患者。盆腔放线菌病因缺少特异性表现而难以被诊断，发热、体重降低和腹痛等症状见于多种疾病，术前能够诊断的病例不到 10%。而且感染能够直接播散至邻近组织，在腹壁上形成窦道或累及肛周部位。尽管腹部放线菌病可以直接向盆腔转移，但盆腔放线菌病绝大部分与宫内节育器有关。患者应用 IUD 病史较长（超过 2 年），有发热、阴道分泌物、盆腹腔痛或体重降低等临床表现。有研究者根据 IUD 与放线菌病的关系建议每 5 年更换 1 次 IUD。围绝经期取出 IUD 可能是最好的盆腔放线菌病预防措施。不同材质 IUD 相关放线菌病的差异目前尚不明确。

放线菌是鼻窦部、胃肠道和泌尿生殖系的寄生菌，在黏膜破损时可以侵犯局部组织和器官，从而致病。因此，放线菌病大部分是内源性感染疾病。放线菌经常与其他寄生菌被同时分离出来，确切的病原体分布取决于感染部位。动物研究提示这些病原体通过抑制宿主防卫而有助于放线菌感染。放线菌病根据感染部位不同而有截然不同的临床表现。在超过 30 多种的放线菌类型中，衣氏放线菌是感染人类病原体中最为常见的放线菌，其他亚型则与一些特定的临床综合征有关。

本病例根据其宫颈锥切病理提示可见放射菌菌团，结合彩超提示盆腔包块考虑其为盆腔放射菌病，予以盐酸莫西沙星＋青霉素规律治疗 9 周后盆腔肿物明显减小，考虑治疗有效，并且为手术争取了机会。术中见盆腔粘连严重，双侧输卵管肿胀明显，左卵巢输卵管脓肿，粘连严重。病理结果提示右侧输卵管管腔扩张，腔内积脓并见放线菌菌团，更加明确了此病例为盆腔放线菌病。患者术后 2 个月门诊复查时阳性体征已完全消失，彩超提示全子宫＋左卵巢切除术后，盆腔未见明显异常。由此可见，对于这种罕见病例，经过规范抗炎、手术治疗后，患者可达到痊愈。

参 考 文 献

李雷，马水清. 盆腔放线菌病. 协和医学杂志，（2018）. http://kns.cnki.net/kcms/detail//.5882.R.2018 0528.1549.008.html.

ASEMOTA O A, GIRDA E, DUENAS O, et al. Actinomycosis pelvic abscess after in vitro fertilization[J]. Fertil Steril, 2013, 100(2): 408-411.

BOTTAI A, LI MARZI V, ALESSANDRINI M, et al. Intrauterine device-associated actinomycosis of the ovary and urinary bladder: a case report[J]. Urol Int, 2010, 85(2): 242-244.

GARCIA-GARCIA A, RAMIREZ-DURAN N, SANDOVAL-TRUJILLO H, et al. Pelvic Actinomycosis[J]. Can J Infect Dis Med Microbiol, 2017, 2017: 9428650.

MASATA J, DUNDR P, MARTAN A. Actinomyces infection appearing five years after trocar-guided transvaginal mesh prolapse repair[J]. Int Urogynecol J, 2014, 25(7): 993-996.

OZEL B, KUO J, MINAGLIA S. Actinomyces infection associated with the transobturator sling[J]. Int Urogynecol J, 2010, 21(1): 121-123.

VALOUR F, SENECHAL A, DUPIEUX C, et al. Actinomycosis: etiology, clinical features, diagnosis, treatment, and management[J]. Infect Drug Resist, 2014, 7: 183-197.

WONG V K, TURMEZEI T D, WESTON V C. Actinomycosis[J]. BMJ, 2011, 343: 6099.

WUNDERINK H F, LASHLEY E E, van POELGEEST M I, et al. Pelvic actinomycosis-like disease due to Propionibacterium propionicum after hysteroscopic removal of an intrauterine device[J]. J Clin Microbiol, 2011, 49(1): 466-468.

（薛 瑶 杨 曦）

病例 22　阴道异物

一、病历摘要

（一）主诉

阴道分泌物异常 15 年，发现阴道异物 2 个月。

（二）现病史

患者，女，23 岁。15 年来患者无明显诱因反复多次阴道不适，有异味，自诉曾有脓性分泌物。口服甲硝唑、真菌等用药效果欠佳，成年后稍好转，但是阴道不适仍反复发作，和月经无关。2 个月前患者因体检行 CT 检查发现阴道内异物，遂于我科就诊。查体阴道长约 4cm，顶端封闭，致密粘连，扪及致密粘连顶端有一个长约 4cm 横放的长条形异物，质硬。患者无腹痛、发热、阴道出血等不适。超声检查。考虑"阴道异物"于 2018 年 7 月 12 日收治入院，拟行下一步治疗。平素食欲可，睡眠可，二便正常。

既往史：体健。无手术史和外伤史。药物过敏史：阴性。否认烟酒嗜好。未婚，G_0P_0，未避孕半年未孕。平素月经规律，7 天 /30 天，量中，痛经（＋），不需使用口服镇痛药物治疗。否认家族性遗传病和传染病。

（三）查体

T 36.6℃，P 87 次 / 分，R 18 次 / 分，BP 100/67mmHg。妇科检查：外阴已婚型，阴道长约 4cm，顶端致密粘连，见顶端右侧有一小孔，似与内相通。宫颈不可见。内诊扪及致密粘连顶端有一个长约 4cm 横放的长条形异物，质硬。子宫后位，正常大小，活动性好，无压痛，未及结节和包块。双附件未见明显异常。肛查可及阴道内中段异物，长条形，4cm×1cm×1cm 大小，触之无疼痛和出血。

（四）实验室及辅助检查

1. CT 检查（2018 年 5 月 12 日）：肝脏形态规整、肝缘光滑，各叶比例正常。肝脏实质内未见异常密度影。门静脉不宽，肝内外胆管无扩张。胆囊不大，壁不厚，腔内未见异常密度影。胰腺、脾及双侧肾上腺未见异常。双侧肾脏位置、大小如常，形态规整，双肾实质内未见异常密度影。双侧肾盂未见扩张及异常密度影。双侧肾周脂肪间隙清晰。膀胱充盈良好，壁不厚，其内未见异常密度影。子宫大小、形态如常，未见异常密度影；双侧附件区未见明确异常密度影。阴道内相当于后穹窿处可见横行致密影，大小

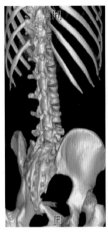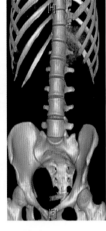

图 22-1　CT 检查

约 9mm×36mm，其内可见少量气体密度影。阑尾直径约 7.3mm，其内见内容物及气体密度影。部分小肠内积气，未见肠管扩张。腹盆腔未见肿大淋巴结。盆腔见少量积液，考虑生理性积液。图 22-1。

2. 超声检查（2018 年 7 月 12 日）（如图 22-2）：子宫后位，大小约 42mm×45mm×31mm，形态正常，轮廓规整，肌层回声均匀。内膜厚 5mm，回声不均匀，宫颈后唇下方及后穹窿可探及一管状强回声，范围约 34mm×8mm，最大管腔位于右侧内经 7mm，左侧管腔逐渐变窄。右卵巢大小 35mm×18mm。左卵巢大小 30mm×17mm。盆腔未见明显游离暗区。提示：阴道内异常回声（异物？）。

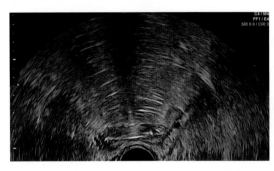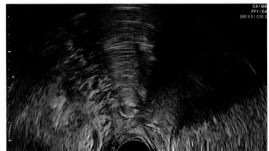

图 22-2　超声检查

全血细胞分析（2018 年 5 月 12 日）：白细胞 $4.19×10^9$/L，血红蛋白 135.00g/L，血小板 $362.00×10^9$/L，中性粒细胞百分比 41.80%。

（五）拟诊

阴道异物。

二、诊断及鉴别诊断思路

（一）诊断

阴道异物：患者无明确阴道异物放置史，15 年前患者无明显诱因反复多次阴道内不适，有异味，自诉曾有脓性分泌物。口服甲硝唑、真菌等用药效果欠佳，成年后稍好转，但是阴道不适仍反复发作，CT 及彩超均提示阴道异物，故可诊断。

（二）鉴别诊断

阴道肿物：常有接触性出血、白带异常或不规律阴道排液，外生型容易鉴别。可借助宫颈细胞学、超声、核磁、阴道镜检查等方式进行鉴别。该患者 CT 和超声提示阴道异物,并非肿物,故可鉴别。

三、临床决策

阴道异物国内以幼女较常见,少见于成年女性,患者常因个人隐私不承认异物置入阴道或忘记相关经历及病史,造成临床诊疗的漏诊、误诊。阴道是上端宽于下端具有弹力的管腔,内有横行的皱襞,前后壁相贴,因此异物一旦进入阴道后很难自行脱落。主要表现为女童异常的阴道分泌物增多和阴道出血,家长带患儿就诊时常难以启齿。而且由于检查手段受限,X 线无法显示非金属异物,患儿由于年龄受限无法清楚描述病史,以及接诊医生经验不足等多种原因造成幼儿阴道异物诊断困难,致成漏误诊。而长期阴道异物滞留可引起直肠阴道瘘、泌尿系统感染等严重并发症。超声检查是诊断女童阴道异物的理想检查手段,有一定的特点和检查技巧。此患者 15 年前正值幼女,有可能玩耍时将异物塞入阴道内,且当时未及时就医。因异物长时间刺激导致阴道炎反复发作,阴道长期不适,需入院完善检查后行手术取出异物。

四、治疗经过

入院后完善血常规、尿常规、肝肾功能、凝血、术前感染八项等相关检查,微生态提示菌群正常,功能下降,衣原体(-),解脲支原体(-),淋菌(-),生殖支原体(-),行肠镜检查评估异物与肠道关系,提示大肠黏膜未见异常。于 2018 年 7 月 17 日全麻下行宫腔镜探查+阴道异物取出+阴道壁瘢痕松解成形术。镜下见:阴道内有金属钢笔帽一个(见图 22-3)。手术顺利,术中出血 5ml。术后诊断:①阴道异物;②阴道壁瘢痕;③阴道顶端粘连。术后予以留置尿管,头孢呋辛钠 1.5g+甲硝唑 0.5g,每 12 小时 1 次抗感染治疗。术后第 2 天查:C 反应蛋白(全血)5mg/L,白细胞 $7.83×10^9$/L,血红蛋白 122.00g/L,血小板 $350.00×10^9$/L,中性粒细胞百分比 61.60%,之后每日行阴道冲洗+甲硝唑阴道凝胶每晚一

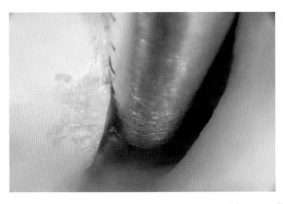
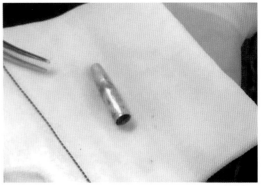

图 22-3 阴道异物

枚放置治疗。术后病理提示：（阴道壁组织）鳞状上皮黏膜组织，局灶上皮呈单纯性增生，上皮下小血管增生，扩张充血，局灶片状出血，少许淋巴细胞浸润，结合临床，阴道横嵴可能。患者术后第5天一般情况好，治愈出院。

术后病理（图22-4）：（阴道壁组织）鳞状上皮黏膜组织，局灶上皮呈单纯性增生，上皮下小血管增生，扩张充血，局灶片状出血，少许淋巴细胞浸润，结合临床，阴道横嵴可能。

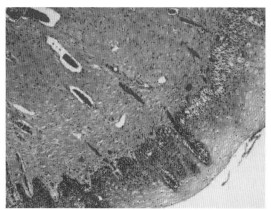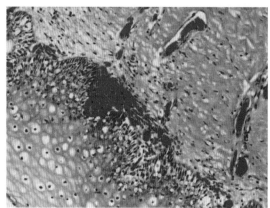

图22-4 镜下病理

五、讨论总结

阴道异物门诊以阴道炎、阴道出血就诊。表现为阴道出血或有血性分泌物，脓臭分泌物，外阴瘙痒，幼儿阴道异物往往诊断困难，主要原因有：①幼儿处女膜解剖结构特点不便暴露阴道情况限制了检查手段。另X线无法显示非金属回声的异物，而常见的异物如棉签、笔帽、瓜子皮等X线无法显示；磁共振检查因费用高，且需要幼儿完全制动配合，常常需要镇静剂的辅助，难以被家长所接受。②幼儿因年龄小，表达不清，或幼儿心理恐惧不愿描述，因此通过询问病史的方式很难问出幼儿放置异物的过程及具体异物类别。③临床表现通常为阴道出血和阴道分泌物异常。在病史不清的情况下很难和其他疾病鉴别。例如内分泌疾病、阴道肿瘤或阴道炎症。因此，患儿家长长期因阴道出血、流脓，反复就医却又找不到原因，盲目使用抗感染治疗使病情反复，耽误疾病的准确治疗。异物长期滞留可引起直肠阴道瘘、泌尿系感染等严重并发症，像此病例阴道异物存在长达十余年。因此寻找一个理想的检查手段显得尤为重要。超声检查无创、无辐射，经济，容易被幼儿及家长所接受，是理想的检查手段。

学龄前幼儿心理敏感，自我意识不稳定，不成熟，对自己身体怀有好奇心，又没有自我保护意识，有些甚至只是为了吸引家长对自己的关注。如果家庭没有给予孩子情感及心理上的支持，因幼儿园学生众多，老师也不能及时给予更多关注及教导，幼儿就容易由心理问题产生行为异常问题。因此出现症状后早期诊治非常重要，及时考虑到阴道异物。此病例长达十余年的阴道异物未被发现实属罕见，与当时患者的临床症状及医疗条件有关，以后我们要在临床工作中吸取这样的教训，对于反复发作、难以治愈的阴道炎要考虑其是否有存在阴道异物的可能。

参 考 文 献

李智敏，邓庆珊，谢芳，等. 幼少女异常阴道出血诊治分析［J］. 中国妇幼健康研究，2016，27（9）：1127-1128.

孙娓娓. 当前学前儿童性教育的现状与对策研究［J］. 潍坊工程职业学院学报，2016，29（3）：49-51.

张君玲，鲁海燕，杨坡，等. 超声在幼女阴道异物诊断中的应用体会［J］. 中国临床医学影像杂志，2015，26（12）：901-902.

COTTON M, SCHNEITER S, BENKABOUCHE M. Prepubescent vaginal bleeding[J]. Ann Emerg Med, 2016, 67(5): 680-681.

HOWELL J O, FLOWERS D. Prepubertal vaginal bleeding: etiology, diagnostic approach and management [J]. Obstet Gynecol Surv, 2016, 71(4): 231-242.

LIANG J Y, TAN S, O'Hallorank. Representing sexuality and morality in sex education picture books in contemporary China[J]. Social Semiotics, 2017, 27(1): 107-126.

NELLAA A, KAPLOWITZ P B, RAMNITZ M S, et al. Benign vaginal bleeding in 24 prepubertal patients: clinical, biochemical and imaging features[J]. J Pediatr Endocrino Metab, 2014, 27(9-10): 821-825.

RADHAKRISHNA V, GOVINDARAJAN K K, RAMESH A, et al. Redalert-infant vaginal bleeding[J]. Ped Urol Case Rep, 2015, 2(2): 1-5.

ROBINSON K H, SMITH E, DAVIES C. Responsibilities, tensions and ways forword: parents'perspestives on perspestives on children's sexualty education[J]. Sex Education, 2017, 17(3): 333-347.

SIMANOVSKY N, DOLA T, HILLER N. Diagnostic value of CT compared to ultrasound in the evaluation of acute abdominal pain in children younger than 10 years old[J]. Emerg Radiol, 2016, 23(1): 23-27.

（薛 瑶 张 蕾）

病例 23　混合性难治性阴道炎

一、病历摘要

（一）主诉

查体发现阴道炎 6 个月，白带多伴外阴瘙痒 3 个月。

（二）现病史

患者 31 岁，育龄女性，平素月经规律，6 个月前因"月经间期阴道少许出血"于我院门诊就诊，查阴道微生态提示细菌性阴道病，无明显外阴瘙痒、白带增多及白带异味等不适，给予甲硝唑阴道凝胶治疗一个疗程后未复查。3 个月前开始无明显诱因出现外阴瘙痒、白带增多、黄色渣样，伴异味，无白带泡沫，无下腹痛及尿频、尿急等，无发热。大小便无异常。正常清洗外阴，未自行用药，症状进行性加重。来我院就诊查阴道微生态提示："细菌性阴道病（bacterial vaginosis，BV）（＋）、白色念珠菌性阴道炎（candida albicans vaginitis，VVC）、需氧菌性阴道炎（aerobic vaginitis，AV）（＋）"（图 23-1），给予克霉唑阴道片治疗一个疗程，3 周后复查阴道微生态仍提示"BV（＋）、AV（＋）"（图 23-2），给予克林霉素磷酸酯阴道乳膏治疗一个疗程，2 个月前复查阴道微生态提示"AV（＋）"，给予口服头孢克洛治疗一周，6～7 周复查阴道微生态仍然提示"AV（＋）"，给予阴道用乳杆菌活菌胶囊治疗一周，1 个月前复查阴道微生态仍提示"AV（＋）"（图 23-3），同时取阴道分泌物行细菌培养＋药敏检查，结果提示"大肠埃希菌中量，粪肠球菌中量，两种药物均对左氧氟沙星敏感"，遂给予左氧氟沙星治疗一周，1 周前复查阴道微生态仍提示"AV（＋）"（图 23-4），考虑患者反复需氧菌性阴道炎，升级其抗生素至莫西沙星治疗 1 周后复查阴道微生态提示"菌群抑制"（图 23-5）。

既往史：无特殊病史，无药物过敏史。

个人婚育史：已婚，G_1P_1，2013 年剖宫产，IUD 避孕。

家族史：家族史无特殊。

（三）查体

一般查体：患者生命体征平稳，一般情况好，心肺未及异常，腹软，无压痛、反跳痛，肠鸣音正常。2017 年 4 月 19 日妇科检查：外阴已婚型，双侧大小阴唇充血。阴道畅，分泌物多、色黄、渣样。宫颈光滑，宫颈举痛（－）。宫体前位，质中等，常大，压痛（－），活动度好。附件未扪及明显异常。

（四）实验室及辅助检查

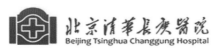

北京清華長庚醫院
Beijing Tsinghua Changgung Hospital

妇产科检验报告单

姓　名：	标本号：	标本种类： 阴道分泌物
年　龄： 31	送检科室： 门诊	病患电话：
病历号：	送检医师：	出生日期：

菌群情况：　　　　　　　　　　　　　　　　**镜下所见：**

菌群密集度：　　+ + +

菌群多样性：　　+ + +

优势菌：　革兰阴性短杆菌,G-b(s)

病原体：　滴虫感染：　未见

真菌感染：　菌　丝：　（+）

孢　子：　（+）

芽生孢子：　（+）

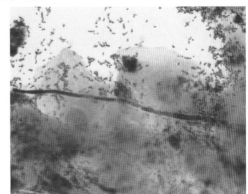

Nugent 评分：　7分

AV 评分：　3分　　　乳杆分级：　Ⅲ

WBC/油镜：　<10

微生态分析：　BV(+)　　VVC　　AV(+)

功能测定：

过氧化氢：　阳性(+)

白细胞酯酶：　弱阳性(±)

唾液酸苷酶：　阴性

β-葡萄糖醛酸酶：　阴性

乙酰氨基葡糖苷酶：　阴性

pH值：　5.1

参考方案：

　　密集度和多样性为++~+++，如无症状，可以恢复阴道酸性环境，帮助乳杆菌生长为主。但如密集度和多样性为+++~++++，且有一定症状，Nugent评分≥7分时，应诊断为细菌性阴道病，治疗以甲硝唑类或克林霉素类抗生素为主。如Nugent评分4-6分，考虑为中间型BV，是否治疗请结合临床。

　　仅找见少量假丝酵母菌孢子，则考虑为假丝酵母菌的定植状态.但同时伴有假丝酵母菌假菌丝或芽生孢子时，应考虑假丝酵母菌有一定的繁殖能力，再结合临床决定是否需要进一步抗真菌治疗。

　　AV评分≥3分，诊断为需氧菌性阴道炎，请做细菌培养后结合临床进行治疗。

检验者：　　　审核者：　　　送检日期：2019/11/4　　　影像号：

图 23-1　阴道分泌物检查结果（一）

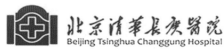

北京清华长庚医院
Beijing Tsinghua Changgung Hospital

妇产科检验报告单

姓　　名：	样本编号：	标本种类：	阴道分泌物
年　　龄：　31	送检科室：　门诊	病患电话：	
病 历 号：	送检医师：	出生日期：	

菌群情况：

菌群密集度：　　+ + +

菌群多样性：　　+ + +

优 势 菌：　革兰阴性短杆菌,G-b(s)

病 原 体：　滴虫感染：　未见

真菌感染：　菌　丝：　（-）

　　　　　　孢　子：　（-）

　　　　　　芽生孢子：　（-）

Nugent 评分：　　7分

AV评分：　3分　　　　　乳杆分级：Ⅲ

WBC/油镜：　　>10

微生态分析：　BV(+)　　AV(+)

镜下所见：

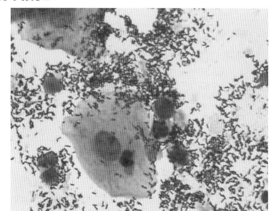

功能测定：	过氧化氢：	阳性(+)
	白细胞酯酶：	阳性(+)
	唾液酸苷酶：	阳性(+)
	β-葡萄糖醛酸酶：	阴性
	乙酰氨基葡萄糖苷酶：	阳性(+)
	pH值：	4.2

参考方案：

　　密集度和多样性为++～+++，如无症状，可以恢复阴道酸性环境，帮助乳杆菌生长为主。但如密集度和多样性为+++～++++，且有一定症状，Nugent评分≥7分时，应诊断为细菌性阴道病，治疗以甲硝唑类或克林霉素类抗 生素为主。如Nugent评分4～6分，考虑为中间型BV，是否治疗请结合临床。

　　AV评分≥3分，诊断为需氧菌性阴道炎；请做细菌培养后结合临床进行治疗。

检 验 者：　　　　　　　　　　　　　　　　　　　送检日期：　2017/4/28

图 23-2　阴道分泌物检查结果（二）

北京清華長庚醫院
Beijing Tsinghua Changgung Hospital

妇产科检验报告单

姓　名：	样本编号：	标本种类	阴道分泌物
年　龄： 31	送检科室： 门诊	病患电话：	
病历号：	送检医师：	出生日期：	

菌群情况：

菌群密集度： ＋＋

菌群多样性： ＋＋

优势菌： 革兰阳性球菌, G+c

病原体： 滴虫感染： 未见

真菌感染： 菌　丝： （-）

孢　子： （-）

芽生孢子： （-）

Nugent评分： 4分

AV评分： 4分　　　　乳杆分级： Ⅲ

WBC/油镜： <10

微生态分析： AV（+）

镜下所见：

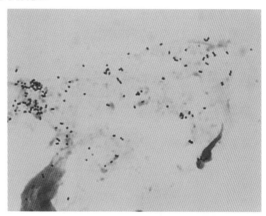

功能测定：		
过氧化氢：	阳性(+)
白细胞酯酶：	阳性(+++)
唾液酸苷酶：	阴性
β-葡萄糖醛酸酶：	阴性
乙酰氨基葡萄糖苷酶：	阴性
pH值：	5.0

参考方案：

AV评分≥3分，诊断为需氧菌性阴道炎；请做细菌培养后结合临床进行治疗。

检 验 者：　　　　　　　　　　　　　　　　　送检日期： 2017/6/7

图 23-3　阴道分泌物检查结果（三）

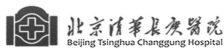

北京清華長庚醫院
Beijing Tsinghua Changgung Hospital

妇产科检验报告单

姓　名：	样本编号：		标本种类：　阴道分泌物
年　龄：　31	送检科室：　门诊		病患电话：
病历号：	送检医师：		出生日期：

菌群情况：

菌群密集度：　　+ + +

菌群多样性：　　+

优势菌：　　革兰阳性球菌, G+c

病原体：　滴虫感染：　　未见

真菌感染：　菌　丝：　　(−)

　　　　　　孢　子：　　(−)

　　　　　　芽生孢子：　　(−)

Nugent 评分：　　4分

AV评分：　6分　　　　乳杆分级：Ⅲ

WBC/油镜：　　>10

微生态分析：　AV(+)

镜下所见：

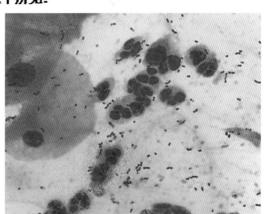

功能测定：　过氧化氢：　　阳性(+)

　　　　　　白细胞酯酶：　　阳性(+)

　　　　　　唾液酸苷酶：　　阴性

　　　　　　β-葡萄糖醛酸酶：　弱阳性(±)

　　　　　　乙酰氨基葡萄糖苷酶：　阴性

　　　　　　　　　　pH值：　　4.6

参考方案：

　　AV评分≥3分，诊断为需氧菌性阴道炎；请做细菌培养后结合临床进行治疗。

检验者：　　　　　　　　　　　　　　　　　送检日期：　　2017/7/5

图 23-4　阴道分泌物检查结果（四）

北京清華長庚醫院
Beijing Tsinghua Changgung Hospital
妇产科检验报告单

姓　名：		样本编号：		标本种类：	阴道分泌物
年　龄：	31	送检科室：	门诊	病患电话：	
病 历 号：		送检医师：		出生日期：	

菌群情况：

菌群密集度：　　+

菌群多样性：　　+

优 势 菌：　革兰阳性球菌, G+c

病 原 体：　滴虫感染：　未见

真菌感染：　菌　丝：　（-）

　　　　　　孢　子：　（-）

　　　　　　芽生孢子：　（-）

Nugent 评分：　　4分

AV评分：　未做　　　乳杆分级：　未做

WBC/油镜：　＜10

微生态分析：　BV（-）

　　　　　菌群抑制

镜下所见：

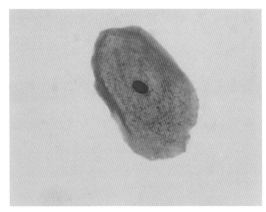

功能测定：

过氧化氢：	阳性(+)
白细胞酯酶：	弱阳性(±)
唾液酸苷酶：	阴性
β-葡萄糖醛酸酶：	弱阳性(±)
乙酰氨基葡萄糖苷酶：	阴性
pH值：	5.0

参考方案：

　　所有细菌均减少或未见细菌。可表现为没有优势菌，密集度多为+，多样性多为+。治疗建议：可重点在恢复阴道酸性环境，必要时补充乳杆菌。

检 验 者：　　　　　　　　　　　　　　送检日期：　2017/7/12

图 23-5　阴道分泌物检查结果（五）

阴道分泌物行细菌培养＋药敏实验（见表 23-1～表 23-3）（2017 年 6 月 14 日，本院）：大肠埃希菌中量，粪肠球菌中量，两种药物均对左氧氟沙星敏感。

表 23-1　药敏实验（一）

结果：1. 大肠埃希菌（Escherichia coli）菌量：中量		
抗菌药物	结果	KB（mm）
1. 氨苄西林（Ampicillin）	【R】	
2. 氨苄西林 / 舒巴坦（Ampicillin-sulba）	【I】	
3. 哌拉西林 / 他唑巴坦（Pipercillin-ta）	【S】	
4. 头孢替坦（Cefotetan）	【S】	
5. 头孢他啶（Ceftazidime）	【S】	
6. 头孢曲松（Ceftriaxone）	【S】	
7. 头孢吡肟（Cefepime）	【S】	
8. 氨曲南（Aztreonam）	【S】	
9. 厄他培南（Ertapenem）	【S】	
10. 亚胺培南（Imipenem）	【S】	
11. 阿米卡星（Amikacin）	【S】	
12. 庆大霉素（Gentamicin）	【S】	
13. 妥布霉素（Tobramycin）	【S】	
14. 环丙沙星（Ciprofloxacin）	【S】	
15. 左氧氟沙星（Levofloxacin）	【S】	
16. 甲氧苄啶 / 磺胺（Trimethoprim/sulf）	【R】	
17. 头孢哌酮 / 舒巴坦（Cefoperazone/Su）	【S】	27

表 23-2　药敏实验（二）

结果：2. 粪肠球菌（Enterococcus faecalis）菌量：中量						
抗菌药物	结果	KB（mm）	MIC（mg）	敏感［S］	中介［I］	耐药［R］
1. 青霉素（Penicillin）	【S】		2	≤8	-	≥16
2. 氨苄西林（Ampicillin）	【S】		≤2	≤8	-	≥16
3. 左氧氟沙星（Levofloxacin）	【S】		0.5	≤2	4-4	≥8
4. 奎奴 / 达福普汀（Quinupristin-dalfo）	【R】		4	≤1	2-2	≥4
5. 利奈唑胺（Linezolid）	【S】		2	≤2	4-4	≥8
6. 万古霉素（Vancomycin）	【S】		1	≤4	8-16	≥32

表 23-3　药敏实验（三）

培养及药敏报告（最终报告）
经分离鉴定：
1. 大肠埃希菌　菌量：中量 Eccherichia cold
2. 粪肠球菌　菌量：中量 Enterococcus fncoalis
3. 加维乳球菌　菌量：大量 Lactococcus garvteae

（五）拟诊

混合性阴道炎。

二、诊断及鉴别诊断思路

混合性阴道炎：患者 31 岁，已婚已育，根据其症状、阴道分泌物特征及阴道微生态检查结果可明确诊断。阴道微生态报告结论：BV（＋）、VVC？、AV（＋），与患者的症状、分泌物状态相符，混合性阴道炎诊断明确。患者经治疗后反复分泌物异常，AV 持续阳性 3 次以上，可诊断为难治性阴道炎。

三、临床决策

患者育龄期女性，是细菌性阴道病、白假丝酵母菌病和需氧菌性阴道炎发生的常见人群。该患者月经间期阴道少量出血，与阴道感染互相影响，控制感染是前提。该患者 4 月 19 日阴道微生态报告"BV（＋）、VVC、AV（＋）"时我们应该考虑到 VVC 会影响 Nugent 评分和 AV 评分，且 VVC 是患者瘙痒、白带增多的最主要的因素，应首选治疗 VVC，尔后复查阴道微生态评估 Nugent 评分和 AV 评分情况。治愈 VVC 后经过益生菌调理，患者 BV 好转，AV 却反复阳性，此时有检查阴道分泌物细菌培养＋药敏的必要性，药敏结果可指导临床用药，最后达到治愈的目的。

四、治疗经过

2017 年 4 月 19 日给予克霉唑阴道片治疗一个疗程，4 月 28 日复查阴道微生态仍提示"BV（＋）、AV（＋）"，给予克林霉素磷酸酯阴道乳膏治疗一个疗程，5 月 24 日复查阴道微生态提示"AV（＋）"，给予口服头孢克洛治疗一周，6 月 7 日复查阴道微生态仍然提示"AV（＋）"，给予阴道用乳杆菌活菌胶囊治疗一周，6 月 14 日复查阴道微生态仍提示"AV（＋）"，同时取阴道分泌物性细菌培养＋药敏检查，结果提示"大肠埃希菌中量，粪肠球菌中量，两种药物均对左氧氟沙星敏感"，遂给予左氧氟沙星治疗一周，7 月 5 日复查阴道微生态仍提示"AV（＋）"，考虑患者反复需氧菌性阴道炎，升级其抗生素至莫西沙星治疗一周，7 月 12 日复查阴道微生态提示"菌群抑制"。

五、讨论总结

混合型难治性阴道炎是妇科门诊棘手的问题之一，若诊断不明则难以准确治疗，造成迁延不愈、盆腔炎、慢性盆腔炎及其相关并发症的严重后果。该患者第一次阴道微生态检查提示"BV"时症状不明显。根据美国疾病控制和预防中心关于阴道炎症的诊治规范以及中华妇产科学会妇产科分会感染小组专家共识，给予甲硝唑治疗后 BV 好转。当患者因白带增多、外阴瘙痒进行性加重来就诊时，查阴道微生态提示"BV（＋）、VVC、AV（＋）"。VVC 是公认的有典型症状和白带性状且病原菌明确的炎症，本次患者的症状、白带性状与 VVC 相符，且 VVC 会明显增加阴道微生态 Nugent 评分和 AV 评分，此时我们首选采取指南和专家共识推荐的 VVC 一线治疗方案进行治疗，效果明显，后续追加益生菌治疗后 BV 好转。此时患者的混合性阴道炎变成难治性、复发性 AV。AV 是由一种或多种需氧菌感染引起的阴道黏膜炎症，其治疗的复杂性在于可能不止一种需氧菌感染，且致病菌是否均对常规抗需氧菌的抗生素敏感不可知。目前用培养法发现 AV 的致病菌可能是大肠埃希菌、链球菌、粪肠球菌和表皮葡萄球菌等。该患者在使用常规抗需氧菌的抗生素治疗后效果不佳，阴道分泌物培养结果为"大肠埃希菌中等量、粪肠球菌中等量，均对左氧氟沙星敏感"，使用敏感抗生素左氧氟沙星治疗一个疗程后复查阴道微生态仍提示 AV（＋），遂升级抗生素至莫西沙星，一个疗程后复查阴道微生态提示菌群抑制。

　　阴道炎是妇科门诊最常见的疾病，每位女性都有因此就诊妇科门诊的经历，而准确诊断阴道炎是治疗的关键。越来越多的研究发现阴道炎可引起宫颈癌前病变、自然流产、稽留流产、早产、胎膜早破、新生儿感染、女性盆腔炎症性疾病等，严重威胁母儿健康。阴道微生态评价系统在女性阴道炎的精准治疗中起着非常关键的作用，为广大医生的临床治疗带来直观的参考指标。随着微生物技术的发展与应用，阴道微生态评价体系已经不能满足临床上某些特殊疾病的诊疗需求，比如复发性阴道炎和再发性阴道炎。复发性阴道炎和再发性阴道炎的主要问题在于诊断是否精准以及是否有耐药菌的出现。不同类型的阴道炎症状可相似，且临床上常见多种阴道炎同时出现。目前的诊断方法是基于形态学、功能学或培养法做出判断，均存在不足之处。形态学并不能精准判断所有微生物，而目前的功能学指标也存在缺陷。培养法有可能漏诊某些不可培养或难以培养的致病菌。因此通过分子生物学方法高通量、快速检测阴道内菌群结构及获得微生物的耐药基因情况是未来阴道微生态诊断的发展需求。

参 考 文 献

外阴阴道假丝酵母菌病（VVC）诊治规范修订稿［J］. 中国实用妇科与产科杂志，2012，28（6）：401-402.

外阴阴道念珠菌病诊治规范（草案）［S］. 中华妇产科杂志，2004，39（6）：430-431.

中国医学会"念珠菌病诊治策略高峰论坛"专家组. 念珠菌病诊断与治疗：专家共识［J］. 中国感染与化疗杂志，2011，11（2）：81-93.

PAPPAS P G, KAUFFMAN C A, ANDES D R, et al. Clinical Practice Guideline for the Management of Candidiasis: 2016 Update by the Infectious Diseases Society of America[J]. Clinical Infectious Diseases An Official Publication of the Infectious Diseases Society of America, 2015.

Werner Mendling. Guideline: Vulvovaginal Candidosis (AWMF 015/072), S2k (excluding chronic mucocutaneous candidosis) [J]. Mycoses, 2015, 58 (Suppl.1): 1-15.

（陶　址　张　蕾）

病例 24 复发性外阴阴道假丝酵母菌病

一、病历摘要

（一）主诉

反复阴道分泌物多伴外阴瘙痒 6 个月。

（二）现病史

患者为 30 岁育龄期女性，平素月经尚规律，6 天 /28～30 天，量中，痛经（－），LMP 2018 年 7 月 12 日。6 个月前患者无明显诱因出现阴道分泌物增多，为豆腐渣样，有酸臭味，伴外阴瘙痒，难以入睡，自行清洁外阴后上述症状未见明显缓解，就诊于外院，查阴道分泌物诊断为"霉菌性阴道炎"，给予克霉唑片一粒阴道用药，用药后上述症状较前缓解，外院复查分泌物（－），后每次月经来潮后上述症状反复发作，未重视，自行药店购买达克宁栓剂治疗，用药后瘙痒症状可缓解，本次月经干净后再次出现豆腐渣样分泌物，外阴瘙痒较前明显加重，为进一步治疗就诊于我院门诊。患者自起病以来，精神欠佳，饮食及大小便正常，无阴道不规则流血、排液，无腹痛、腹泻、便秘等其他不适，体重未见明显增减。

既往史：患者既往体健，否认高血压病、糖尿病、肝炎、结核、青光眼、哮喘等病史，否认输血史，否认手术、外伤史。否认药物过敏史。

个人史：出生于原籍，无外地长期居住史；否认疫水、疫源接触史；否认接触致病因素；否认冶游史；生长发育及智力正常；否认吸毒史；无吸烟饮酒及其他不良嗜好。

月经婚育史：月经史详如现病史所述，孕 0 产 0，配偶体健。

家族史：否认有家族类似病发生者。

（三）查体

体温：36.8 ℃，脉搏：99 次 / 分，呼吸：20 次 / 分，血压：117/64mmHg

妇科查体：外阴已婚型。大阴唇潮红，小阴唇明显充血水肿，轻度疼痛。阴道畅，可见大量豆腐渣样分泌物，轻柔擦拭后可见阴道黏膜表面明显充血（见图 24-1）。宫

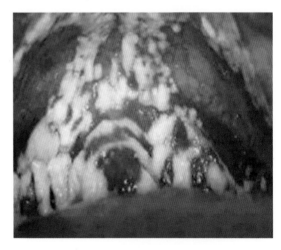

图 24-1 妇科查体见阴道黏膜

颈光滑，宫颈举痛（－）。宫体前位，质中等，常大，压痛（－），活动度好。附件未扪及明显异常。

（四）实验室及辅助检查

阴道微生态（2018 年 7 月 20 日）：VVC（图 24-2）。

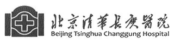

妇产科检验报告单

姓　名：		标本号：		标本种类：	阴道分泌物
年　龄：	30	送检科室：	门诊	病患电话：	
病 历 号：		送检医师：		出生日期：	

菌群情况：　　　　　　　　　　　　镜下所见：

　菌群密集度：　　+ + +

　菌群多样性：　　+

　优 势 菌：　革兰阳性大杆菌G+b(L)

　病 原 体：　滴虫感染：　未见

　真菌感染：　菌　丝：　(+)

　　　　　　　孢　子：　(+)

　　　　　　　芽生孢子：　(+)

Nugent 评分：　　0分

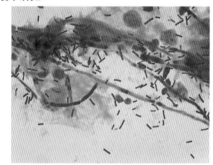

功能测定：　过氧化氢：　阳性(+)

AV评分：　1分　　　乳杆分级：　IIa
　　　　　　　　　　白细胞酯酶：　弱阳性(±)

　　　　　　　　　　唾液酸苷酶：　阴性

WBC/油镜：　>10
　　　　　　　　　　β-葡萄糖醛酸酶：　阴性

微生态分析：　VVC
　　　　　　　　　　乙酰氨基葡萄糖苷酶：　阴性

　　　　　　　　　　pH值：　5.0

参考方案：

　　仅找见少量假丝酵母菌孢子，则考虑为假丝酵母菌的定植状态. 但同时伴有假丝酵母菌假菌丝或芽生孢子时，应考虑假丝酵母菌有一定的繁殖能力，再结合临床决定是否需要进一步抗真菌治疗。

真菌培养结果：非典型念珠菌

药 敏 结 果：

克 霉 唑：耐药

氟 康 唑：耐药

咪 康 唑：中介

伊曲康唑：耐药

制霉菌素：敏感

检验者：　　　审核者：　　　送检日期：2019/4/18　　　影像号：190418170000370

图 24-2　阴道微生态真菌培养结果

VVC 评分（2018 年 7 月 20 日）：7 分；

真菌培养：非典型念珠菌，制霉菌素敏感

（2018 年 7 月 20 日）随机血糖：正常。

（五）拟诊

复发性 VVC。

二、诊断及鉴别诊断思路

（一）诊断

复发性 VVC：反复发作（1 年至少 4 次）的感染，症状严重，非白假丝酵母菌感染，分泌物真菌培养显示非典型念珠菌，常合并糖尿病或其他严重疾病，或免疫抑制状态，结合病史及实验室检查，故考虑该诊断。

（二）鉴别诊断

患者以"反复阴道分泌物多伴外阴瘙痒 6 个月"为主要表现，需要与以下疾病相鉴别：

1. 单纯性 VVC：散发或非经常性发作的 VVC，由白假丝酵母菌所致，症状轻到中度。

2. 细菌性阴道病（BV）：表现为白带增多，有味，瘙痒。查体见白带似稀牛奶状，腥臭。微生态：BV（＋），线索细胞＞20%。

3. 需氧菌性阴道炎（AV）：由一组需氧菌阴道感染所致，查体可见脓性白带、阴道黏膜点状充血，伴尿不适。常为混合感染。微生态：AV（＋）。

4. 滴虫阴道炎（TV）：表现为白带黄而多，伴瘙痒，白带臭味明显。查体见大量黄色白带，有泡沫。微生态：可见滴虫。

三、临床决策

根据患者临床表现、查体，考虑患者一年 VVC 发作大于 4 次，症状严重，真菌培养显示非典型念珠菌，制霉菌素敏感，考虑给予制霉菌素治疗。

四、治疗经过

强化治疗：月经干净后给予制霉菌素栓剂 10 万单位 /1 粒，每晚一次，共 14 天，治疗期间暂停同房，用药后 1 周返院复查微生态，结果显示：菌群抑制。

巩固治疗：强化治疗后每次月经干净后开始制霉菌素栓剂 10 万单位 /1 粒，每晚一次，共 10 天，治疗周期共 6 个月，治疗期间工具避孕。

五、讨论总结

外阴阴道假丝酵母菌病是生育期妇女最常见的下生殖道感染，占微生物所致阴道炎的1/4～1/3。若1年内发作4次或以上，称为复发性 VVC（recurrent vulvovaginal candidiasis，RVVC）。国外有报告 RVVC 的发生率为 5%～8%，RVVC 因其经常发作对妇女身心健康有很大影响。由于 RVVC 的致病菌复杂，且对不同药物有耐药性，其治疗有一定的难度。对于 RVVC 的治疗，目前亦无成熟的方案。

第一次发生 VVC 时，准确的抗真菌治疗非常重要，之后的微生态制剂应根据微生态状况被及时补充。阴道微生态平衡的破坏可能导致局部免疫抑制及阴道菌群失调，这有助于 VVC 的复发。菌丝、芽生孢子和孢子可作为 RVVC 的动态监测指标，治疗和追踪应持续到半年。

RVVC 的病原菌以白色念珠菌为主，非白念感染较单纯性 VVC 更多。对患者应常规进行阴道分泌物培养，目的在于明确诊断病原体，是否为非白色念珠菌感染以及有否耐药。治疗包括：强化治疗＋巩固治疗。其中强化治疗如：局部：咪康唑软胶囊1200mg，阴道放置，第1、4天应用，克霉唑片500mg，阴道放置，第1、4天应用；全身：氟康唑：150mg，顿服，第1、4天应用，其他可以选择的药物还有伊曲康唑等，但在治疗重度 VVC 时建议5～7天的疗程。巩固治疗包括：月疗（对有规律发作者）及周疗（对无规律发作者），使用药物包括全身方案：氟康唑 150mg，每周1次，治疗6个月，伊曲康唑0.2g，每天2次，7～10天；局部方案：咪康唑1200mg，每周1次，治疗6个月，克霉唑500mg，每周1次，治疗6个月。值得临床医生关注的是，对于长期应用抗真菌药物者，应检测肝肾功能。

参 考 文 献

李春阳，李颖. 复发性外阴阴道念珠菌病的病因与控制对策［J］. 中华皮肤科杂志，2006，39（8）：489-492.

刘朝晖，王晓莉，廖秦平. 复发性外阴阴道假丝酵母菌病的菌群分析与治疗［J］. 实用妇产科杂志，2009，25（12）：730-732.

袁新荣，李红薇，袁莉，等. 复发性外阴阴道假丝酵母菌病：附80例诊治分析［J］. 南方医科大学学报，2010，30（10）：2413-2415.

中华妇产科学分会感染性疾病协作组. 外阴阴道念珠菌病诊治规范（草案）［J］. 中华妇产科杂志，2004，39（6）：40-42.

（王晓茜　张　蕾）

病例 25 宫颈残端癌

一、病历摘要

（一）主诉

阴道不规则出血 1 个月余，头痛 2 天。

（二）现病史

患者，女性，67 岁。44 岁绝经，现绝经 23 年。患者约 1 个月前无明显诱因开始出现阴道出血，似月经量，色鲜红，15 天前因出血增多就诊我院门诊，行妇科超声提示可疑宫腔内充满不均质中等、强回声，大小约 26mm×27mm×31mm，血流异常丰富，RI 0.36，低阻，超声提示宫腔占位，可疑子宫内膜癌。建议患者住院手术治疗，患者因预约北京协和医院 PET-CT 检查未住院。后患者出血逐渐减少，逐渐呈粉红色水样，伴腰部酸胀感。患者于 2 天前于外院行宫颈活检，PET-CT 检查后出现左侧颞部疼痛，呈搏动性，自服尼莫地平 40mg 后无明显缓解，买菜时曾出现视物不清的症状，回家休息后缓解。患者诉日常活动时无明显气促，无恶心、呕吐，无发热，无胸闷气促、胸痛、心悸，无纳差、食欲不振，无腹痛、腹胀，无外阴瘙痒，无尿频、尿急、尿痛，无四肢麻木等不适。患者因"阴道不规则出血、宫腔占位"，不除外恶性肿瘤，于 2015 年 11 月 1 日收入院手术治疗。精神状态尚可，饮食、睡眠正常，大小便正常，近期体重略下降，具体不详。

患者既往高血压 47 年，目前口服"苯磺酸氨氯地平片，5mg，每天 1 次"血压控制在 140/90mmHg；17 年前诊断"脑梗死"（具体不详），目前无明显症状。23 年前因"卵巢瘤"行卵巢切除术（具体地点、式式不详）。月经初潮及月经周期不详，绝经 23 年。2 年前离异，孕 4 产 2，曾行 2 次流产术（具体不详），40 年前因"前置胎盘"于孕 28 周行剖宫产术，娩一女婴，目前体健；38 年前顺娩一男婴，目前体健。家族史：兄弟姐妹 7 人均体健，否认家族遗传病及肿瘤病史。

（三）查体

T 37℃，P 82 次 / 分，R 20 次 / 分，BP 147/90mmHg。妇科查体：外阴萎缩型。阴道通畅，可见大量黄色水样分泌物。宫颈萎缩，光滑，前后穹窿浅，宫颈举痛（−），未见血性分泌物自宫颈外口流出。腹部脂肪厚，子宫形态大小及双侧附件区扪不清。

（四）实验室及辅助检查

2015 年 10 月 16 日血常规：WBC $9.93×10^9$/L，Hb 140g/L，CRP 6mg/L，中性粒细胞百分比：78%。

2015 年 10 月 16 日 HPV 分型：高危型及低危型 HPV 阴性。

2015 年 10 月 20 日 TCT：未见上皮内病变及恶性细胞（轻度炎症）。

2015 年 10 月 20 日外院 AFP 1.4ng/ml，CEA 1.22ng/ml，CA19-9 14U/ml，CA125 11.3U/ml，CA153 7.7U/ml。

2015 年 10 月 14 日妇科超声提示：子宫内占位，子宫内膜癌？图 25-1。

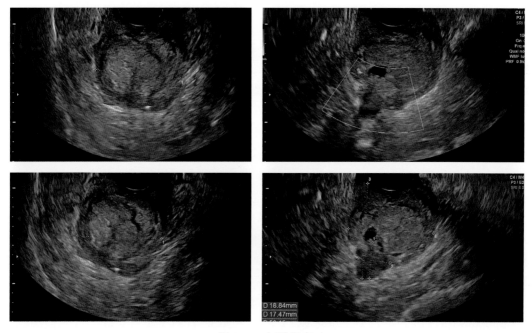

图 25-1   妇科超声

2015 年 10 月 29 日外院 PET-CT 报告提示：①子宫形态欠规整，代谢不均匀增高，不除外恶性病变可能。②左侧上颌窦炎，甲状腺左叶下极代谢增高，结节伴钙化，不除外恶性病变，建议超声进一步检查。双肺散在结节，部分可见钙化，部分代谢略升高，性质待定，建议随访。颈、胸、腹部和盆部其余部位未见明确代谢异常增高病灶。

2015 年 10 月 29 日外院活检组织病理学结果回报：（宫颈管，宫颈 12°）浸润性腺癌，考虑为透明细胞癌，组织较少，如能手术，最终分型可等手术后石蜡切片及免疫组化；（宫腔脱出物）炎性渗出物及坏死物；（宫颈 3°）少许鳞状上皮黏膜慢性炎。

（五）拟诊

（1）宫腔占位——子宫内膜癌？

（2）宫颈腺癌？

（3）原发性高血压。

（4）脑梗死史。

（5）卵巢切除术史。

（6）剖宫产史。

二、诊断及鉴别诊断思路

（一）诊断

子宫内膜癌：有绝经后阴道出血，是指绝经后 1 年以后自发性的出血或与激素治疗或选择性雌激素受体调节剂应用有关的子宫出血。绝经后阴道出血最常见的原因是生殖道萎缩（44.5%～59.0%）、子宫内膜息肉（9.2%～12.0%）、子宫内膜增生（2.0%～9.9%）、子宫内膜癌（5.0%～10.0%）；其他要考虑的原因包括：外阴、阴道、子宫颈损伤或相关病变导致的出血。

根据患者绝经后出血的症状，结合影像学检查：超声提示宫腔占位且血流异常丰富，PET-CT 提示子宫形态欠规整，代谢不均匀增高，不除外恶性病变可能。宫颈管活检提示浸润性腺癌，透明细胞癌。综上所述，考虑子宫内膜癌可能性大。

（二）鉴别诊断

1. 宫颈腺癌：患者妇科检查时见宫颈表面光滑，TCT 及 HPV 未见明显异常。但仍不能排除原发性内生型子宫颈癌或继发性宫颈腺癌的可能。子宫颈腺癌发生于子宫颈管部位，由于病灶位于子宫颈管部位，表现为宫颈管变粗、硬或可呈桶状，需术后病理学检查确诊。

2. 子宫肉瘤：来源于子宫肌层、肌层内结缔组织或内膜间质，也可继发于子宫平滑肌瘤。临床表现为阴道出血，可有子宫明显增大、质软。超声可发现宫腔内的不均质回声团，血流呈低阻。需病理学检查确诊。

3. 子宫内膜增生和非典型增生：患者以阴道不规则出血为主要症状；超声可见子宫内膜增厚，宫腔内回声不均或局灶性子宫内膜增厚；刮出子宫内膜组织送组织病理学检查可鉴别诊断。

4. 萎缩性阴道炎：主要表现为血性白带，妇科检查时可见阴道黏膜变薄、充血、出血点及分泌物增多等表现，超声检查无异常发现，故不考虑此诊断。

三、临床决策

术前考虑子宫内膜癌可能性大，子宫内膜癌初始治疗方案是以手术为主的综合治疗，手术方式的选择需要术前详尽的评估。包括：心肺功能、肝肾功能、凝血功能，以及肿瘤侵及肌层的深度、范围和肿瘤的组织学类型。结合患者年龄偏大，既往"脑梗死"病史，恶性可能，选择开腹手术方式较为合理；PET-CT 提示子宫形态欠规整，宫腔占位，术前考虑子宫内膜癌Ⅲ期可能性大，原则上行肿瘤细胞减灭术，拟行开腹全子宫＋双附件切除术＋盆腔淋巴结清扫术＋大网膜、阑尾切除术。

但因患者年龄较大，入院时左侧头颞部的搏动性疼痛，既往合并原发性高血压 40 余年，既往有"脑梗死"等病史，完善相关术前检查并全面评估患者重要脏器及心肺脑的情况，请相关科室协助评估患者的一般情况，明确有无手术禁忌证，对患者及家属告知术前评估的重要性，患者及家属对此表示理解。

四、治疗经过

完善相关术前检查并全面评估患者重要脏器及心肺脑的情况，未见明显手术禁忌。于 2015 年 11 月 10 日全麻下行开腹探查术（全子宫＋双附件切除术＋盆腔淋巴结清扫术＋大网膜、阑尾切除术）。

术中探查见子宫体缺如，膀胱覆盖粘连于残留的宫颈上方，肠管与盆底腹膜疏松粘连。双附件与侧腹膜、肠管粘连。可见双侧卵巢固有韧带和输卵管断端。可见双侧圆韧带断端。盆腹腔内未见肿瘤播散转移迹象，未见明显腹水。考虑宫颈残端透明细胞癌可能性大，决定行宫颈残端癌根治术＋双附件切除术＋双侧高位骨盆漏斗韧带切除术＋大网膜切除术＋阑尾切除术＋肠粘连松解术＋盆腔淋巴结切除术。手术顺利。术中出血 600ml，术中输悬浮红细胞 2U，血浆 200ml。术后予以补液，舒普深抗炎，积极纠正低蛋白血症和低钾血症，静脉营养等对症支持治疗，术后恢复良好。

术后病理回报：残余宫颈及部分阴道壁切除标本，宫颈长 8cm，宽约为 5.2cm，宫颈管扩张呈囊状，紧邻手术断端，可见一结节形肿物，突入宫颈管腔，以宽蒂与宫颈壁相连，结节大小 5.5cm×4.5cm×4.0cm，表面光滑，切面灰白，质中，侵及宫颈壁全层，肿物周围宫颈管黏膜灰白光滑，可见多处纳氏囊肿样囊泡；相连部分阴道壁长 1.7cm。（残端宫颈）肿瘤细胞胞浆透明或嗜酸性，部分排列呈乳头状结构，部分呈实性分布或腺样。免疫组化结果：CK7（＋）、PAX8（＋）、PTEN（－）、WT-1（－）、ER（－）、PR（－）、HER-2（2＋）、P53（＋）、KI-67（30%＋）、CK20（－）。综上，透明细胞癌，几达浆膜层，阴道断端未见癌浸润。双附件、大网膜及各组淋巴结均未见癌浸润或转移（图 25-2）。

2015 年 11 月 30 日局麻下行纤维膀胱镜检查拔除 DJ 管。

建议患者术后行辅助放疗或化疗，患者要求出院并拒绝后续治疗。

患者目前术后 4 年，一般状况好，CA125、SCC 正常，生活状态良好。

五、讨论总结

本病例术前评估考虑子宫内膜透明细胞癌可能性大，患者既往行卵巢手术，具体不

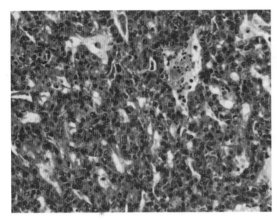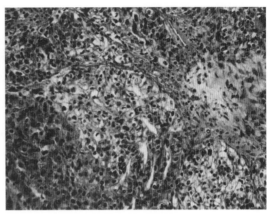

图 25-2 妇科病理

详，术中发现子宫缺如，病灶来源于残端宫颈，为内生型，考虑残端宫颈透明细胞癌，遂行宫颈残端癌根治术＋双附件切除术＋双侧高位骨盆漏斗韧带切除术＋大网膜切除术＋阑尾切除术＋肠粘连松解术＋盆腔淋巴结切除术。根据术中所见，考虑既往行卵巢肿瘤手术时应是同时做了子宫次全切除手术。

残端宫颈癌指子宫次全切除术后，残留宫颈所发生的癌。根据宫颈残端癌诊断距子宫次全切除术的时间，可分为两类，一类是隐性残端癌，指子宫次全切除术后 2 年内残端宫颈发生的癌；另一类是真性残端癌，指子宫次全切除术 2 年后残端宫颈发生的癌。症状与体征与一般宫颈癌相同，症状以阴道流血为主，病理类型以鳞状细胞癌为主，其次为腺癌。宫颈活组织的病理检查同样是诊断宫颈残端癌的"金标准"。分期同样按照 2009 年 FIGO 指南进行。有学者提出宫颈残端癌的治疗原则与一般宫颈癌相同，仍以手术和放疗为主。但其存在一定的特殊性，由于子宫体已切除，盆腔解剖关系发生了改变，脏器之间有炎症粘连纤维化，增加了宫颈残端癌治疗的难度，使手术并发症及放疗毒副作用增加，本病例术中见右侧输尿管游离困难，行膀胱切开置入输尿管支架后游离右侧输尿管，相比于一般宫颈癌，手术难度更大。早期残端宫颈癌预后与一般宫颈癌无差异，Ⅲ期、Ⅳ期残端宫颈癌预后明显差于一般宫颈癌。

早期残端宫颈癌（Ⅱa 期之前）可行手术治疗，手术方式为根治性宫颈切除术＋盆腔淋巴结清扫术，相比于开腹手术，腹腔镜操作失血更少。本病例残端宫颈癌分期应为ⅠB2 期，肿瘤体积较大，手术相对困难，建议术后辅助治疗。

放疗是另一种治疗宫颈残端癌的方法。放疗适用于宫颈残端癌的各个期别，其总体原则与一般宫颈癌相同，因其特殊性，放疗又不同于一般宫颈癌：①由于子宫体缺如，腔内放射源的放置受限，从而影响盆腔中轴剂量和盆腔的放射剂量。②宫颈管内腔内治疗布源困难，剂量分布不理想。③腔内剂量不足，提高体外剂量或阴道剂量，使放疗毒副作用发生率升高。④术后粘连、盆腔纤维化、血运障碍，患者对放射的耐受量降低，毒副作用发生的概率较高。为了减少宫颈残端癌的发生，最关键的是次全子宫切除前应常规做宫颈癌筛查。

参 考 文 献

储大同. 常见恶性肿瘤治疗手册［M］. 北京：协和医科大学出版社，2002.

章文华. 宫颈残端癌的防治［J］. 肿瘤学杂志，2006，12（5）：382-384.

2015 年 NCCN 子宫内膜癌临床实践指南.

HELLSTROM A C, SIGURJONSON T, PETTERSSON F. Carcinoma of cervical stump. The rediumhement series 1959-1987: Treatment and prognosis[J]. Acta Obstet Gynecol Scand, 2001, 80(2): 132-157.

SHEN Z, ZHOU Y, CHENG Y. Retrospective analysis of surgery for cervical stump carcinoma at early stage. Mol Clin Oncol, 2018, 8(2): 352-355.

（冯宗昊　马　珂）

病例 26 卵巢输卵管癌肉瘤

一、病历摘要

（一）主诉

"输卵管癌Ⅲc期"术后化疗后1年，发现盆腔包块半个月。

（二）现病史

患者，女，60岁，已婚。患者于2014年7月因劳累后下腹隐痛，体检发现盆腔包块，在南京市妇幼保健院行开腹"双附件＋大网膜切除术"，术中给予顺铂100mg腹腔化疗＋术后紫杉醇静脉化疗。术后病理：右侧附件高度恶性输卵管癌，倾向原发，左输卵管、大网膜见转移瘤；腹腔冲洗液见恶性上皮肿瘤。术后诊断：输卵管癌Ⅲc期，血清CA125 130U/ml，给予紫杉醇210mg＋卡铂500mg静脉化疗4个疗程，CA125降至40U/ml。同年11月PET-CT检查提示盆腔肿块、腹膜后淋巴结转移瘤可能性大，再次手术行"盆腔包块＋腹主动脉旁淋巴结切除术"，术后病理：高级别浆液性癌。术后诊断：复发性输卵管癌，给予奈达铂100mg D1＋吉西他滨1600mg D1，D8静脉化疗4个疗程，监测CA125波动于8～25U/ml之间。2015年4月患者因"腹痛、腹胀"于当地医院就诊，妇科彩超及PET-CT检查均发现盆腔囊实性肿块，直径约8cm，查CA125 59U/ml，诊断"小肠梗阻、输卵管癌术后复发、右肾积水"，静脉营养支持治疗下为求进一步治疗于2015年5月4日平车入我院。将前两次病理切片分别于我院病理科会诊，两医院均报告第一次术后右附件组织为癌肉瘤，第二次术后盆腔组织为癌肉瘤复发。据此，临床符合输卵管癌肉瘤及癌肉瘤复发。

既往史：患者曾于25岁顺娩一足月男婴，35岁时因子宫肌瘤行子宫全切术。

（三）查体

T 36.8℃，P 80次/分，R 19次/分，BP 130/70mmHg。一般情况可，精神尚好，心肺听诊阴性，下腹稍膨隆，正中可见纵行陈旧性手术瘢痕长约15cm，腹壁静脉无曲张，下腹稍偏右侧可扪及15cm×14cm×9cm大小包块，腹部移动性浊音（－），肠鸣音4次/分，肾区无叩痛，双下肢无水肿。妇科查体：宫颈缺如，阴道断蒂黏膜光滑，在阴道前后壁触及包块下缘，上界不清，包块坚硬不规则，占据盆腔固定不活动，无压痛。三合诊：直肠黏膜光滑，阴道直肠隔可扪及大小约8cm×4cm×6cm不活动实性包块，无触痛，退出指套无血染。

（四）实验室及辅助检查

2015年4月10日外院查血清CA125 12U/ml。

2015 年 4 月 23 日外院妇科彩超：盆腔不均质回声团 80mm×63mm，含点状血流信号。

2015 年 4 月 28 日外院查血清 CA125 59U/ml，Hb 92g/L。

2015 年 4 月 29 日外院 PET-CT：盆腔囊实性肿块，腹膜后肿大淋巴结，FDG 增高；右侧肾盂、输尿管积水。

2015 年 5 月 11 日我院会诊外院病理切片：

第一次手术：（右附件、大网膜及盆腔肿物）癌肉瘤（大部分为低分化子宫内膜样腺癌，少许透明细胞癌）。

第二次手术：（盆腔肿物）癌肉瘤复发。

2015 年 5 月 13 日外院会诊南京市妇幼保健院病理切片：

第一次手术：（右附件）符合癌肉瘤（恶性苗勒混合瘤），其中癌呈现子宫内膜样腺癌（Ⅱ级）表现，部分呈现透明细胞癌表现，肉瘤区呈现未分化子宫肉瘤样表现。（盆腔肿物）符合癌肉瘤盆腔种植转移，转移成分以肉瘤样成分为主，肉瘤区呈现未分化子宫肉瘤样表现。

（第二次手术：盆腔肿物）癌肉瘤复发，其中癌成分呈现子宫内膜样癌（Ⅱ～Ⅲ级）表现，肉瘤样区呈现多形性未分化肉瘤表现。

（五）拟诊

（1）输卵管癌肉瘤术后化疗后复发。

（2）低位肠梗阻。

（3）轻度贫血。

（4）右侧肾盂、输尿管积水。

二、诊断及鉴别诊断思路

1. 输卵管癌肉瘤术后化疗后复发：患者因盆腔肿瘤术后再次发现"盆腔占位病变，肠梗阻"入院。患者曾于 2014 年 7 月在南京当地医院开腹行"双附件＋大网膜切除术"，术后病理右侧附件原发高度恶性输卵管癌，给予 TP 方案化疗多次，监测 CA125 下降至正常水平。2014 年 11 月再次出现盆腔肿块并手术切除，术后病理显示输卵管癌复发，更改为奈达铂＋吉西他滨静脉化疗 4 个疗程，监测 CA125 在正常水平。但两次手术后病理组织经我院病理科会诊后，诊断为癌肉瘤及癌肉瘤复发。目前患者经体格检查和影像学检查发现盆腔囊实性包块，直径 8cm，肿物压迫右侧输尿管和肠管，考虑输卵管癌肉瘤术后化疗后复发诊断明确。

2. 肠梗阻：患者目前再次发现盆腔占位病变，并于 1 个月前因腹痛、腹胀入住当地医院，腹部 CT 检查诊断小肠梗阻，再结合近期 PET-CT 结果，因此考虑输卵管癌肉瘤术后化疗后复发，并压迫远端肠管，导致低位肠梗阻。

3. 右侧肾盂积水：患者既往行肿瘤细胞减灭术，术后诊断输卵管恶性肿瘤，目前再次发现盆腔占位病变，影像学检查提示肿物压迫或侵犯右侧输尿管，导致右侧肾盂及输尿管积水。

三、临床决策

根据患者在南京当地医院第一次手术病理结果：原发高度恶性输卵管癌，术后紫杉醇＋卡铂化疗后 CA125 降至正常，肿瘤复发第二次术后给予奈达铂＋吉西他滨化疗，监测 CA125 可恢复到正常。说明该患者病理类型肿瘤对化疗尚敏感。现经我院病理科会诊，患者肿瘤类型为癌肉瘤，故拟先行 BIP 方案化疗，监测血清 CA125 及盆腔肿物大小变化情况。若化疗有效，则行盆腔肿物切除手术，术后辅助化疗。

四、治疗经过

患者 2015 年 5 月 4 日入院查 CA125 54U/ml，于 2015 年 5 月 13 日至 5 月 15 日给患者行 BIP 方案化疗（异环磷酰胺 2g，第 1～3 天，表柔比星 80mg，第 1 天，奥沙利铂 200mg，第 1 天），出现骨髓Ⅳ度抑制，升白细胞、纠正贫血、抗感染及对症支持治疗。于 6 月 4 日行开腹探查、肿瘤细胞减灭术。术中探查：子宫、双附件缺如，盆腔偏右侧可探及巨大肿物，位于腹膜后方，直径约 20cm，上端达髂总动脉分叉，下方达直肠上方，与膀胱、右侧输尿管致密粘连，前方与小肠和乙状结肠致密粘连。小肠系膜处可见直径 8cm 肿瘤种植结节，表面呈黑褐色。探查肝脾未见异常结节。决定行腹膜后肿瘤切除术＋肠粘连松解术＋乙状结肠切除术＋小肠切除术＋肠吻合术＋膀胱部分切除修补术＋残留大网膜切除术。术中共计出血 800ml，术中输血悬浮红细胞 4U、血小板 1U、新鲜冰冻血浆 400ml。术后禁食水，头孢哌酮舒巴坦钠＋甲硝唑抗感染术后，再次输血悬浮红细胞 2U、血小板 1U 及白蛋白 20g，静脉补液及电解质等支持治疗，术后第四天肛门排气，逐渐流食 - 半流食进食，第 7 日排墨绿色大便，逐渐正常。术后伤口愈合良好，第 11 日伤口拆线，恢复良好。术后病理回报：腹膜后肿块及肠系膜肿物符合癌肉瘤复发，盆腔淋巴结内见少许肿瘤细胞，乙状结肠、直肠、小肠及部分膀胱均未见肿瘤侵犯。6 月 22 日复查 CA125 30U/ml，分别于 7 月 1 日、7 月 29 日、8 月 28 日、9 月 23 日、10 月 20 日及 11 月 17 日给予同上 BIP 方案化疗共 5 个疗程，期间使用重组人血管内皮抑制素辅助化疗，监测 CA125 均正常，2015 年 11 月 30 日盆腔查体未触及明显包块。化疗期间恶心，但无呕吐，无发热及腹痛腹泻等不适，予止吐、补液及治疗，症状逐渐好转。术后首次化疗后出现白细胞降低（WBC 2.96×10^9/L，NEUT% 64.5%，骨髓Ⅰ度抑制），给予重组人粒细胞集落刺激因子（G-CSF）升白细胞治疗，复查血象正常。此后每次化疗结束后 48 小时即予 G-CSF 预防性治疗，复查白细胞均在正常范围。

五、讨论总结

输卵管癌肉瘤，又称为输卵管恶性中胚叶混合瘤，是一类临床上罕见但恶性程度极高的肿瘤，仅占所有输卵管、卵巢恶性肿瘤的 1%～2%。尽管癌肉瘤的发病率较其他恶性肿瘤更低，但对放化疗敏感性较低且预后更差。

1．输卵管癌肉瘤的流行病学：癌肉瘤尽管发病率低，但致死率却高达 16.4%。输卵管癌肉瘤的发病危险因素主要包括女性未产、高龄、肥胖、长期服用雌激素及他莫西芬。患者平均发病年龄偏高，发病时年龄介于 60～70 岁之间，多数患者呈绝经后发病且生产次数较少。相较于其他生殖道恶性肿瘤，癌肉瘤具有更强的侵袭性，且患者生存预后明显更差。

2．输卵管癌肉瘤的病理表现：输卵管癌肉瘤包含恶性上皮和恶性间质两种成分。镜下可见两种成分严密交错或相互独立，大多数患者恶性间质成分占肿瘤成分的 1/2 以上。恶性上皮成分主要由分化较差的腺癌组成，包括乳头状腺癌或内膜样腺癌成分，其他组织类型包括透明细胞癌、基底鳞状细胞癌、腺鳞癌和未分化癌等。根据恶性间质组成的成分不同，分为同源性或异源性两种不同的组织亚型。同源性指肉瘤成分类似于纤维肉瘤或平滑肌肉瘤（与苗勒氏管系统同源），异源性则指出现正常情况下生殖道不具有的组织如软骨肉瘤、骨肉瘤、横纹肌肉瘤等。研究发现约 1/3 的癌肉瘤同时拥有 2 种或以上的肉瘤样成分，其中高级别间质肉瘤是较常见的类型。相关研究表明异源性癌肉瘤的预后更差，但也有研究声称癌肉瘤的间质成分并不影响生存预后。

3．输卵管癌肉瘤的临床表现：输卵管癌肉瘤的临床表现类似上皮性卵巢癌，临床分期采用 FIGO 卵巢上皮性癌诊断标准。但发病年龄较上皮性癌大，且疾病进展更快，往往确诊时已经处于 FIGO Ⅲ～Ⅳ期。典型的临床表现包括下腹部疼痛、腹胀、早饱、腹部膨隆以及胃肠道症状，往往比其他类型卵巢癌更重。体检可发觉明显肿块，据估计超过 90% 的患者确诊时病灶已经发生转移，30% 患者腹水明显，部分患者血清 CA125 水平升高。

本例患者年龄已 60 岁，最初无明显临床症状，表明卵巢癌肉瘤临床表现并不典型，于就诊时常已为晚期。这种肿瘤通常体积巨大，伴随大量出血和坏死。据提供的第一次手术资料，术中见盆腔直肠窝右侧直径 10cm 大小肿瘤，质脆易破碎，与周围组织粘连致密，盆腹腔无腹水，大网膜表面见多个＞2cm 结节，腹主动脉旁可及 0.5～1cm 肿大淋巴结。符合肿瘤晚期表现。

4．输卵管癌肉瘤的治疗：目前针对女性生殖道癌肉瘤并没有特定的治疗指南，最佳治疗方案仍不明确。根据 NCCN 指南建议，子宫与卵巢、输卵管癌肉瘤的治疗方案主要参考上皮性卵巢癌的治疗方案，同时建议加强此类恶性肿瘤的综合治疗。

（1）手术治疗：手术治疗是目前治疗女性生殖道癌肉瘤的有效方法之一。一般来说，输卵管癌肉瘤的患者需要接受最大程度的肿瘤细胞减灭手术，而满意的肿瘤细胞减灭手术为手术残留病灶直径小于 1cm。有研究对 31 例行手术治疗的晚期（Ⅲ期）癌肉瘤患者进行研究后发现，手术残存病灶的大小与生存率显著相关。淋巴结切除被认为与改善癌肉瘤的预后显著相关。

（2）化疗：虽然早期癌肉瘤将手术作为主要治疗方式，但是术后肿瘤易复发；而对于绝大多数晚期的癌肉瘤患者，术后腹盆腔复发率较高，即使进行术后放疗也不能完全避免复发。故术后辅助化疗在减少肿瘤复发方面具有显著意义。目前临床上并没有标准的化疗方案，绝大多数研究将术后化疗作为Ⅰ～Ⅱ期患者的术后辅助治疗及晚期患者的姑息治疗方式。癌肉瘤患者常用的单药化疗药物包括异环磷酰胺、顺铂、多柔比星以及紫杉醇。不少研究发现联合化疗方案较单药化疗的优势日益明显，但是目前尚无标准的联合用药方案。临床上癌肉瘤往往以铂类为基础进行联合化疗，以促进患者的生存预后。

（3）放疗和靶向治疗：放疗在输卵管癌肉瘤中较少使用，早期输卵管癌肉瘤患者中应用放疗是否改善预后目前尚无明确报道。目前，靶向治疗越来越多应用于妇科恶性肿瘤。临床上已有多种不同的靶向治疗药物正处于研发的不同阶段。但靶向治疗是否改善癌肉瘤患者的预后，目前尚处于研究阶段。

5. 癌肉瘤预后：癌肉瘤患者预后较差，即使是早期输卵管或卵巢癌肉瘤患者（Ⅰ期），其预后也较同期别浆液性癌更差，两者的 5 年生存率分别为 65.2% 与 80.6%，同样晚期癌肉瘤的 5 年生存率为 18.2%，而晚期浆液性癌的 5 年生存率为 33.3%。癌肉瘤的复发率也较一般妇科恶性肿瘤高，卵巢癌肉瘤的复发率更高达 70%。肿瘤的分级与分期、病理类型、术后辅助治疗是影响癌肉瘤预后的重要因素。

参 考 文 献

卢淮武，林仲秋. 2018 NCCN 卵巢癌包括输卵管癌及原发腹膜癌临床实践指南解读［J］. 中国实用妇科与产科杂志，2018，34（5）：526.

牟田，王建六. 原发性输卵管肉瘤相关问题［J］. 中国实用妇科与产科杂志，2014，30（3）：181-183.

DEL CARMEN M G, BIRRER M, SCHORGE J O. Carcinosarcoma of the ovary: a review of the literature [J]. Gynecol Oncol, 2012, 125(1):271-277.

MANO M S, ROSA D D, AZAMBUJA E, et al. Current management of ovarian carcinosarcoma [J]. Int J Gynecol Cancer, 2007, 17: 316.

SILASI D A, ILLUZZI J L, KELLY M G, et al. Carcinosarcoma of the ovary [J]. Int J Gynecol Cancer, 2008, 18: 22.

（陈华云　马　珂）

病例 27 腹膜原发浆液性癌

一、病历摘要

（一）主诉

腹胀伴腹痛 1 个月，加重半个月。

（二）现病史

患者，女性，65 岁，1 个月前无明显诱因出现腹痛，呈钝痛，伴腹胀，无腹泻、发热，近半个月出现上腹痛进行性加重，影响进食，需口服止疼药物（泰勒宁 1.5 片 / 日），伴恶心、呕吐，呕吐物为胃内容物，无呕血，伴腹泻，3～4 次 / 日，稀便，不成形，无阴道出血、流液。6 天前（2018 年 8 月 23 日）就诊于外院，行盆腔提示提示双侧附件区占位性病变待除外，宫颈及体部多发小囊性信号，盆腔及下腹腔积液，建议增强检查，监测 CA125 为 214.4U/ml，CA199 为 61.13U/ml。为进一步治疗，就诊我院，门诊以"盆腔肿物"收入院。患者自发病以来，体重无明显下降，饮食、睡眠差、精神状态可。

既往史及月经婚育史：2016 年 7 月发现甲状腺功能亢进，曾口服药物治疗，监测甲状腺功能正常。对青霉素过敏。G_1P_1，1981 年孕 34 周自娩一女活婴，健在。2003 年绝经，绝经后无阴道出血、流液。母亲因胰腺癌去世，外祖母因子宫内膜癌去世。

（三）查体

体温：36.8℃，心率：81 次 / 分，呼吸：20 次 / 分，血压：123/74mmHg。心肺（−），腹部膨隆，未见胃、肠型及蠕动波，未见腹壁静脉曲张；腹软，压痛（＋）、无明显反跳痛及肌紧张，未触及明显包块；叩诊呈浊音，移动性浊音（＋），肠鸣音 4 次 / 分。妇科检查：外阴：已婚型；阴道：畅，分泌物不多；宫颈：光滑；子宫：前位，略小，质硬，活动性差，压痛（＋）；附件区可触及直径大小约 9cm 包块，与子宫分界不清，压痛（＋）。

（四）实验室及辅助检查

血常规（2018 年 8 月 29 日）：白细胞 $7.64×10^9$/L，血红蛋白 122.00g/L，血小板 $389.00×10^9$/L，中性粒细胞百分比 78.40%。

肿瘤标志物（2018 年 8 月 29 日）：癌抗原 CA125 336.6U/ml，癌抗原 CA199 48.69U/ml。

粪常规＋潜血（2018 年 8 月 29 日）：粪潜血（单克隆法）阳性。

妇科彩超（2018 年 8 月 29 日）：子宫前位，大小 2.8cm×2.5cm×2.1cm，形态失常，轮廓不规整，肌层回声不均匀。子宫内膜厚 1.1cm，回声不均匀，与子宫肌层分界不清，后壁达浆膜层至盆腔内，并与周边组织分界不清，内可见丰富血流信号 RI：0.39。双卵巢显示不清。盆腔内可见囊实性包块，大小约 9.2cm×4.9cm，囊壁可见多个实性结节，最大约 3.0cm×1.6cm，内可见血流信号，其内容物似可见蠕动。腹盆腔可见游离液体，深约 10cm。提示：子宫内膜增厚回声不均待查（CA？），盆腔囊实性包块待查，腹盆大量腔积液。图 27-1。

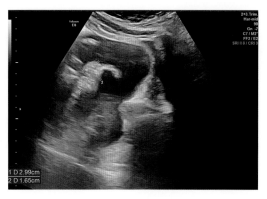

图 27-1　妇科彩超

盆腔核磁（2018 年 8 月 29 日）：子宫体积较小，宫颈内见数个小的囊状信号影，增强无明显强化。子宫体向两侧延伸软组织团状结构，内见宫腔信号，增强扫描与子宫部分见显著强化，左侧团块状结构腔内见结节影，大小约 1.6cm×1.3cm，T1 等信号，T2 略低信号，边缘不规则。双侧髂外血管后内侧可疑略低强化卵巢信号。肠系膜及腹膜增厚，肠系膜上见数个点状异常强化灶。右下腹腔小肠聚集，盆腔内见大量积液征象。膀胱充盈欠佳，其内未见异常强化影。盆腔内肠管走行自然，管壁无增厚，未见占位征象。盆腔内及双侧腹股沟区未见明确肿大淋巴结。

骶管内见囊状信号影。影像学印象：子宫结构异常 - 双角子宫？左侧子宫内占位性病变？双侧输卵管及卵巢病变？肠系膜、腹膜增厚及肠系膜异常强化小结节——转移瘤？盆腔大量积液；宫颈纳囊；骶管囊肿。必要时建议增强 CT 检查（以了解有无先天性子宫发育异常及子宫内病变性质、肠系膜及网膜病变范围）。

（五）拟诊

（1）盆腔肿物性质待查。
（2）甲状腺功能亢进史。

二、诊断及鉴别诊断思路

（一）盆腔肿物

该患者绝经后女性，1 个月前出现腹痛，伴腹胀、腹泻，腹痛进行性加重，需口服止疼药物治疗，查体腹部膨隆，移动性浊音阳性，妇科检查提示附件区可触及直径大小约 9cm 包块，与周围分界不清，压痛（＋），妇科彩超提示盆腔囊实性包块待查，腹盆腔大量腔积液，考虑此诊断成立。可考虑以下疾病：

1. 卵巢恶性肿瘤：早期常无症状，可在妇科检查时发现。主要症状为腹胀、腹部肿块及腹水，晚期可表现为消瘦、严重贫血等恶病质征象。三合诊检查时在阴道后穹窿触及盆腔内硬结节，肿块多为双侧，实性或半实性，表面凹凸不平，不活动，常伴有腹水。该患者绝经后女性，1 个月前出现腹痛，伴腹胀、腹泻，查体腹部膨隆，移动性浊音阳性，妇科检查提示附件区可触及直径大小约 9cm 包块，与周围分界不清，压痛（＋），妇科彩超提示盆腔囊实性包块待查，腹盆腔大量腔积液；肿瘤标志物 CA125 及 CA199 明显升高，考虑此诊断可能，确诊有待手术病理。

2．原发性腹膜癌：原发于腹膜间皮的恶性肿瘤，好发于中老年女性，起病隐匿，最常见的临床表现为腹痛、腹胀、腹围增大，也可有食欲不振、尿量减少、排便困难等表现，部分患者还可有月经不规则。体征有腹腔积液、腹部包块、胸腔积液等。晚期可出现极度消瘦、乏力、丧失自理能力等恶病质表现。该疾病临床表现往往与卵巢癌不能区别，一般需要术中情况以及术后病理确诊。

3．子宫内膜癌：多见于绝经后女性，患者多有高血压、糖尿病病史，极早期无明显症状，可表现为阴道出血、流液，妇科检查可无明显异常，晚期表现为子宫增大，彩超提示子宫增大，宫腔内有实质不均回声区，或宫腔线消失，肌层内有不规则回声紊乱区等表现，可见低阻血流。该患者绝经后无阴道出血、流液，超声提示子宫内膜厚 1.1cm，内膜病变不能除外，确诊有待手术病理。

（二）甲状腺功能亢进史

2016 年 7 月发现甲状腺功能亢进，曾口服药物治疗，监测甲状腺功能正常。考虑此诊断明确，无须鉴别。

三、临床决策

据《FIGO 2018 妇癌报告》——卵巢癌、输卵管癌、腹膜癌诊治指南解读，考虑该患者绝经后女性，出现进行性加重的腹痛，伴腹胀、腹泻，无阴道出血、流液，查体：腹部膨隆，移动性浊音阳性；妇科检查提示附件区可触及直径大小约 9cm 包块，与周围分界不清，压痛（＋）；妇科彩超提示双侧附件显示不清，盆腔囊实性包块待查，腹盆腔大量腔积液；肿瘤标志物 CA125 及 CA199 明显升高，考虑原发性腹膜癌或卵巢恶性肿瘤可能，可先行腹腔穿刺，留取腹水细胞学病理查找肿瘤细胞进一步明确诊断，若腹水阳性，可行新辅助化疗或开腹探查术。

四、治疗经过

入院后完善相关术前化验检查，于 2018 年 8 月 31 日行腹腔穿刺，见腹水呈黄绿色，混浊，留取腹水常规、腹水生化、腹水查找结核杆菌、腹水细胞学病理检查，抽取腹水共计 1500ml。腹水找结核杆菌阴性，腹水细胞学病理回报：查见中性粒细胞、淋巴细胞、间皮细胞及异型肿瘤细胞，细胞核浆比增高，呈散在及小巢团状排列。免疫组化：CK7（＋）、CK20（－）、CDX2（－）、CA125（＋）、PAX-8（弱＋）、ER（－）、PR（－）、WT-1（间皮＋）、CALRETININ（间皮＋）。综上：查见恶性肿瘤细胞，结合免疫组化，建议临床在女性生殖系统等处查找原发灶。

结合查体、辅助检查及病理结果，考虑原发性腹膜癌或卵巢恶性肿瘤可能性大，建议先行新辅助化疗（紫杉醇＋卡铂，TC 方案）2 个疗程，于 2018 年 9 月 6 日至 2018 年 9 月 7 日、2018 年 9 月 29 日至 2018 年 9 月 30 日分别行 TC（紫杉醇脂质体 240mg＋卡铂 600mg）方案静脉化疗。化疗第 1 个疗程后出现 Ⅱ 度骨髓抑制，予以长效粒细胞集落刺激因子升白细胞治疗。

化疗 2 个疗程后再次评估，行妇科彩超（2018 年 10 月 12 日）提示子宫前位，大小 3.3cm×2.3cm×2.4cm，形态失常，轮廓不规整，肌层回声不均匀。子宫内膜薄厚不均，厚 0.3～1.1cm，回声不均匀，子宫肌层分界不清，局部达浆膜层至盆腔内，并与周边组织分界不清，内可见丰富血流信号。双卵巢显示不清。盆腔右侧可见实性不均质回声包块，大小约 4.5cm×3.4cm，内可见血流信号；另可见实性不均质回声包块，大小约 5.3cm×4.3cm，与盆壁分界不清，内可见血流信号 RI：0.4。腹盆腔内可见大量液性暗区，最大深度约 10cm。提示：子宫内膜增厚回声不均待查（CA？），盆腔内实性包块待查（CA？），腹盆腔大量积液。盆腔核磁（2018 年 9 月 27 日）回报：子宫体积较小，宫颈内见数个小的囊状信号影，增强无明显强化。子宫体向两侧延伸，局部软组织不规则增厚，内似分别见 T2WI 低信号结节，较大约 1.7cm×1.0cm，增强扫描明显强化。腹膜弥漫增厚；腹膜、双附件区可见弥漫软组织影，增强扫描不规则条片样强化，较前略减轻。盆腔内见积液征象，较前减少。余大致同前。影像学印象：双附件区、腹膜弥漫强化，可符合卵巢癌伴腹膜转移，较前略减轻；子宫结构异常——双角子宫？ 子宫内占位性病变？ 盆腔积液，较前减少；宫颈纳囊；骶管囊肿。肿瘤标志物（2018 年 10 月 22 日）：CA199 77.52U/ml，癌抗原 CA125 49.3U/mL。考虑患者肿瘤标志物下降满意，腹水控制欠佳，建议手术去除肿瘤组织。

于 2018 年 10 月 23 日行开腹探查术＋全子宫＋双附件＋肿瘤细胞减灭术，术中见：淡黄色腹水约 500ml，盆腔可见一大小 15cm×13cm 大网膜饼状物与胃底及肠管广泛粘连，双子宫呈萎缩状，大小各约 3cm×2cm×1cm，右侧子宫后方可及一直径约 1cm 肌瘤样突起，质硬，右侧附件无明显异常，左侧卵巢质硬，左侧输卵管未见异常。结肠表面可见广泛粘连，可见数个米粒及绿豆大小白色质实性肿物。切除标本如图 27-2A 所示：手术顺利，术后予以抗炎、补液、纠正低蛋白血症、贫血等对症支持治疗。术后病理回报：囊性萎缩性子宫内膜，子宫平滑肌瘤，慢性宫颈炎，部分腺体囊性扩张，黏液潴留；双侧输卵管浆膜层及右侧卵巢浆膜脂肪组织中可见少许异型腺体浸润性生长，部分呈微乳头结构。左侧卵巢可见卵泡膜细胞瘤。（大网膜瘤体）纤维脂肪组织，间质成纤维细胞增生，可见多量异型腺体浸润性生长。（盆腔瘤体）纤维组织、间质成纤维细胞增生显著，可见多量异型腺体浸润性生长。肠系膜散在瘤体，增生的纤维组织中可见异型腺体浸润性生长。免疫组化：CK7（＋）、CK20（－）、PAX-8（＋）、WT-1（－）、CALRETININ（局灶弱＋）、D2-40（－）、CK5/6（－）、AE1/AE3（＋）、Vimentin（－）、Desmin（－）、P53（＋）、ER（－）、CD31（血管＋）、CD34（血管＋）、Ki67（个别 50%＋）。综上：结合临床及免疫组化，考虑为腹腔原发性 Mullerian 上皮来源恶性肿瘤，形态符合透明细胞癌。术后诊断：原发腹膜透明细胞癌 Ⅲc 期（图 27-2）。术后继续行 TC（紫杉醇脂质体＋卡铂）方案静脉化疗 8～10 个疗程。

术后病理如图 27-2 所示。

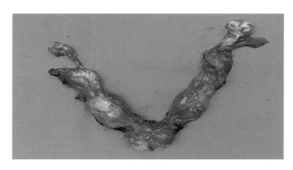

A

大体描述：

1. 双子宫＋双附件：全子宫及双附件切除标本，临床已剖开，子宫大小 6.5cm×6.0cm×2.3cm，颈管长 2cm，外口周径 4cm，外口黏膜灰粉色较光滑，宫腔深 4.3cm，腔宽 2.5cm，肌壁厚 1～2cm，于宫体与宫底交界处子宫内膜下可见结节一枚，直径 2cm，切面灰白色编织状实性质韧，另于肌壁间见结节一枚，直径 0.6cm，切面灰白色实性质韧；左卵巢大小 3cm×2cm×1.3cm，表面灰红色较光滑，切面灰黄兼灰白色实性质中，左侧输卵管长 7cm，直径 0.6～0.7cm，伞开腔见；右侧卵巢大小 2.3cm×1.5cm×0.3cm，表面灰黄色较光滑，切面灰黄色实性质中，右输卵管长 6cm，直径 0.3～0.5cm，伞开腔见；留。

2. 大网膜瘤体：灰黄色脂肪组织一块，大小 7.5cm×3.5cm×3cm，切面灰黄兼灰白色实性质中，肉眼未见明确肿物。留。

3. 盆腔瘤体：灰白兼灰红间灰黄色不整形组织一块，大小 3cm×2.5cm×1.3cm，切面灰白兼灰黄色实性质中，留。

4. 肠系膜散在瘤体：灰白兼灰褐色碎组织一堆，总大小 2cm×2cm×0.6cm，完。

镜下描述及最终诊断：

（双子宫＋双附件）囊性萎缩性子宫内膜，子宫平滑肌瘤，慢性宫颈炎，部分腺体囊性扩张，黏液潴留；双侧输卵管浆膜层及右侧卵巢浆膜脂肪组织中可见少许异型腺体浸润性生长，部分呈微乳头结构。

左侧卵巢可见卵泡膜细胞瘤。

（大网膜瘤体）纤维脂肪组织，间质成纤维细胞增生，可见多量异型腺体浸润性生长。

（盆腔瘤体）纤维组织组织，间质成纤维细胞增生显著，可见多量异型腺体浸润性生长。

（肠系膜散在瘤体）增生的纤维组织中可见异型腺体浸润性生长。

免疫组化：CK7（＋）、CK20（－）、PAX-8（＋）、WT-l（－）、CALRETININ（局灶弱＋）、D2-40（－）、CK5/6（－）、AE1/AE3（＋）、Vimentin（－）、Desmin（－）、P53（＋）、ER（－）、CD31（血管＋）、CD34（血管＋）、Ki67（个别 50%＋）。

综上：结合临床及免疫组化，考虑为腹腔原发性 Mullerian 上皮来源恶性肿瘤，形态符合透明细胞癌。

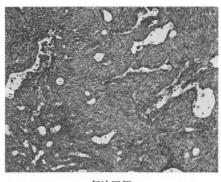
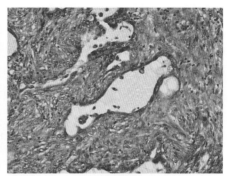

复诊医师　　　　　　　　　　　　　初诊医师

B

图 27-2　手术病理

术前及术后肿瘤标志物下降曲线如图 27-3 及图 27-4 所示。

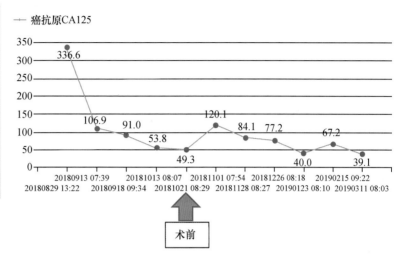

图 27-3　术前肿瘤标志物曲线

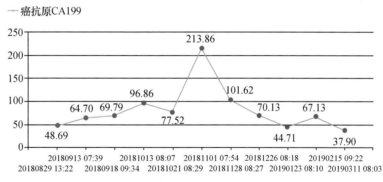

图 27-4　术后肿瘤标志物曲线

五、讨论总结

原发性腹膜肿瘤很少见，主要包括三大类：苗勒系统肿瘤、间皮肿瘤和间叶源性肿瘤，其中依次以浆液性腺癌、间皮瘤、腹膜播散性平滑肌瘤病最为常见。原发性腹膜浆液性腺癌的组织学类型与卵巢上皮性癌相似，本病的发病率占卵巢癌的 7%～13.8%。原发性腹膜透明细胞癌则更加罕见，仅占原发腹膜癌的 3%。

1. 发病机制：原发性腹膜透明细胞癌的发病机制目前尚不明确，研究认为与子宫内膜异位密切相关。起源于子宫内膜异位相关的恶性肿瘤主要为子宫内膜样腺癌和透明细胞癌两种病理类型（占 90% 以上）。目前子宫内膜异位的组织来源仍未明确，是经血倒流还是原位腹膜化生尚有争议。但有趣的是，研究发现异位内膜在生物学上与正常内膜有着本质的不同，它们与伴随的癌具有相同的遗传学异常，包括各种癌基因的激活等，使得子宫内膜可以种植并侵入到卵巢和腹膜组织中。虽然本例患者无子宫内膜异位症病史，也未在肿瘤的周围找到确切的子宫内膜异位症证据，但有可能被过度生长的肿瘤细胞所掩盖。

2. 临床病理特点：由于原发性腹膜透明细胞癌发病率极低，目前文献报道的原发性腹膜透明细胞癌资料大多为零星病例报道或十余例病例的资料总结。该病患者的主要临床表现为腹部肿块伴腹胀、腹痛及腹水。发病年龄平均 52 岁。其中约 38% 的患者有子宫内膜异位病史，影像学主要表现为盆腔囊实性占位，少部分为多发结节，甚至发生腹膜、网膜及淋巴结广泛播散。血清肿瘤标志物 CA125 增高。这时如何与卵巢癌腹膜播散相鉴别呢？国际妇科肿瘤组织规定了原发性腹膜癌的诊断标准：①双侧卵巢正常大小或因良性病变增大；②卵巢外病灶要大于卵巢表面病灶；③如果有卵巢受累，必须局限在卵巢表面，且瘤结直径＜5mm，或者在皮质或髓质内的瘤结体积＜5mm×5mm，可以伴或不伴卵巢表面受累。

透明细胞癌因其胞质内有多量的糖原及脂肪在染色过程中被溶解而得名。镜下主要由透明细胞、鞋钉样细胞和嗜酸性细胞排列成实性片状、管囊状、乳头状和腺管状结构。免疫组化标记 PAX-8、CA125、CK7、CEA 均阳性，CK20、CK5/6、WT-1、ER、PR、vimentin、CD10 和 CD15 均阴性。本组报道的病例形态学、免疫表型均符合透明细胞癌的特点，且卵巢、子宫均未见异常，故应诊断为原发性腹膜透明细胞癌。

3. 鉴别诊断：原发性腹膜癌术前确诊者极少，早期诊断非常困难，多数被误诊为卵巢癌，同腹盆腔转移癌、消化道癌、腹盆腔结核病及肝硬化等也不易鉴别。因本病在手术前多不能被确诊，更谈不上手术前对疾病做客观的分期，因此多根据手术探查和病理检验结果确诊。本病多采用国际妇产科联盟发布的《FIGO 2014 卵巢癌、输卵管癌、腹膜癌分期》，文献中几乎全部符合三、四期晚期患者。原发性腹膜透明细胞癌仅从组织形态上无法与原发于女性生殖系统的苗勒系统肿瘤区别。因此首先需排除转移性卵巢或子宫透明细胞癌、浆液性腺癌和子宫内膜样癌，此外，还需与转移性肾透明细胞癌、Krukenberg 瘤、恶性间皮瘤、卵黄囊瘤等进行鉴别。

4. 治疗和预后：腹膜原发透明细胞癌临床较罕见，其治疗和预后均无经验可循。由于本病多灶性生长，临床表现隐匿，在症状、体征、影像、血清 CA125、腹水细胞学等方面的资料特异性很低，绝大多数患者是在手术和病理诊断后才能确诊。据 2018 年 FIGO 妇癌报告：手术可明确肿瘤的病理学类型、分期，由此也可判定患者的预后。对于部分晚期患者，在手术干预前给予化疗是正确的。对于这些患者，在开始新辅助化疗前应当有组织学或细胞学诊断。

由于原发性腹膜透明细胞癌和卵巢透明细胞癌同属第二苗勒系统肿瘤，发生上具有同源性，治疗上可参照卵巢透明细胞癌的治疗方案，主要采用肿瘤细胞减灭术，术后结合化疗为主要治疗手段。化疗方案以铂类及紫杉醇类药物为首选，疗程不少于卵巢癌的治疗疗程。可采用血清 CA125 水平检测疗效。

　　Ⅱ期患者通过治疗远期生存时间较好，Ⅲ期患者生存时间较短，临床疗效差。但由于多数原发性腹膜癌患者接受治疗时已属晚期，其治疗效果多不理想。本例原发性腹膜透明细胞癌采取肿瘤细胞减灭术后，又辅以 8 个疗程的紫杉醇脂质体＋卡铂的联合化疗，随访 6 个月未见复发。临床监测 CA125 随化疗疗程增加在逐渐正常，现术后 11 个月影像学检查未发现肿瘤复发迹象。由于随访时间较短，尚缺乏完整的随访资料，有待积累更多资料进一步深入分析。

参 考 文 献

白婕，张建. 原发性腹膜癌的术前诊断及治疗［J］. 中国医药导刊，2013，15（7）：1186-1188.

法洪文，李倩. 原发性腹膜癌的研究进展［J］. 2015，29（4）：311-314.

李晶，吴妙芳，林仲秋.《FIGO 2018 妇癌报告》——卵巢癌、输卵管癌、腹膜癌诊治指南解读［J］. 中国实用妇科与产科杂志，2019，35（3）：304-314.

李萌，熊光武. 晚期卵巢癌、输卵管癌及原发性腹膜癌腹腔镜肿瘤细胞减灭术的安全性及有效性研究［J］. 中国微创外科杂志，2012，12（2）：97-100.

娄越亮，王雁飞，包乐纹，等. 原发性腹膜癌的诊断与治疗进展［J］. 中国肿瘤临床，2005，32（4）：2236-2240.

（冯岩岩　马　珂）

病例 28　妊娠合并宫颈癌

一、病历摘要

（一）主诉

孕 3 个月余，体检发现宫颈病变 1 个月。

（二）现病史

患者，女性，34 岁，既往月经规律，末次月经 2016 年 3 月 4 日，停经近两个月查 B 超提示：宫内早孕，此后在我院进行产前检查。宫颈薄层液基细胞学检查：非典型鳞状上皮细胞，不能明确意义，HPV16 阳性。无阴道出血或腹痛，有轻微早孕反应。患者于 5 月 5 日行阴道镜检查：TZ-I 型，病变位于宫颈外口，行活检术，病理回报：宫颈 6 点、12 点慢性宫颈炎，破碎鳞状上皮伴高级别上皮内病变（high-grade squamous intraepithelial，HISL，CIN Ⅲ）累及腺体，并多灶可疑间质浸润（＜1mm）。患者于 5 月 24 日请北京妇产医院病理会诊，会诊结果：HISL（CIN Ⅲ）累及腺体，符合浸润性鳞状细胞癌，中分化，建议手术治疗。患者宫内孕 13^{+3} 周，以"宫颈上皮瘤样病变"收住院。患者患病期间精神、饮食、睡眠可，大小便正常，体重增加 2kg。

既往体健，否认高血压、糖尿病、肾病等病史。12 岁初潮，3～5/30 天，量中，痛经（±），末次月经 2016 年 3 月 4 日，孕 1 产 0，否认引产史、药流史、人流史，曾采用工具法避孕。

（三）查体

T 36.9℃，P 93 次 / 分，R18 次 / 分，BP 95/56mmHg。
宫底耻骨上 3 横指，胎心率 160 次 / 分。
妇科检查：外阴已婚型。阴道畅，宫颈光滑，宫颈表面未见明显肿瘤病灶。

（四）实验室及辅助检查

宫颈薄层液基细胞学检查：非典型鳞状上皮细胞，不能明确意义。HPV16 阳性。
病理检查为：（宫颈 6 点、12 点）慢性宫颈炎，破碎鳞状上皮高级别上皮内病变（HISL，CIN Ⅲ）累及腺体，并多灶可疑间质浸润（＜1mm）。
B 超提示：宫内孕，单活胎，超声孕 13^{+3} 周。

（五）拟诊

（1）宫颈上皮内瘤变Ⅲ级。
　　宫颈浸润癌，中分化?

（2）中孕（13^{+3}周）。

二、诊断及鉴别诊断思路

根据宫颈癌筛查流程，TCT 及 HPV 检查、阴道镜检查取活检，活检病理回报提示：CIN Ⅲ 累及腺体，并多灶可疑间质浸润（<1mm），外院病理会诊提示浸润性鳞状细胞癌，中分化。为明确宫颈病变级别，是否为宫颈浸润癌，建议入院行宫颈锥切手术，需根据宫颈锥切病理结果明确诊断。

三、临床决策

（一）妊娠期子宫颈上皮内病变的管理

1. 随诊：ASCCP 及美国妇产科医师学会（ACOG）的指南，推荐妊娠期的 HSIL 暂不需要治疗，直至产后 6~8 周复查。

（1）组织学 LSIL（low-grade squamous intraepithelial）（CIN Ⅰ）：妊娠期组织学 LSIL 或阴道镜下印象为 LSIL 未取活检者，建议产后 6 周复查。

（2）组织学 HSIL（CIN2/3）：排除子宫颈浸润性癌后，间隔 12 周复查细胞学和阴道镜检查，直至妊娠晚期和产后 6 周重新评估子宫颈细胞学及阴道镜。若细胞学可疑浸润癌，或阴道镜下子宫颈局部病变有进展时，推荐重复活检。

2. 妊娠期行子宫颈电环切术（loop electrosurgical excision procedure，LEEP）/冷刀锥切术（cold knife cone，CKC）的唯一指征是高度怀疑子宫颈浸润癌。其目的是明确诊断是否存在子宫颈癌，而不是对转化区的病变进行治疗。应该充分评价手术的必要性，并严格限定切除的范围。由于存在子宫颈出血、流产和早产的风险。术前应和患者及家属充分沟通、知情同意，做好充分准备后实施手术。根据患者阴道镜活检结果，不除外宫颈浸润癌，遂建议患者行宫颈 LEEP 术。

（二）妊娠期合并子宫颈癌的处理原则

目前对妊娠各期子宫颈癌的治疗尚无成熟方案，根据目前的一些报道，可以参照以下原则：

1. 不考虑继续妊娠，与非妊娠期的处理相同：①在妊娠期间，各期子宫颈癌均可根据患者及家属的意愿，终止妊娠并治疗子宫颈癌。②妊娠 20 周前发现 ⅠA2 及以上的子宫颈癌，原则上建议进行终止妊娠手术及子宫颈癌常规手术。③对需要保留生育功能的早期子宫颈癌患者，可以在终止妊娠后行保留生育功能的手术。

2. 对选择继续妊娠保留胎儿，多采取个体化处理原则：2009 年及 2014 年国际妇科肿瘤学会（IGCS）和欧洲妇科肿瘤学会（ESGO）提出了关于保留胎儿的子宫颈癌治疗，对于 ⅠA2~ⅠB1、肿瘤直径大小<2cm、淋巴结阴性，可进行单纯的子宫颈切除术或大的锥切，不推荐在妊娠期间进行根治性子宫颈切除术；对于更高级别的子宫颈癌，新辅助化

疗是唯一可以保留胎儿至成熟的方案。

结合我国现状，由于缺乏足够的技术和经验，建议对妊娠期行腹腔镜下淋巴切除及子宫颈切除术取慎重态度。根据我国现有经验，妊娠期子宫颈癌的管理应首先考虑孕妇的安全，同时考虑到胎儿的伦理。

（1）子宫颈癌 I A1 期：期待治疗，在妊娠期间严密监测管理，包括重复细胞学、阴道镜检查，如未发现肿瘤进展，可以推迟到产后治疗。由于此种方法存在子宫颈癌进展的风险，需要患者及家属明确的知情同意。

（2）在妊娠 20～30 周 I B 期以上的患者，可采用新辅助化疗 2～3 个疗程后，促胎儿肺成熟。文献报道，在妊娠中期后进行新辅助化疗，使患者得以完成妊娠，并到产后进行子宫颈癌的手术治疗或放化疗。妊娠期的新辅助化疗推荐以铂类为基础的化疗方案，报道较多的是顺铂（70～75mg/m^2）＋紫杉醇（135～175mg/m^2），每 3 周一次。目前采用的以铂类为主的化疗方案，未发现对新生儿造成损伤。

（3）妊娠 30 周以上发现的子宫颈癌患者，也可以进行新辅助化疗，一般进行 1 个疗程，在化疗最后一个疗程到预计分娩时间，应有 3 周间隔，以避免化疗对母儿产生骨髓抑制（出血、感染及贫血）。欧洲肿瘤内科学会（ESMO）推荐，因妊娠 34 周后发生自发早产的可能性大，故不建议在妊娠 33 周后进行新辅助化疗。

（三）妊娠合并子宫颈癌的分娩时机及方式

关于分娩时机，IGCS 和 ESGO 关于妊娠合并子宫颈癌 2009 年共识认为，分娩应推迟至妊娠 35 周以后，2014 年共识认为分娩推迟至足月妊娠（≥37 周），但如孕妇状况恶化或需要放射治疗，可以尽早终止妊娠。关于分娩方式，对妊娠期子宫颈癌患者建议进行剖宫产，术中应仔细检查胎盘是否存在转移。

宫颈癌的根治性治疗可在剖宫产术中同时或产后行相关手术：

（1）对于有保留生育能力需求患者， I A1 期：切缘阴性可随诊；切缘阳性，产后 6～8 周再次锥切。 I A2 期及以上，产后 6～8 周行根治性子宫切除＋淋巴结清扫。

（2）对于无保留生育能力需求患者，无脉管癌栓的 I A1 期，行筋膜外子宫切除。有脉管癌栓的 I A1、 I A2 期及直径小于 2cm 的 I B1 期患者，剖宫产术中同时或产后 6～8 周行根治性子宫切除＋盆腔淋巴结清扫。

四、治疗经过

按照相关指南推荐，对患者进行个体化评估及治疗。

入院后完善化验检查，建议行宫颈 LEEP 术，行术前讨论，告知患者及家属相关风险并签字。风险包括：宫颈 CIN Ⅲ 术后切缘阳性甚至病理升级浸润癌可能，根据病理结果及切缘决定下一步治疗方案；术中出血，术后感染，流产，早产，胎膜早破等风险。LEEP 术手术范围：建议在碘染不着色区边缘外 2～3mm 处做环行切口，锥高建议 1～2cm，避免锥高深，造成宫颈内口松弛导致流产。

孕期 LEEP 术后盆腔 MRI 见图 28-1。

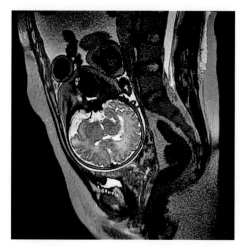 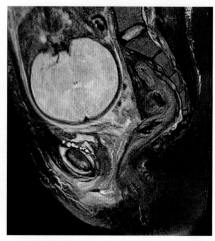

图 28-1　孕期 LEEP 术后盆腔 MRI

患者于 2016 年 6 月 7 日行 LEEP 术。术中于宫颈及阴道穹窿处涂碘溶液，见宫颈下唇少许不着色区，行宫颈锥形切除术，锥宽 2cm，锥高 1cm，电凝止血，手术顺利，术中出血 10ml。术后抗炎、肌注及口服黄体酮预防流产的发生，术后 5 天患者出院。

病理回报：（宫颈锥切上唇，9-12-3 点）慢性宫颈炎，鳞状上皮广泛高级别上皮内病变（HSIL，CIN Ⅲ）并累及腺体，（1°、3°）内侧切缘可见 CIN Ⅲ病变，余切缘及基底切缘净。（宫颈锥切下唇，9-6-3 点）慢性宫颈炎，鳞状上皮广泛高级别上皮内病变（HSIL，CIN Ⅲ）并累及腺体，（5°~8°）并多灶间质浸润（浸润最深处约 4.3mm，单张切片最宽 4.5mm），并可见脉管癌栓。（4°~9°）内侧切缘及（5°~8°）基底切缘可见病变，余切缘净。免疫组化：KI-67［鳞状上皮全层高表达（＋）］、P16（片状＋＋＋）。外院病理会诊与本院病理结果一致 。术后诊断宫颈中分化鳞状细胞癌Ⅰ A2 期。

患者至多家医院咨询后，于 2016 年 7 月 21 日在外院再次行扩大宫颈锥切术，术后病理报：1°、4°、12°CIN Ⅲ累腺切缘各点未见特殊；宫颈管 CIN Ⅲ伴累腺。考虑宫颈中分化鳞状细胞癌Ⅰ A2 期诊断明确。

由于患者年龄偏大、胎儿珍贵，二次锥切后宫颈组织丢失较多，妊娠周数较大，恐内口松弛出现晚期流产、早产，故持续头低脚高位保胎至分娩。

由于患者已经诊断宫颈浸润癌Ⅰ A2 期，加之有脉管癌栓的高危因素存在，孕期已满 20 周，故在患者孕 25 周 2 天、孕 28 周 3 天、孕 31 周 3 天时各行 TP 方案化疗共三个疗程（每疗程紫杉醇 210mg＋顺铂 100mg）。在孕 28 周后多次建议患者择期剖宫产终止妊娠，患者拒绝，希望延长孕周，并拒绝剖宫产术中行根治性子宫切除术。

2016 年 11 月 28 日（孕 38^{+3} 周）腰硬联合麻醉下行子宫下段剖宫产术。新生儿 Apgar 评分均 10 分。出生体重：3290g。手术顺利，出血 200ml，术中探查双附件正常，盆腔淋巴结无明显肿大。

剖宫产术后 14 天，行 PET-CT 检查，根据报告结果：宫颈葡萄糖代谢增高，考虑肿瘤残留可能，肺部小结节糖代谢未见增高，考虑炎性改变。

因拒绝手术，故在剖宫产术后 15 天开始 TP 方案化疗。紫杉醇脂质体 240mg＋顺铂130mg。

经多次谈话动员，患者理解并要求切除子宫、不保留生育能力。遂于剖宫产术后 1 个月余，于 2016 年 12 月 29 日行开腹宫颈癌根治术＋盆腔淋巴结清扫术。手术顺利，术后恢复好。

术后病理：宫颈黏膜组织部分被覆上皮缺失，（1 点，4 点，10 点，11 点，12 点位）部分鳞状上皮高级别上皮内病变（HSIL，CIN Ⅲ）伴累腺，局灶多灶间质浸润（浸润最深处约 3mm，单张切片最宽 11mm），并可见脉管癌栓；（9 点）局灶鳞状上皮高级别上皮内病变（HSIL，CIN Ⅱ）；病变向上紧邻子宫内膜，向下未累及阴道壁；各手术切缘未见病变，左右宫旁组织未见病变，各组淋巴结未见转移性病变。

2017 年 1 月 9 日（根治术后第 10 天）再次 TP 方案化疗（紫杉醇脂质体 240mg＋顺铂130mg）。2017 年 2 月 4 日再次 TP 方案化疗。患者追踪至今无复发征象，小孩体健、智力正常。

五、讨论总结

本病例为孕期发现的宫颈癌病例。对于孕期宫颈癌的筛查目的在于发现子宫颈癌，筛查方法同非妊娠期。主要采用以宫颈细胞学为主的筛查方法，在整个妊娠期行细胞学检查不会对母儿构成威胁。妊娠期子宫颈癌筛查结果异常的管理内容较多，可参照 2018 年妊娠合并子宫颈癌管理的专家共识中部分内容。对于确诊为妊娠期宫颈癌的患者，需要对子宫颈癌恶性程度的评估：①组织学类型。②临床分期：根据妇科检查，进行 FIGO（2009）分期。③影像学检查（MRI）：有助于评估肿瘤大小、间质浸润、阴道及宫旁受侵程度，到目前为止并未发现在妊娠期任何时间 MRI 暴露会对胎儿的发育产生影响。④肿瘤标志物，即鳞状细胞癌抗体（SCC）检测等。妊娠合并宫颈癌复杂，评估后应多学科管理，该患者胎儿宝贵，且已经达到妊娠后半期，个体化管理，制定个体化治疗方案，最终保证母胎有了良好的结局。

参 考 文 献

魏丽惠，赵昀，谢幸，等. 妊娠合并子宫颈癌管理的专家共识 [J]. 中国妇产科临床杂志，2018，19（2）：190-192.

美国阴道镜及宫颈病理学会. 2012 年美国阴道镜及宫颈病理学会（ASCCP）的子宫颈癌筛查异常管理指南.

AMANT F, VAN CALSTEREN K, HALASKA M J, et al. Gynecologic cancers in pregnancy: guidelines of an international consensus meeting [J]. Int J Gynecol Cancer, 2009, 19: S1-S12.

AMANT F, HALASKA M J, FUMAGALLI M, et al. Gynecologic cancers in pregnancy: guidelines of a second international consensus meeting [J]. Int J Gynecol Cancer, 2014, 24: 394-403.

PECCATORI F A, AZIM H J, ORECCHIA R, et al. Cancer, pregnancy and fertility: ESMO clinical practice guidelines for diagnosis, treatment and follow-Up [J]. Ann Oncol, 2013, 24: 160-170.

（冯宗昊 曾 桢 马 珂）

病例 29　静脉内平滑肌瘤病

一、病历摘要

（一）主诉

体检发现盆腔包块 20 余天。

（二）现病史

患者，53 岁女性，近 1 年月经不规律，月经周期 30～45 天，LMP：2018 年 5 月。既往未规律妇科查体。2018 年 7 月 2 日于当地医院体检，行腹部超声提示"肝下腔静脉内可见满低回声，向上蔓延至右心房；胆壁毛糙；子宫低回声团，考虑肌瘤；盆腔偏双侧附件区实性不均质低回声团"，考虑静脉平滑肌瘤，建议转诊至上级医院进一步诊治。2018 年 7 月 4 日就诊于外院，行妇科超声提示"子宫肌壁间肌瘤，右侧附件区巨大等回声实性团块，大小 13.2cm×6.4cm×7.5cm，考虑子宫肌瘤肉瘤变"；行超声心动提示"下腔静脉内条索样等回声团块，向右房内延伸，主动脉弹性减低，二尖瓣轻度反流，左室顺应性减低，左心功能正常"，建议患者手术治疗。患者诉无腹痛、腰痛、下肢肿胀等不适，否认月经量增多或阴道异常出血排液等症状，否认尿频、便秘等不适。偶有右腹腹胀，休息后可缓解；否认胸闷憋气、心前区不适等。拟进一步诊治 2018 年 7 月 26 日收入我科。

既往史：7 年前于当地医院行经腹阑尾切除术；十余年前因双下肢骨折行内固定术。高血压史十余年，未规范诊治，现口服珍菊降压片 1 片 / 天，未自行监测，具体控制水平不详，否认头痛头晕憋气等不适。否认冠心病、脑血管疾病史。

（三）查体

体温 37℃，脉搏 77 次 / 分，呼吸 19 次 / 分，收缩压 143mmHg，舒张压 88mmHg，身高 159cm，体重 66kg。妇科查体：外阴已婚型；阴道畅，少量白色分泌物，无异味；宫颈光滑，举痛（-）；子宫前位，宫体增大，子宫右侧可及质硬包块，圆形，直径 13cm，无压痛，左侧未及异常包块。

（四）实验室及辅助检查

1. 上腹部磁共振增强成像：右心房、下腔静脉及右卵巢生殖静脉内见长条状长 T1 长 T2 信号影，T2 压脂信号不均匀，增强扫描病灶内条索状强化影。肝静脉及门静脉未见明显征象，双侧肾静脉未见充盈缺损征象。提示：右心房及下腔静脉、右卵巢生殖静脉肿瘤性病变，符合静脉内平滑肌瘤病。

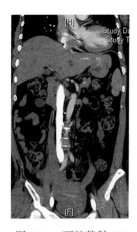

图 29-1　下腔静脉 CT
三维成像

2. 下肢静脉 CT 三维成像：右侧卵巢静脉全程增粗、迂曲，下部与盆腔内肿块影分界不清，腔内未见明确对比剂充盈。双肾门水平及以上下腔静脉及右心房内见条柱状及团块状充盈缺损影，双肾静脉未见明确对比剂充盈。提示：右侧卵巢静脉、下腔静脉、双肾静脉及右心房充盈缺损，考虑静脉内平滑肌瘤病。

3. 盆腔磁共振增强成像：盆腔内子宫前上方可见不规则形肿块影，边界尚清，范围约 4.0cm×14.7cm×9.3cm，在 T1WI 为等信号，在 T2WI 及 DWI 为高低混杂信号，增强扫描不均匀渐进性强化。提示：盆腔内肿块，子宫肌瘤变性可能。

2018 年 7 月 30 日下腔静脉 CT 三维成像：盆腔内见不规则团块状软组织影，考虑子宫肌瘤变形不除外；右侧卵巢静脉全程增粗、迂曲，下部与盆腔内肿块影分界不清，考虑静脉内平滑肌瘤病（图 29-1）。

（五）拟诊

（1）子宫平滑肌瘤。
（2）静脉内平滑肌瘤病。
（3）宫内节育器。
（4）高血压。

二、诊断及鉴别诊断思路

患者以"体检发现盆腔包块 20 余天"为主要表现，根据患者目前诊断，需与以下疾病鉴别：

1. 静脉内平滑肌瘤病：临床少见，临床表现不特异，主要为盆腔包块，许多病例因肿瘤迅速生长，形成巨大包块，产生肾积水等压迫症状。也有经期延长、经量增多或绝经后出血等子宫异常出血的表现。术前彩超多为子宫增大，肌层内多个结节，肌瘤血供丰富，沿静脉通道通过髂血管或卵巢静脉向下腔静脉及心脏延伸。该患者下腔静脉内条索样等回声团块，向右房内延伸，不能除外该诊断。

2. 子宫肌瘤恶性变：主要为肉瘤样变，多见于较大年龄患者。恶变时肌瘤迅速增大，组织脆而软，呈灰黄色，颇似生鱼肉或脑组织。根据患者超声结果，后壁可见不均质低回声结节，目前暂不考虑该诊断。右侧附件区可见一巨大等回声实性团块，左右径 13.2cm，前后径 6.4cm，上下径 7.5cm，团块形态不规则，呈哑铃形，可见多发分叶，不能完全除外该诊断。

3. 子宫平滑肌肉瘤：肿瘤多为单个，以肌壁间多见，可弥漫性生长，与肌层界限不清，切面呈鱼肉状，典型的漩涡结构消失，有灶性或片状出血或坏死，镜下可见：①细胞异常增生，排列紊乱，漩涡状排列消失；②细胞核异型性明显；③肿瘤组织病理性核分裂

≥5/10HPFs；④凝固性坏死。诊刮对于其诊断价值有限，超声可见低阻血流，可与子宫肌瘤同时存在。需根据术后病理结果进一步排除该诊断。

三、临床决策

静脉内平滑肌瘤病（intravenous leiomyomatosis，IVL）是一种少见的、特殊类型的平滑肌肿瘤，其特点是良性平滑肌肿瘤沿子宫内和宫外静脉腔生长形成瘤栓，除累及静脉外也可累及淋巴管。尽管 IVL 组织学为良性，但偶然出现沿盆腔静脉及下腔静脉侵入心腔甚至肺血管者，呈现恶性生物学行为，甚至危及患者生命。子宫 IVL 的临床处理方式与其预后密切相关，手术是首选的治疗方法，但单纯切除往往无法达到治疗效果。对于局限于子宫的 IVL，手术范围可依据患者的年龄和生育要求而定。对于无生育要求的患者主张行全子宫双附件切除术，术中应仔细探查子宫周围血管有无受累。对于侵入下腔静脉或者心房的瘤体要更加谨慎，本患者 IVL 诊断基本明确，为 53 岁围绝经期女性，已无生育要求，可行全子宫双附件切除术，因病变累及右侧卵巢静脉、下腔静脉、双侧肾静脉及右心房，涉及多个器官及系统，需要联合血管外科和心外科等相关科室进行多学科联合手术，必要时行体外循环，进行心脏及下腔静脉切开手术，争取切除全部病变瘤体，减少复发风险。

四、治疗经过

患者入院后完善下腔静脉造影结果显示：左侧髂静脉汇入部狭窄严重为 90%，形成粗大侧支向右迂曲汇入下腔静脉，右髂静脉通畅，提示 May-Thurner 综合征可能；上下腔静脉高压造影示：下腔静脉第二腰椎水平以下未见充盈缺损，第二腰椎以上见右肾静脉汇入端起下腔静脉严重狭窄，为 95%，连续性柱状漂移样充盈缺损填充下腔静脉。右心房造影提示：连续性柱状漂移样充盈缺损填充占据右心房，肺动脉造影显示：双侧肺动脉通畅。

考虑患者疾病罕见，病情复杂，遂于 2018 年 8 月 7 日进行全院疑难病例讨论，参加科室包括妇科、肝胆胰外科、放射科、心脏外科、输血科、神经内科、泌尿外科、重症医学科、麻醉科、血管外科。讨论结果，根据患者目前病情，以下问题仍需明确：①肝静脉内有无瘤栓，行上腹部增强核磁评估；②患者不除外反常栓塞，行 TCD（发泡试验）、经食管超声评估心脏内有无右向左分流；③行肾动态显像评估肾功能，备术中可能切除部分或一侧肾脏可能。根据讨论结果完善相关检查后，发泡试验提示有可能存在右向左的分流；行超声心动检查提示：室间隔增厚，左室射血分数正常范围，三尖瓣少量反流，肺动脉收缩压增高，右心房 - 下腔静脉占位，卵圆孔未闭。

完善上述检查后于 2018 年 8 月 16 日进行第二次全院疑难病例讨论。讨论意见：患者目前诊断明确，手术治疗是最佳方案，术中需多学科（MDT）协作，手术顺序是先由妇科行子宫双附件肿瘤切除，接着打开肝下下腔静脉，近心端控制，远心端取出肿瘤，结扎右侧卵巢动脉，由心外科控制右心房及近心端下腔静脉，然后从下或从上方取出。

经过充分术前准备，患者于 2018 年 8 月 21 日行开腹全子宫＋双附件切除＋盆腔粘连松解＋盆腔肿瘤切除术＋腔静脉取栓＋血管成形术。手术顺利，术中出血 800ml。术后复查超声心动图：二尖瓣、三尖瓣少量反流，左室射血分数正常范围，卵圆孔未闭，右心房 - 下腔静脉占位术后，（较术前比较，右心房 - 下腔静脉占位消失）。术后病理回报：（全子宫＋双附件）多发性血管平滑肌瘤，部分肿瘤出血囊性变，结合临床病变符合静脉内平滑肌瘤病；（下腔静脉占位）结合临床病变符合静脉内平滑肌瘤病。术后复查下肢静脉 CT 三维成像：原下腔静脉管腔内及心房内充盈缺损消失，此次血管内未见明确充盈缺损影。患者恢复良好，于术后 3 周顺利出院。

五、讨论总结

静脉内平滑肌瘤病（IVL）的发病率低，平均发病年龄为 45 岁（20～70 岁），多产为 IVL 高危因素，多数患者有子宫肌瘤或子宫切除史，该病最早于 1896 年由 Birck-Hirschfeld 报道，关于 IVL 的来源有两种假说，一种认为起源于血管壁自身的平滑肌，另一种认为起源于肌瘤组织浸润至肌层中的血管内，或者两种都存在。

该病临床症状多变且不典型，局限于子宫的 IVL 与子宫平滑肌瘤表现相似，盆块压迫输尿管时可有尿路梗阻症状；病变侵及下腔静脉者及右心可表现为逐渐出现的下肢水肿、胸闷、腹部肿胀、突发晕厥、呼吸困难等类似其他下腔静脉阻塞综合征的表现；严重时肿瘤阻塞肺血管等心脏流出道，可导致呼吸困难、右心衰竭甚至猝死，还应注意 10% 侵及心脏的 IVL 也并无明显临床症状，仅在偶然检查时发现。

临床上考虑可能存在静脉内平滑肌瘤病时，应结合病史，选择进行血管超声、超声心动图、CT、MRI 以及血管造影等辅助检查，术前影像学检查对典型病例可基本确诊，有助于手术方案的确定。若术前暂未考虑 IVL 诊断，仅在术中发现子宫体及子宫旁肌瘤结节向血管内生长，并出现类似蚯蚓样、蠕虫样表现时，应及时行术中冰冻病理检查，并于本次手术尽量切除全部病灶。

目前治疗 IVL 的手术方式主要包括：①一期手术：指由心脏外科、血管外科和妇产科医师同期参与，一次性完成在心脏直视下取栓、盆腔腹部肿瘤切除、子宫和双侧附件切除及下腔静脉取栓等手术。②分期手术：指先行开胸经心房取栓，再行盆腹腔肿瘤切除两个阶段。手术间隔时间 4～6 周，也有报道两次手术间隔时间在 10 天以内。两种手术方式各有其优缺点，一期手术中应用体外循环可有效地控制术中出血，深低温能较好地保护重要器官，提供良好的术野显露及充分的时间切除肿瘤，同时减少了术中发生栓塞的可能。但一期手术要求麻醉技术高，因手术时间长、手术创伤大，增加了肝素引起的凝血功能障碍，术中、术后相关并发症发生率亦升高。分期手术避免了上述一期手术的不足，肿瘤的缓慢生长保证了两次手术间期的安全性。但存在直视手术后残留瘤栓脱落致肺动脉栓塞的风险，并且增加了分期手术的痛苦和住院费用。对手术方式的选择，要根据栓子与所在的静脉有否粘连及术中的实际情况灵活掌握。我们认为在目前检查情况和患者身体情况允许的前提下，一期手术可作为首选。

　　本患者因体检发现盆腔内蔓延至下腔静脉及右心房内肿块，经多项影像学检查明确诊断，术前对患者的其他合并症进行了监测和治疗，将手术风险尽量降低，考虑到患者疾病罕见，病情复杂，治疗难度大，治疗过程中进行了全院两次联合疑难病例讨论后制订了手术方案，经过充分准备后实施了手术，手术中对病灶进行了彻底的切除，手术顺利，术后患者恢复良好，目前随访未见复发征象。

参 考 文 献

冯炜炜. 子宫外脉管内平滑肌瘤病的诊治［J］. 中国实用妇科与产科杂志，2018，34（7）：735-738.

郭李龙，刁永鹏，连利珊，等. 累及下腔静脉及右心房的子宫静脉内平滑肌瘤病的治疗策略（附18例报道）［J］. 中国普外基础与临床杂志，2014，21（3）：335-340.

张韬，张小明. 伴下腔静脉受累的静脉内平滑肌瘤病的诊疗进展［J］. 中华普通外科杂志，2009，24（1）：79-81.

祝洪澜，李佳，李艺，等. 18例静脉内平滑肌瘤病临床病理分析［J］. 中国妇产科临床杂志，2017，18（2）：137-140.

（李嘉琪　马　珂）

病例 30 子宫癌肉瘤

一、病历摘要

（一）主诉

发现盆腔肿物 6 个月。

（二）现病史

45 岁中年女性，8 个月前月经期后下腹痛持续 2~3 天，痛感与痛经类似，国外超声提示子宫肌瘤（大小不详），未处理。自觉下腹部逐渐增大。2 个月后就诊外院，行妇科超声提示：盆腔巨大实性肿物——子宫肌瘤变性？肉瘤样变？（15.7cm×14.7cm×10.1cm）；盆腔多发实性肿物——转移性不除外。盆腔 MRI 提示：子宫前壁巨大占位，浆膜下肌瘤可能大，恶变不除外；腹主动脉旁、双侧髂血管旁多发淋巴结转移可能大；盆腔积液。腹部 CT 提示子宫前壁巨大占位，双肾轻度积水，盆腔积液。后就诊北京协和医院，PET/CT结果：子宫前上方巨大囊实性团块（14.8cm×11.5cm×16.4cm），与子宫分界不清，考虑恶性病变，伴右膈肌角、腹主动脉旁淋巴结转移，右侧腰大肌与竖脊肌间隙代谢增高结节，考虑转移灶。2 个月前行双侧输尿管 DJ 管置入术。外院超声引导下盆腹腔穿刺，细胞病理学诊断：腺癌，中分化，结合免疫组化结果首先提示高级别浆液性腺癌，首先考虑来源于女性生殖系统，其次考虑来源腹膜。1 个月前行 TP（紫杉醇 240mg＋奈达铂130mg）化疗，2 周前我院复查妇科超声提示盆腔肿物（上缘达脐上三横指，下缘达子宫上方，RI 0.49），子宫多发肌瘤，腹水（最深 10.2cm）。腹部超声提示：双肾盂、输尿管上段扩张，双肾多发结石；中下腹巨大实性团块（36cm×30cm）；腹腔积液；胸腔积液。肉眼血尿，尿蛋白（＋＋＋），CA125 993U/ml，CA153 56.67U/ml。为进一步诊治收入院。

既往 1997 年甲型肝炎，地坛医院住院治疗后治愈；2012 年剖宫产，2015 年 9 月 23日双输尿管 DJ 管置入术，余无特殊。个人史、婚育史、家族史无特殊。

（三）查体

内科查体无特殊。专科查体：腹围 86cm，移动性浊音（±）。腹部可扪及直径 30cm大小包块，右侧较明显，轮廓不清，位于脐上 1 横指，质硬，压痛（－），活动差。

（四）实验室及辅助检查

1. 2015 年 9 月 14 日外院妇科超声提示：子宫腺肌症？子宫肌瘤、腺肌瘤不除外；盆腔巨大实性肿物——子宫肌瘤变性？肉瘤样变？（15.7cm×14.7cm×10.1cm）；盆腔多发实性肿物——转移性不除外（图 30-1）。

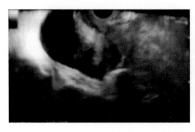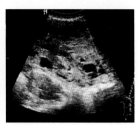

图 30-1　盆腔超声结果

2. 2015 年 9 月 16 日外院盆腔 MRI 提示：子宫前壁巨大占位，浆膜下肌瘤可能大，恶变不除外；腹主动脉旁、双侧髂血管旁多发淋巴结转移可能大；子宫后壁肌瘤可能大；子宫峡部前壁瘢痕；盆腔积液。腹部 CT 提示子宫前壁巨大占位，双肾轻度积水，盆腔积液。

3. 2015 年 9 月 21 日外院 PET/CT 结果：子宫前上方巨大囊实性团块（14.8cm×11.5cm×16.4cm），与子宫分界不清，考虑恶性病变，伴右膈肌角、腹主动脉旁淋巴结转移，右侧腰大肌与竖脊肌间隙代谢增高结节，考虑转移灶。

4. 2015 年 9 月 28 日中国医学科学院肿瘤医院超声引导下盆腹腔穿刺细胞病理学诊断：发现癌细胞，考虑为腺癌细胞。病理结果：腺癌，中分化，结合免疫组化结果首先提示高级别浆液性腺癌，首先考虑来源于女性生殖系统，其次考虑来源腹膜。

5. 2015 年 11 月 2 日我院妇科超声提示：盆腔肿物（上缘达脐上三横指，下缘达子宫上方，RI 0.49），子宫多发肌瘤，腹腔积液（最深 10.2cm）。

6. 腹部超声提示：双肾盂输尿管上段扩张，双肾多发结石；中下腹巨大实性团块（36cm×30cm）；腹腔积液；胸腔积液。

7. 11 月 10 日外院病理我院会诊：送检组织中可见腺癌成分，间质异型细胞倾向为肉瘤。如果肿物与子宫相连，则倾向于子宫内膜样腺癌，伴肉瘤样成分。组织送检少而破碎，建议必要时再检；若能手术，则待术后对标本送检以进一步明确分型。

（五）拟诊

（1）盆腔恶性肿物化疗 1 个疗程后，子宫癌肉瘤。

（2）子宫肌瘤。

（3）子宫腺肌症。

（4）中度贫血。

（5）盆腔积液。

（6）胸腔积液。

（7）剖宫产史。

（8）双侧输尿管 DJ 管置入术史。

（9）输液港置入术后。

二、诊断及鉴别诊断思路

癌肉瘤是由癌和肉瘤两种成分组成的恶性肿瘤，又称恶性中胚叶混合瘤或恶性苗勒管肿瘤，是较少见的恶性肿瘤，可发生于女性生殖道的任何部位，以子宫癌肉瘤最为常见，占宫体恶性肿瘤的 1%～2%。肿瘤细胞的侵蚀性强，即使是早期的患者也易发生局部浸润和远处转移，IA1 期患者 5 年生存率也只有 59%。患者肿瘤增长速度快，多次影像学结果均提示恶性可能，盆腔肿物穿刺结果考虑癌肉瘤，生殖道来源可能性大，依据患者病理结果，诊断盆腔癌肉瘤已明确，肿瘤来源不明，鉴别需与盆腔其他恶性肿瘤相鉴别，如腹膜癌肉瘤、卵巢癌、子宫肉瘤、神经纤维瘤等，恶性肿物临床症状多无特异性，早期无明显症状，或进行性增大的盆腔肿物，肿瘤晚期出现多处转移，出现转移脏器的症状及肿瘤消耗表现。患者发病后除腹围进行性增大外，无其他明显症状，进一步鉴别诊断结果需待术后病理明确。

三、临床决策

肉瘤样组织对放疗和化疗都不太敏感，手术是大部分肿瘤的首选治疗方式，只有无法手术或无法切净的病例才采用放疗和化疗。因癌肉瘤较罕见，已明确该肿瘤是一种分化很差，伴肉瘤化生的上皮性癌，2014 年美国国家综合癌症网络指南推荐以卵巢癌的治疗方案行全面分期手术及最大范围的肿瘤细胞减灭术，术后行个体化辅助化疗。因其早期即易发生局部浸润和远处转移，术后联合化疗对提高患者的无瘤生存期和总生存期是必要的，目前最佳的化疗方案推荐以异环磷酰胺为主的联合化疗，具体化疗方案应根据术后肿瘤的病理类型，药敏及患者对化疗药的耐受性、化疗不良反应等多方面因素决定。

四、治疗经过

患者入院后完善术前检查，麻醉科会诊评估围手术期安全，于全麻下行经腹全子宫、双附件切除术＋盆腔淋巴结切除术＋腹主动脉旁淋巴结切除术＋肠系膜淋巴结活检术＋大网膜切除术＋阑尾切除术＋肠修补术＋粘连松解术＋肿瘤细胞减灭术：

术中见盆腹腔内被巨大实性肿物占据，上缘达脐剑突之间，大网膜覆盖其上，肿物来源于子宫，与小肠、结肠粘连致密。先行大网膜切除和粘连松解术。逐步游离肿物，探查见肿物根部位于子宫前壁，蒂约4cm粗。沿瘤蒂根部切断，先切下肿物。考虑子宫肉瘤可能。探查盆腹腔，见腹膜后腹主动脉旁淋巴结增大，粘连融合成块状，包绕腹主动脉和下腔静脉，大血管两侧均有直径5cm左右的淋巴结转移癌灶。沿髂血管走行的盆腔淋巴结也增大、质硬、相互粘连呈片状。右侧腰大肌处可触及增大的质硬转移癌灶，直径4cm

左右。肠系膜淋巴结散在，稍增大。子宫经产大小，双附件外观正常。横膈表面未及转移癌灶。行全子宫、双附件切除术＋盆腔淋巴结切除术＋腹主动脉旁淋巴结切除术＋肠系膜淋巴结活检术＋阑尾切除术＋肿瘤细胞减灭术。留置腹腔引流管一根。手术困难但顺利，术中出血1600ml。台下剖视标本：子宫肉瘤重2.2kg，内可见糟脆实性成分和出血坏死。子宫双附件未见异常。盆腔和腹主动脉旁淋巴结均增大，质地硬。阑尾、大网膜、肠系膜淋巴结外观未见异常。

术后病理（图30-2、图30-3）：①肿瘤由上皮和间叶两种成分组成。上皮成分大部分呈腺腔样、乳头状排列，局灶实性片状，细胞中度异型性，部分异型明显；间质成分肿瘤细胞呈胖梭形中度异型细胞，部分细胞异型性较明显，可见瘤巨细胞及病理核分裂像；伴大片出血、坏死。可见脉管内癌栓。综上：癌肉瘤。②（全子宫＋双附件）子宫浆膜面及肌壁间可见散在灶状肿瘤细胞浸润，肿瘤细胞呈腺腔样、乳头状排列，可见脉管癌栓。子宫腺肌症；萎缩性子宫内膜；慢性宫颈炎，宫颈潴留囊肿形成；左卵巢可见脉管癌栓，左输卵管及右侧附件未见显著改变。左侧宫旁组织未见癌浸润，右侧宫旁纤维结缔组织内见巢团状肿瘤细胞浸润。③淋巴结可见癌转移。综上并结合临床，肿瘤位于盆腔，与子宫前壁粘连，考虑为原发于腹膜苗勒氏肿瘤（Mullerian neoplasms），癌肉瘤（carcinosarcoma），浸润子宫前壁肌层。

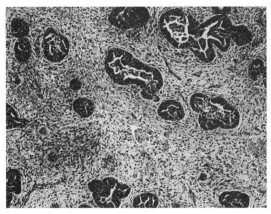 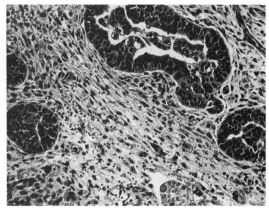

图30-2　术后病理（一）　　　　　　图30-3　术后病理（二）

术后给予抗炎、静脉补液、输血、输纤维蛋白原、止血、输白蛋白、补钾、补镁等治疗。术后给予5个疗程异环磷酰胺（2g，第1～4天）＋表柔比星（法玛新90mg，第1天）＋奥沙利铂（180mg，第2天）化疗，及紫杉醇（270mg，第1天）＋卡铂（535mg，第2天）3个疗程化疗。化疗期间患者不良反应不重，肿瘤标志物下降良好（图30-4）。

术后1年随访肿瘤标志物未见增高，盆腔内无明显新发占位性病变。1年后患者回美国失访。

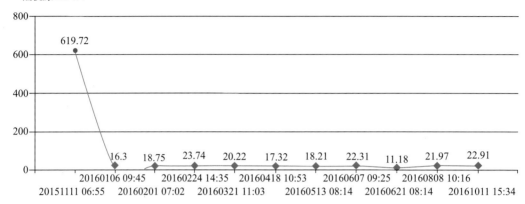

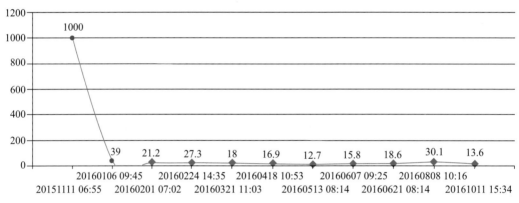

图 30-4　患者肿瘤标志物变化曲线

五、讨论总结

　　子宫癌肉瘤，在子宫体恶性肿瘤中占 2%～5%，是子宫肉瘤的一种，在组织上由上皮和间质成分构成，具有高侵袭性。其恶性程度高，常早期发生转移，预后不良。因其少见和组织病理学的多样性，目前临床研究较少，缺乏早期诊断的方法和最佳治疗方案。

　　子宫癌肉瘤组织来源于苗勒氏管上皮，由恶性上皮和间叶成分混合组成，恶性上皮主要由分化较差的腺癌组成，最常见的是乳头状腺癌或内膜样腺癌。其他包括透明细胞癌、基底鳞状细胞癌、腺鳞癌和未分化癌等。恶性间叶质可分为同源性或异源性两种，同源性肉瘤指纤维肉瘤或平滑肌肉瘤（苗勒氏管系统），异源性则指下生殖道不具有的组织如软骨肉瘤、骨肉瘤、横纹肌肉瘤等。异源性肉瘤较多见，且预后更差。现已将子宫癌肉瘤归于子宫内膜癌的一种，不再属于子宫肉瘤，主要依据是癌肉瘤是单克隆来源，癌肉瘤中的肉瘤成分是由癌去分化而来，所以认为癌肉瘤是分化差、伴肉瘤化生的子宫内膜癌。子宫癌肉瘤的 FIGO 分期也参考了子宫内膜癌的分期。

　　子宫癌肉瘤首选手术治疗，手术按照卵巢癌的最大手术范围进行，术中可同时行腹腔内化疗或留置化疗管，对晚期患者应行肿瘤细胞减灭术。对临床上有梗阻的患者应行姑息治疗。但由于肿瘤恶性程度，单纯手术的转移和复发率均较高，术后必须行辅助治疗，化疗应作为常规的治疗方法，无论分期早晚均可考虑化疗，根据肉瘤有早期发生血行转移的特点，化疗可显著降低术后复发率，意义较大。子宫癌肉瘤对化疗敏感，异环磷酰胺为最有效药物，联合铂类方案最有效，且已被广泛应用。另有研究表明，因子宫癌肉瘤合并上皮癌性成分，紫杉醇和铂类的联合化疗也对进展期、复发的子宫癌肉瘤有较好的效果。由于该患者的肉瘤成分易形成血行转移且患者分期较晚，故化疗前加用 VEGF 之后进行化疗，取得了较好的疗效。

　　术后辅助放疗可以增强对局部肿瘤的控制率。子宫癌肉瘤的辅助放疗效果较平滑肌肉瘤好，可以有效地减少肿瘤的局部复发，但对是否能延长存活期尚不确定，且局部放疗的副作用明显，放疗后常伴随患者生活质量的降低，故对是否需要联合术后辅助放疗，需要更多的临床病例及数据进一步研究观察。

　　综上，子宫癌肉瘤是一类罕见的、恶性程度较高的妇科肿瘤，需要不断地积累病例数，探索早期诊断和规范化的治疗方案。

参 考 文 献

胡萍萍，许跃，陈淼，等. 子宫内膜癌肉瘤 9 例临床病理分期［J］. 诊断病理学杂志，2016，23（4）：
　　279-282.
李小毛，欧阳婧. 子宫癌肉瘤 106 例临床分析［J］. 中国实用妇科与产科杂志，2015，31（10）：927-
　　931.
马丁，沈铿，崔恒. 常见妇科恶性肿瘤诊治指南［M］. 5 版. 北京：人民卫生出版社，2016：71-79.
孙健衡，蔡树模，高永良. 妇科肿瘤学［M］. 北京：北京大学医学出版社，2011：783-797.
杨艳. 子宫癌肉瘤的临床病理分析［J］. 中国当代医药，2016，23（18）：106-108，111.
张小龙. 子宫癌肉瘤的诊治现状［J］. 肿瘤研究与临床，2014，26（1）：67-69.
Nation comprehensive cancer network, NCCN Guidelines Version 2. 2015 Uterine Neoplasms, (2014-10-11).

（尚梦远　张　蕾）

病例 31 卵 巢 癌

一、病历摘要

（一）主诉

卵巢癌二次术后化疗后，发现盆腔肿物 3 周。

（二）现病史

患者 38 岁中年女性，因体检发现"卵巢肿物"5 年前于外院行全麻下行腹腔镜全子宫＋双附件＋大网膜切除＋阑尾切除＋粘连松解＋转移瘤切除术，术后病理诊断"双卵巢高级别浆液性癌ⅢB 期"，大网膜横膈转移灶，术后给予 8 个疗程 TP 方案化疗（紫杉醇210mg＋卡铂550mg），末次化疗 2014 年 11 月。患者自诉化疗期间每月复查血清 CA125正常（未见检验报告）。患者化疗结束 6 个月后复查血 CA125 升高至 175U/ml，外院行PET-CT 提示直肠右前方囊实性占位，代谢异常增高，考虑复发可能性大；右肝低密度占位，考虑肝转移，行 4 个疗程 TC 方案化疗（紫杉醇 240mg＋卡铂 630mg），末次化疗2015 年 8 月 19 日，最后一个疗程化疗前（2015 年 8 月 13 日）复查上腹部 CT 示：肝内可见巨大异常信号肿块影，考虑卵巢癌肝转移。化疗结束 1 个月后（2015 年 9 月 18 日）我院行开腹探查＋粘连松解＋肝局部切除术（S6，S7、S8）。术后病理回报卵巢浆液性癌肝转移。术后再行 6 次 TC 方案化疗（紫杉醇脂质体 270mg＋卡铂 600mg），化疗期间监测血 CA125 持续下降，最低降至 23.9U/ml，末次化疗 2016 年 3 月 22 日。化疗第 3 个疗程后（2016 年 2 月 19 日）外院 PET-CT 提示手术残端未见异常密度影，肝脏多发高密度影，未见异常摄取灶，盆腔内弥漫性摄取增高。末次化疗（2016 年 3 月 18 日）前复查血CA125：38.5U/ml，较前升高。遂行妇科超声提示：卵巢癌子宫全切术后，残端可见大小6.4cm×2.2cm 囊实性包块，血流信号丰富，RI：0.58。末次化疗后第 3 周（2016 年 4 月 8 日）复查血 CA125：38.8U/ml，Hb：105/L。患者就诊我科门诊，妇科查体提示：直肠上段乙状结肠下段可及 3.0cm×1.0cm 弧形质硬肿块，与肠道关系密切，触痛（－）。考虑"卵巢癌复发"，为进一步诊治于 2016 年 4 月 16 日收入我院妇科病房。

既往史：否认高血压、糖尿病、肾病等病史，否认肝炎、结核等传染病史。无输血史。预防接种史不详。否认食物药物过敏史。否认外伤史。

月经婚育史：患者于 2014 年手术绝经，适龄结婚，G_3P_1，2009 年顺产一足月男婴，2008 年、2012 年分别行 2 次人工流产术。

家族史：奶奶患鼻咽癌，父亲患肺癌，姑姑患卵巢癌。

（三）查体

体温：36.7℃，脉搏：84 次 / 分，呼吸：20 次 / 分，血压：102/61mmHg。发育正常，营养良好，轻度贫血貌，左锁骨上淋巴结及双侧腹股沟淋巴结未及肿大。心肺无特殊。腹平坦，右中上腹肋缘下可见呈 90° 的陈旧性手术瘢痕，长约 25cm，下腹部可见一长约 15cm 的横行陈旧性手术瘢痕，腹软，未触及明显包块，无压痛及反跳痛，肝脾肋下未及。移动性浊音阴性。妇科查体：外阴已婚已产型。阴道畅，分泌物不多。阴道断蒂光滑，直肠上段乙状结肠下段可及 3cm×1cm 弧形质硬肿块，与肠道关系密切，触痛（－），肛诊指套无血。

（四）实验室及辅助检查

PET-CT（2016 年 2 月 19 日外院）：手术残端未见异常密度影，肝脏多发高密度影，未见异常摄取灶，盆腔内肠弥漫性摄取增高。

妇科超声（2016 年 3 月 22 日）：卵巢癌子宫全切术后，残端可见大小 6.4cm×2.2cm 囊实性包块，形态欠规整，边界不清，CDFI：血流信号丰富，RI：0.58。超声提示：卵巢癌子宫全切术后残端囊实性占位。

（五）拟诊

（1）卵巢癌术后化疗后复发。
（2）双卵巢高级别浆液性癌Ⅲ B 期术后化疗后。
（3）卵巢癌肝转移肝部分切除术后。

二、诊断及鉴别诊断思路

患者以"卵巢癌二次术后化疗后，发现盆腔肿物 3 周"为主要临床表现，主要需要与以下疾病相鉴别：

盆腔炎性肿物：妇科恶性肿瘤根治术后患者，特别是术中行淋巴结清扫术，术后出现淋巴囊肿并发感染，往往以发热伴腹痛为主要临床表现，查体下腹部压痛及深压痛，血象明显升高，超声提示髂血管周围囊性包块，行囊肿穿刺引流同时抗生素治疗有效。根据该患者临床表现、血常规结果，暂不考虑该诊断。

三、临床决策

患者此次入院因卵巢癌术后肝转移，部分肝叶切除术后，出现 CA125 升高，影像学提示盆腔局部复发，术前 PET-CT 未发现其他器官的转移。患者第一次手术为腹腔镜下"不完全"的分期手术，未行盆腔淋巴结清扫术。因此，决定再次开腹行肿瘤减灭术＋盆腔淋巴结清扫，以达到充分减瘤的目的，获取肿瘤组织行基因学检查及体外肿瘤敏感试验，提高术后化疗的效果。

四、治疗经过

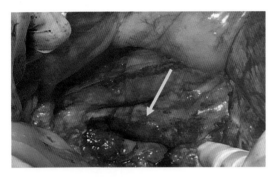

图 31-1　第二次肿瘤细胞减灭术术中所见（箭头所指处为盆腔复发病灶）

1. 完善手术前评估后，于 2016 年 4 月 19 日行盆腔肿瘤病灶切除术＋部分腹膜切除＋盆腔淋巴结清扫＋残留大网膜切除，术中见盆腔原阴道断端上方有肿瘤病灶，大小约 10cm×5cm×3cm，位于膀胱后直肠前方，盆腔腹膜面散在 0.5～1cm 大小肿瘤病灶，盆腔淋巴结可及部分增大。其余小肠表面无异常病灶，胃与横结肠之间可及部分残留大网膜。阑尾已缺失。右侧横膈与肝表面粘连，左侧横膈表面无病灶种植（图 31-1）。

2. 术后病理回报：盆腔肿物肿瘤细胞呈实性巢片状浸润生长，细胞异型性明显，核分裂像易见。IHC：CK7（＋）、CK20（－）、WT-1（＋）、CA125（＋）、PAX8（＋）、P53（＋）、ki-67（20%～40%）。结合临床病史，符合卵巢浆液性癌转移。所有盆腔淋巴结未见癌转移。

3.（2016 年 5 月 4 日～2016 年 7 月 7 日）根据体外药敏试验结果术后先行 3 个疗程 CAP 化疗（环磷酰胺＋表柔比星＋卡铂），CA125 持续下降：32.5-21.6-15.7U/ml。

4.（2016 年 8 月 1 日～2016 年 9 月 21 日）之后进行了 3 个疗程紫杉醇脂质体＋长春瑞滨化疗，CA125 缓慢升高：12.7-13.5-28.1U/ml。

5.（2016 年 12 月 23 日～2017 年 3 月 6 日）化疗结束后 3 个月出现血 CA125 的再次逐渐升高，135-453-663U/ml。

6.（2016 年 12 月 29 日）化疗结束 3 个月后外院 PET-CT 提示：①卵巢癌术后，腹腔转移灶和肝转移灶术后改变；②左下腹腹膜软组织密度灶，考虑腹膜转移。化疗结束后 5 个月肝胆胰脾超声提示：右肝与腹膜壁层间可见梭形片状低回声，范围约 6.0cm×4.0cm，厚约 1.2cm，CDFI：未见明显血流信号。超声提示：右肝前实性结节——腹膜转移瘤可能性较大。（2017 年 3 月 1 日）盆腹腔核磁提示：肝右前叶见一类圆形 T2WI 稍高信号结节，大小约 1.2cm×1.0cm；肝周间隙内（包括膈顶）多发类圆形软组织信号影，较大者大小约 4.1cm×1.3cm，增强可见强化，较前增多增大；门静脉不宽，肝内外胆管无扩张。肝周少量积液，提示：肝右前叶结节，转移可能。肝周多发软组织结节，较前增多增大。

7.（2017 年 3 月 16 日）考虑患者卵巢癌复发转移至肝脏，经影像学评估后肿瘤大部分位于肝内，经肝胆外科会诊后建议切除肝内转移病灶，遂转科至肝胆外科。患者于 2017 年 3 月 16 日在全麻下行肝脏部分切除术，肝脏及肝周肿物射频消融术。

8. 术后病理提示：（肝周肿物）肝组织内可见异型肿瘤细胞呈巢片状及乳头状生长，肿瘤大小 3.4cm×2.5cm×1.8cm，肿瘤细胞侵透肝脏被膜，侵及紧邻周围横纹肌，切缘未见肿瘤。IHC：CK7（＋）、CK19（＋）、WT1（＋）、P53（＋）、Ki-67（40%）、ER（－）、PR（－）、Viemntin（－）、CK20（－）。符合卵巢高级别浆液性癌肝转移。

9.（2017年4月12日～2017年7月6日）根据肿瘤药敏结果（表31-1）：术后予以3个疗程TP方案化疗（紫杉醇脂质体270mg＋顺铂110mg）的静脉化疗，化疗期间监测CA125呈先下降后升高趋势（97.8-78.7-79.1-110.1U/ml）。

表31-1　取部分肿瘤组织行体外药物敏感试验结果

敏感药物	PTX＋DOXIL，GEM＋NDP，GEM＋EPI，PTX＋TPT＋DDP，DOXIL＋NDP，DOXIL＋L-OHP
中度敏感药物	PTX＋IFO，PTX＋CBP，GEM＋L-OHP，DOXIL
轻度敏感药物	PTX
耐药药物	IFO＋NDP，力比素＋DDP，TPT＋DDP，CPT-11＋DDP，IFO＋VP16

10.（2017年10月26日）上腹增强核磁提示：肝恶性肿瘤切除术后；肝右叶结节，较前略增大；肝周多发软组织结节，较前增多、增大；腹膜后淋巴结，新见。图31-2。

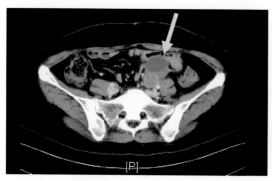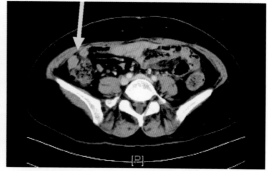

图31-2　上腹增强磁共振

11.（2017年11月27日）患者再次就诊肝胆内科行肝内复发转移病灶射频消融术。患者术后复查CA125出现持续性升高，615.9-886.6-1344.6-1575.7U/ml。

12.（2018年4月10日）全腹CT（图31-3）。回报："肝部分切除术后，超声引导下微波、射频消融治疗"术后改变，肝脏和肝周多发转移，肝内最大为1.2cm。肝内多发低密度影，较前进展，肝周间隙软组织密度影，考虑转移，较前增大，腹盆腔多发结节、肿块，盆腔肿物7cm，右侧为3cm，均为囊实性，考虑转移，较前进展，腹膜后淋巴结转移，心膈角区肿大淋巴结，考虑转移。全子宫及双侧附件切除术后。胸部CT提示：肺部可见多发转移瘤，最大的为1.4cm×0.8cm。

13.考虑既往患者对铂类敏感，结合患者2017年3月术后肿瘤药敏试验（2018年4月11日～2018年7月18日）继续予以4个疗程脂质体多柔比星40mg＋奥沙利铂200mg的静脉化疗，化疗期间监测CA125波动，1575.7-2683.9-2368.3-2754.8-1649.3U/ml。

14.（2018年8月30日）盆腔核磁：全子宫＋双附件切除＋大网膜切除＋阑尾切除术后，左髂窝及盆腔多发结节、肿块，考虑转移。查体：左下腹扪及一个直径大约8cm

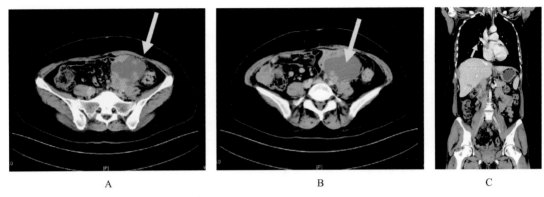

图 31-3　全腹 CT（A～C）

的囊实性肿物，活动性尚可，右下腹扪及一个直径约 4cm 的囊实性肿物，活动性欠佳（图 31-4，A～D）。

15. 完善手术前评估后，于 2018 年 9 月 25 日再次行肿瘤减灭术，术中见左下腹及右侧腹壁均有巨大肿瘤包块，肝表面与前腹壁致密粘连，结合术前影像学判断肝右侧及右上均有肿瘤生长，决定行肿瘤细胞减灭术。术中触摸左下腹巨大固定的包块约 12cm×10cm×10cm，囊实性，与左前腹壁粘连锐性分离，左侧与部分乙状结肠及直肠肠壁融合决定切除部分乙状结肠，背面与腹膜后髂血管关系密切；另有部分小肠壁粘连于包块右侧面，锐性分离小肠与包块粘连，仔细分离左侧输尿管，左侧输尿管约

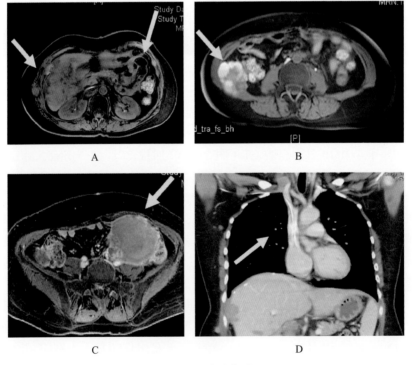

图 31-4　盆腔核磁

有 1cm 与包块粘连致密，在分离包块与髂总动静脉的致密粘连过程中，包块内破出大量巧克力色稀薄液体及糟烂肿瘤组织，抽吸干净后，继续分离包块与后腹膜组织。分离肠系膜下血管、肠系膜组织，切除左侧肿瘤包块及部分乙状结肠。右侧肿瘤包块位于右侧髂血管外侧腹膜及后方，侵犯入腰大肌、腹横肌向上延伸至右侧肋下，切除腹壁及肝实质内大块肿瘤组织，肿瘤组织同时侵犯膈肌，过程中右侧膈角穿透横膈，可见右侧胸壁内表面一直径 1.5cm 菜花样肿瘤结节予以切除，

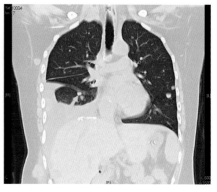

图 31-5　肺部 CT

探查胸壁内表面仍有散在多发粟粒样肿瘤深入胸壁，无法全部切除。

16.（2018 年 11 月 8 日）胸部 CT 提示：双肺多发转移瘤，较前进展（图 31-5）。

17.（2018 年 10 月 11 日）术后予 1 个疗程脂质体多柔比星 40mg ＋奥沙利铂 200mg。

18. 更换化疗方案为 4 个疗程 IAP 方案（异环磷酰胺 4g ＋脂质体多柔比星 40mg ＋奥沙利铂 200mg）静脉化疗。

五、讨论总结

1. 该患者为育龄期女性，诊断卵巢恶性肿瘤，诊治经过时间长且复杂，是目前临床上卵巢癌个体化治疗中比较经典的案例之一。回顾该患者的整个诊治经过，大致经历了以下复杂的阶段：腹腔镜"不全面"分期手术—术后辅助化疗（一线方案 6 个疗程）—第一次复发（铂类敏感性复发）—再次化疗（一线方案）—第一次肝复发转移病灶切除术—术后辅助化疗（一线方案）—肿瘤未控制—第二次肿瘤细胞减灭术—术后化疗（二线方案）—第三次肝复发转移病灶切除—术后化疗（一线方案）—第四次肝复发转移病灶射频消融—术后化疗（二线方案）—第五次肿瘤细胞减灭术—术后化疗（二线方案）—带瘤长期生存。

2. 卵巢癌的手术治疗：卵巢癌的治疗原则是手术治疗为主，辅以化疗、放疗及生物治疗的综合治疗。手术目的是切除肿瘤，进行手术 - 病理分期。卵巢癌主要有以下几种手术方式：全面分期手术、肿瘤细胞减灭术、间歇性减瘤术、再次肿瘤减灭术、再分期手术、二次探查术。

全面分期手术（comprehensive staging surgery）适用于临床拟诊 FIGO Ⅰ期卵巢恶性肿瘤患者，是早期患者的基本术式，手术方式可以选择经腹或经腹腔镜手术或腹腔镜下机器人手术。

根据 2018 年美国肿瘤综合协作网（NCCN）发布的指南，卵巢恶性肿瘤患者推荐由妇科肿瘤医生完成手术，提出初始浸润性上皮性卵巢癌局限于卵巢或盆腔的全面分期手术标准步骤：

（1）进入腹腔后，抽吸腹水或腹腔冲洗液行细胞学检查；

（2）对腹膜表面进行全面诊视，可能潜在转移的腹膜组织或粘连组织都要切除或病理活检，如无可疑病灶，则需行腹膜随机活检并至少包括双侧盆腔、双侧结肠旁沟和膈下（也可使用细胞刮片行膈下细胞学取样和病理学检查）；

（3）切除子宫和双附件，手术过程必须尽量完整切除肿瘤并避免肿瘤破裂；

（4）需要保留生育功能的患者，在符合适应证的前提下可考虑行单侧附件切除术或双侧附件切除术；

（5）切除大网膜；

（6）行主动脉旁淋巴结切除术时，需将位于下腔静脉和腹主动脉表面及两侧的淋巴脂肪组织全部切除，上界至少达肠系膜下动脉水平，最高达肾血管水平；

（7）盆腔淋巴结切除术包括两侧髂总血管表面和外侧、髂内外血管表面和内侧的淋巴脂肪组织、闭孔神经前方的闭孔窝淋巴脂肪组织。

肿瘤细胞减灭术（cytoreductive surgery）适用于 FIGO Ⅲ～Ⅳ 期卵巢上皮性癌，指尽最大努力切除卵巢癌原发灶及转移灶，使残余癌灶直径<1cm，甚至<0.5cm。作为最初的治疗，手术的满意程度或彻底性对预后有重要意义。

根据 2018 年美国肿瘤综合协作网（NCCN）发布的指南，提出初始浸润性上皮性卵巢癌累及盆腔和上腹部的肿瘤细胞减灭术标准步骤：

（1）肿瘤减灭术力求使残余肿瘤病灶直径<1cm，最好切除所有肉眼可见病灶；

（2）取腹水或腹腔冲洗液进行细胞学检查，切除肿瘤累及的所有大网膜；

（3）切除能够切除的肿大或者可疑淋巴结；

（4）盆腔外肿瘤病灶≤2cm 者（即Ⅲ B 期）必须行双侧盆腔和主动脉旁淋巴结切除术；

（5）为达满意的减瘤术，可根据需要切除肠管、阑尾、脾脏、胆囊、部分肝脏、部分胃、部分膀胱、胰尾、输尿管及剥除膈肌和其他腹膜；

（6）部分上皮性卵巢癌或腹膜癌的患者经过减瘤术后残余小病灶，可以考虑在初次手术时放置腹腔化疗导管以便术后进行腹腔化疗。

间歇性减瘤术（interval debulking surgery）指经过临床和影像学检查，估计手术难以切净或有肝肺等远处转移。在获得恶性的病理组织学证据（或细胞学证据而临床高度怀疑者）后，先行 2～3 个疗程的新辅助化疗（neoadjuvant chemotherapy），使肿瘤得到部分控制，患者情况改善后再进行的手术。

再次肿瘤细胞减灭术（secondary cytoreductive surgery）：指由于各种原因，首次或最初的手术未能达到满意的程度，经过若干疗程的治疗，再次开腹行肿瘤细胞减灭。包括：①间歇性减瘤术；②经初次手术和化疗后复发的病例；③经过初次的手术和化疗后疾病进展的病例；④在二探中发现的肉眼可见病灶的病例。

再分期手术（re-staging surgery）：首次手术未进行确定的分期、未做肿瘤细胞减灭术，亦未用药，而施行的全面探查和完成准确分期的手术。通常是在急诊手术（如卵巢肿瘤扭转）或由于认识和技术原因只做了肿瘤切除或附件切除之后，术后证实为恶性，再次开腹进行的分期手术。手术内容及步骤与全面分期探查术完全一样。如已经给予了化疗，则不能称为再分期手术，因为化疗可能改变癌瘤的分布状态。

卵巢癌患者初治手术方式的选择及手术的彻底性，对于其预后具有重要的意义。因此卵巢癌患者术前应完善盆腔、上腹部、胸部的影像学检查，明确肿瘤侵犯及转移的部位及范围，进行标准的手术步骤，并对术中所见进行详细的描述。

关于卵巢癌的分期手术及肿瘤减灭术能否在腹腔镜下完成的问题。虽然无法追溯到该患者初始治疗详细诊疗经过，特别是术前的影像学检查、详细的手术步骤及术中所见、转移瘤的部位及大小、术后病理结果，但是从手术方式及手术范围来说，被认为是"不全面"分期手术，该患者初治手术在腹腔镜下完成，未行盆腔淋巴结切除术。根据 2018 年 NCCN 指南提出，腹腔镜用于卵巢癌的手术治疗仅局限在两种情况下：第一，在经选择的患者，由有经验的手术医生可以选择腹腔镜完成手术分期和减瘤术，如腹腔镜减瘤术不理想则必须中转开腹。经选择的患者应满足以下条件，在进行充分的术前评估后，估计患者为 FIGO Ⅰ期，根据既往报道，术前估计为 Ⅰ期者仍有大约 20% 术后淋巴结为阳性，而成为ⅢC 期。手术应由有经验的妇科肿瘤医生完成，在术中如发现彻底减瘤困难应立即转开腹手术。第二，腹腔镜应有助于评估初治及复发患者能否达到最大程度的减瘤术。通过腹腔镜检查预测是否能做到满意的减瘤术而决定初始治疗的方式，即肿瘤细胞减灭术＋全身化疗或新辅助化疗＋间歇性减瘤术，减少不满意的肿瘤细胞减灭术，减少多次开腹手术风险。

3．卵巢癌的化疗（表 31-2）。

表 31-2　初治卵巢恶性肿瘤化学治疗（2018 NCCN）

病理类型	分期	化疗方案
卵巢上皮性肿瘤（高级别浆液性癌，G2/3 子宫内膜样腺癌）	Ⅰ 期	首选：紫杉醇 135～175mg/m² 静脉滴注＞3 小时 卡铂 AUC 5-6 静脉滴注＞1 小时 每 3 周 1 次，3～6 个疗程
		卡铂 AUC 5 静脉滴注＞1 小时 脂质体多柔比星 30mg/m² 每 4 周 1 次，3～6 个疗程
		多西他赛 60～75mg/m² 静脉滴注＞1 小时 卡铂 AUC 5-6 静脉滴注＞1 小时 每 3 周 1 次，6 个疗程
	Ⅱ-Ⅳ期	腹腔化疗/静脉化疗方案 第 1 天：紫杉醇 135mg/m² 持续静脉滴注＞3 小时或＞24 小时； 第 2 天：顺铂 75～100mg/m² 腹腔化疗； 第 8 天：紫杉醇 60mg/m² 腹腔化疗； 3 周 1 次，6 个疗程
		静脉化疗方案 ①杉醇 135～175mg/m² 静脉滴注＞3 小时； 卡铂 AUC 5-6 静脉滴注＞1 小时 每 3 周 1 次，6 个疗程
		②紫杉醇 80mg/m² 静脉滴注＞1 小时，第 1、8、15 天各 1 次； 卡铂 AUC 6 静脉滴注＞1 小时。 每 3 周 1 次，6 个疗程

续表

病理类型	分期	化疗方案		
卵巢上皮性肿瘤（高级别浆液性癌，G2/3 子宫内膜样腺癌）	Ⅱ - Ⅳ期	静脉化疗方案	③紫杉醇 60mg/m² 静脉滴注 1 小时； 卡铂 AUC 2 静脉滴注＞30 分钟。 每周 1 次共 18 周 （此方案主要适用于年老的患者及一般状态不良者）	
			④多西他赛 60～75mg/m² 静脉滴注＞1 小时； 卡铂 5-6 静脉滴注＞1 小时。 每 3 周 1 次，6 个疗程	
			⑤卡铂 AUC 5。 聚乙二醇脂质体、多柔比星 30mg/m²。 每 4 周 1 次，6 个疗程	
		贝伐珠单抗	紫杉醇 175mg/m² 静脉滴注＞3 小时； 卡铂 AUC 5-6 静脉滴注＞1 小时； 贝伐珠单抗 7.5mg/kg 静脉滴注＞30～90 分钟。 每 3 周 1 次，5～6 个疗程。 贝伐珠单抗继续使用 12 个疗程	
			紫杉醇 135～175mg/m² 静脉滴注＞3 小时； 卡铂 AUC 5-7 静脉滴注＞1 小时。 每 3 周 1 次，6 疗程。 第 2 疗程第 1 天开始使用贝伐珠单抗 15mg/kg 静脉 滴注＞30～90 分钟，每 3 周 1 次，共 22 个疗程	
癌肉瘤（MMMT）	上皮癌腹腔化疗 / 静脉化疗方案； 卡铂 / 异环磷酰胺，顺铂 / 异环磷酰胺，紫杉醇 / 异环磷腺癌			
透明细胞癌	上皮癌腹腔化疗 / 静脉化疗方案			
黏液性癌	上皮癌腹腔化疗 / 静脉化疗方案； 5-FU/ 甲酰四氢叶酸 / 奥沙利铂，卡倍他滨 / 奥沙利铂			
交界性上皮肿瘤和G1（低级别）浆液性 / 内膜样癌	上皮癌腹腔化疗 / 静脉化疗方案		内分泌治疗： 芳香化酶抑制剂（如阿那曲唑、来曲唑、依西美坦），醋酸亮丙瑞林、他莫西芬（ⅡB 类）	
恶性生殖细胞肿瘤	BEP（博来霉素、依托泊苷、顺铂）： 博来霉素 30U/ 周，依托泊苷 100mg/m²×5 天，顺铂 20mg/m²×5 天 每 21 天为 1 个疗程。 低危患者用 3 个疗程（2B 类），高危患者用 4 个疗程			
	部分Ⅰ B～Ⅲ期已手术的无形细胞瘤患者，耐受性差需要减少药物毒性的可以用 3 个疗程。 卡铂 400mg/m²×1 天＋依托泊苷 120mg/m²×3 天， 每 4 周为 1 个疗程，共 3 个疗程			
恶性性索间质肿瘤	BEP（ⅡB 类），紫杉醇 / 卡铂（ⅡB 类）			

　　化疗为卵巢癌主要的辅助治疗，卵巢癌常用盆腹腔广泛种植，大多数卵巢恶性肿瘤术后需化疗，术前新辅助化疗可以增加手术机会和达到更加满意的减灭效果。化疗的方式包括术前和术后化疗、静脉化疗和腹腔化疗及单药和联合用药等。

　　术前化疗也称新辅助化疗（neoadjuvant chemotherapy），适用于晚期患者，肿瘤种植转移广泛、全身情况差不能耐受术后或因肿瘤广泛粘连不能完成理想减灭术者，以使肿瘤缩小松动，提高手术成功率，一般化疗 2～3 个疗程。

术后化疗分为一线化疗、二线化疗及巩固（或维持）化疗。一线化疗是卵巢癌术后立即实施的旨在消灭术后残余肿瘤细胞，达到完全缓解为目标的诱导化疗。2018 年 NCCN 指南建议一线化疗标准疗程数根据病情变化而定。

巩固化疗（又称为维持化疗，maintenance chemotherapy），为针对一线化疗后取得完全临床缓解的患者，所实施的旨在延缓复发为目的的追加治疗。

二线化疗是针对复发性卵巢癌的姑息性治疗，对铂类敏感性复发仍选用铂类或紫杉醇类为基础的联合化疗或单药化疗，对铂类耐药性复发或未控制患者，则宜选择非铂类药物。

化疗的途径有全身用药、腹腔化疗和动脉灌注化疗之分。全身用药包括口服、肌注、静脉化疗，其中以静脉化疗为卵巢癌的主要化疗途径。静脉化疗首选方案为紫杉醇＋卡铂，化疗后易发生神经毒性患者（如糖尿病患者），可考虑选择多西他赛＋卡铂。腹腔化疗适用于满意减瘤术、残留肿瘤最大直径≤1cm 的Ⅲ期患者。Ⅱ期患者也可采用腹腔化疗，但不推荐腹腔化疗用于Ⅰ期和Ⅳ期患者。

4. 复发性卵巢癌的治疗（表 31-3）：复发性卵巢癌的治疗是目前临床中非常棘手的课题。常见的治疗方式有化疗、二次肿瘤细胞减灭术、分子靶向治疗、放疗等。目前对于化疗的时机、再次肿瘤减灭术的手术指征均无统一的指南及专家共识。目前较普遍的认为复发性卵巢癌患者的治疗原则是改善患者预后、最大可能地延长生存期，改善生活质量、提高生存率。

表 31-3　复发性卵巢癌的治疗（2018 NCCN）

病理类型	细胞毒性药物		内分泌治疗	靶向治疗	放射治疗
	铂敏感复发	铂耐药复发			
可接受的复发性上皮性卵巢癌的首选化疗方案	卡铂/吉西他滨 卡铂/吉西他滨/贝伐珠单抗 卡铂/脂质体多柔比星 卡铂/紫杉醇 卡铂/紫杉醇/贝伐珠单抗 顺铂/吉西他滨	多西他赛 口服依托泊苷 吉西他滨 脂质体多柔比星 脂质体多柔比星/贝伐珠单抗 紫杉醇周疗 ± 帕唑帕尼 紫杉醇周疗/贝伐珠单抗 拓扑替康 拓扑替康/贝伐珠单抗		贝伐珠单抗 奥拉帕尼 雷卡帕尼	
恶性生殖细胞肿瘤	潜在有效方案：大剂量化疗，TIP（紫杉醇、异环磷酰胺、顺铂） 单纯姑息性治疗方案：顺铂/依托泊苷，多西他赛，多西他赛/卡铂，紫杉醇，紫杉醇/异环磷酰胺，紫杉醇/卡铂，紫杉醇/吉西他滨，VIP（依托泊苷、异环磷酰胺、卡铂），VeIP（长春花碱、异环磷酰胺、卡铂），VAC（长春新碱、放射菌素 D、环磷酰胺）				局部姑息放射治疗

续表

病理类型	细胞毒性药物		内分泌治疗	靶向治疗	放射治疗
	铂敏感复发	铂耐药复发			
性索间质肿瘤	多西他赛、紫杉醇、紫杉醇/异环磷酰胺，紫杉醇/卡铂，VAC，仅支持治疗		芳香化酶抑制剂（阿那曲唑，依西美坦，来曲唑）亮丙瑞林，甲地孕酮他莫西芬	贝伐单抗（单药）	局部姑息放射治疗

化疗是复发性卵巢癌的首选治疗，化疗方案的选择是通过不同的分型制定不同的二线化疗方案。卵巢癌复发患者可分为两大类，第一类复发称为铂耐药复发，又称为难治性复发，预后很差，包括在初始化疗过程中进展、稳定或疾病持续存在，或化疗结束后完全缓解但在 6 个月内复发，或Ⅱ～Ⅲ期部分缓解，或铂敏感复发治疗过程中进展，首选非铂类单药化疗。第二类复发称铂敏感复发，指初始化疗完全缓解后 6 个月或更长时间复发，如为影像学或临床复发，考虑再次减瘤术后以铂为基础的联合化疗。

卵巢癌复发应与持续性卵巢癌及难治性卵巢癌相鉴别，持续性卵巢癌及难治性卵巢癌均为肿瘤未控。持续性卵巢癌：初期以铂类药物为基础的化疗有反应或明显反应，但进一步检查有残余病灶，如二次探查阳性。

铂类敏感复发仍以铂类为基础的化疗方案。在制定二线化疗方案时常把铂类耐药型、持续性卵巢癌和难治性卵巢癌归为一组。对于非铂类敏感复发，要充分回顾患者既往化疗方案及疗程、用药途径及化疗不良反应，制定个体化的治疗方案。可供选择的二线化疗方案较多，常见的二线化疗药物有多西他赛、伊立替康、吉西他滨、脂质体多柔比星、异环磷酰胺、依托泊苷、依托泊苷等。通过再次肿瘤细胞减灭术获取肿瘤组织行体外肿瘤组织药物敏感试验，可为复发卵巢癌患者制定化疗方案提供参考，但体外试验和体内用药的差异性尚未得到进一步验证，尚处于探索阶段。

再次肿瘤细胞减灭术在复发性卵巢癌治疗多为经验性治疗，成功的再次肿瘤细胞减灭术对于复发性卵巢癌治疗具有积极意义。再次肿瘤细胞减灭术并非适合所有类型的复发性卵巢癌的治疗。对于再次肿瘤细胞减灭术的手术时机及手术适应证尚未达成专家共识，目前认为以下情况较适合行再次肿瘤细胞减灭术：满意的初次卵巢细胞减灭术、铂类敏感性复发、单一复发病灶或多发病灶可切净者、无手术禁忌、无不可切除的腹腔外或肝转移病灶、全身状况良好。

5. 复发性卵巢癌缓解后治疗或维持治疗：近年来较热门的是 PARP 抑制剂可用于复发性卵巢癌患者。复发性卵巢癌患者奥拉帕尼的总体反应率为 34%，有 BRCA1 和 BRCA2 基因突变者效果更好。奥拉帕尼被推荐用于已接受≥二线化疗的卵巢癌维持治疗。雷卡帕尼是另一种口服 PARP 抑制剂，可用于铂敏感或铂耐药复发、已接受≥二线化疗，并有 BRCA 突变的患者。雷卡帕尼更适合用于铂耐药患者。据报道铂敏感患者使用雷卡帕尼的反应率为 66%，铂耐药者为 25%。尼拉帕尼也是口服 PARP 抑制剂。数据显示无论是否有 BRCA 突变，尼拉帕尼都能延长无瘤生存期。尼拉帕尼被推荐作为接受≥二线以铂为基础化疗达到完全或部分缓解的铂敏感复发者的维持治疗。

因此该患者在经历复发—手术—复发后，带瘤生存的最后阶段，可以参加更多的临床试验，也可以在目前化疗的同时尽量加用尼拉帕尼以期获得更长的生存期。

参 考 文 献

卢淮武，林仲秋.《2018 NCCN 卵巢癌包括输卵管癌及原发性腹膜癌临床实践指南》解读 [J]. 中国实用妇科与产科杂志，2018，34（5）：66-76.

徐从剑. 丰有吉. 实用妇产科学 [M]. 北京：人民卫生出版社，2018.

NCCN clinical practice guidelines in Oncology: Ovarian Cancer Including Fallopian Tube Cancer and Primary Peritoneal Cancer (2018).

（文 佳 张 蕾）

病例 32 宫颈腺癌

一、病历摘要

（一）主诉

宫颈管腺癌术后 12 天。

（二）现病史

患者，女性，38 岁，3 个月前因"阴道少量流液"就诊外院，行 TCT 检查提示"非典型腺细胞（倾向瘤变）"，HPV 检测 18 型（＋），宫颈活检组织病理学结果提示"宫颈管黏液性腺癌"，临床诊断为"宫颈癌ⅡB 期"，于 2015 年 11 月 24 日至 2015 年 12 月 2 日行子宫动脉插管顺铂 100mg＋静脉异环磷酰胺 2g/d＋博来霉素 30mg 化疗。于 2015 年 12 月 24 日在外院行广泛全子宫切除术＋双附件切除术＋阑尾切除术＋盆腔淋巴结清扫术，术后病理提示宫颈管腺癌，部分呈黏液腺癌，侵犯卵巢。术后诊断：宫颈黏液腺癌ⅡB 期。术后 12 天为进行化疗转入我院。患者入院时精神状态尚可，饮食睡眠一般，大小便正常，体重较前减轻 3kg。

既往史：否认心、肺、肝、肾等慢性疾病史，否认肝炎、结核等传染病史，否认手术外伤。初潮 15 岁，平素月经规律，3～4 天/28～30 天，2015 年 12 月手术绝经，适龄结婚，爱人体健，G_2P_2，末产 10 年前。

（三）查体

入院查体：T：36.2 ℃，P：68 次/分，R：18 次/分，BP：112/56mmHg。步行入院。一般情况可，神志清，表情自然，发育正常，营养良好，心肺未及异常。双下肢水肿（－），脊柱四肢无畸形，神经系统（－）。腹膨隆，下腹壁可及纵行 15cm 手术瘢痕，切口愈合好。考虑术后第 12 天未行专科查体。

（四）实验室及辅助检查

2016 年 1 月 4 日会诊外院病理切片：全切子宫（化疗后）及双侧附件：宫颈腺癌（中分化），部分呈宫颈型（endocervical adenocacinoma，usual type），部分呈黏液腺癌（mucinous carcinoma，NOS），可见脉管癌栓，肿瘤组织浸润至宫颈外膜。

2016 年 1 月 4 日外院病理切片：全切子宫（化疗后）及双侧附件：宫颈腺癌（中分化）（原单位免疫组化结果：PR 间质＋、ER 间质＋、CA125＋、D2-40 淋巴管＋、CD31 血管＋、CD34 血管＋、HPV－、P16－、Ki67 30%），部分呈宫颈型（endocervical adenocacinoma, usual type），部分呈黏液腺癌（mucinous adenocarcinoma，NOS），可见脉管癌栓，浸润至外膜。肿瘤组织浸润至宫颈外膜。

（五）拟诊

（1）宫颈黏液腺癌ⅡB期根治术后。

（2）宫颈腺癌卵巢转移癌。

二、诊断及鉴别诊断思路

宫颈腺癌ⅡB期根治术后：宫颈癌高发于40～55岁女性，可有不规则阴道出血、阴道流液等表现，三阶梯检查宫颈细胞学和HPV检测提示异常，阴道镜活组织病理学检查提示宫颈癌。该患者为40岁女性，有阴道流液症状（阴道流液为宫颈腺癌典型症状），细胞学检查提示"非典型腺细胞（倾向瘤变）"，宫颈活检结果提示"宫颈管黏液性腺癌"，根治术后组织病理学结果提示宫颈管腺癌，部分呈黏液性。临床查体病灶有宫旁浸润但未累及盆壁，故考虑诊断宫颈腺癌ⅡB期可能性大。

但还应与以下疾病相鉴别：

1. 宫颈柱状上皮外移、宫颈息肉等宫颈良性病变：宫颈糜烂和宫颈息肉等可有接触性出血或分泌物增多等临床表现，外观上有时与宫颈癌难以鉴别，宫颈脱落细胞学和活检病理检查有助于鉴别诊断。

2. 子宫黏膜下肌瘤：如肌瘤表面有感染坏死，有时可误诊为宫颈癌。但肌瘤多为圆形，来自宫颈或宫腔，常有蒂，可见正常的宫颈包绕肌瘤，组织病理学检查有助于鉴别诊断。

3. 其他宫颈一些少见病变，如宫颈结核、宫颈尖锐湿疣等也易被误诊为宫颈癌，需取宫颈活检经组织病理检查进行鉴别。

三、临床决策

根据患者临床表现、查体、宫颈活检及根治术后组织病理学结果考虑患者宫颈黏液腺癌诊断明确，病灶侵袭卵巢，有化疗指征，目前根治术后12天，入院完善化疗前相关检查检验，如无化疗禁忌证，拟予化疗6个疗程。

四、治疗经过

患者入院后完善化疗前检查检验，测量身高体重，计算体表面积，予以紫杉醇脂质体240mg＋卡铂500mg的静脉化疗，同时予水化、止吐、抑酸等对症支持治疗，化疗结束后定期复查血常规，予升白对症治疗。共化疗6个疗程。末次化疗时间5月5日。之后于外院连续放疗25次。停放化疗4个月时，自行触及下腹包块，伴间断性下腹隐痛。妇科查体：阴道断蒂光，其上方可触及实性为主包块，10cm×10cm×8cm大小，压痛（＋），包块固定。外院PET-CT提示：阴道残端结节，FDG增高；盆腔前腹壁增厚呈包块状，边界不清，边缘模糊，范围5.8cm×3.6cm×4.3cm，最大SUV=7.8，FDG摄取增高；周围盆腔筋膜增厚，腹盆腔内多发索条斑片及结节影，较大者约1.2cm×1.3cm，FDG增高；腹膜后淋巴结 FOG 摄取增高，较大者 1.3cm×1.7cm；双侧髂血管旁淋巴结肿大，FDG 摄取增高；十二指肠降段管壁增厚，管腔扩张，FDG 摄取增高，建议结合内镜检查；双肾盂积水。超声引导下盆腹壁包块穿刺活检病理结果回报：穿刺纤维结缔组织及横纹肌组织，增生的纤维组织内可见腺样及单个散在肿瘤细胞浸润性生长，细胞中度异型性，可见胞质内黏液。IHC：CK7（＋）、CK20（－）、CEA（＋）、ER（－）、PR（－）、Vimentin（－）、P16（－）、Ki-67（30%）；特殊染色：PAS（＋）（图 31-1、图 31-2）。

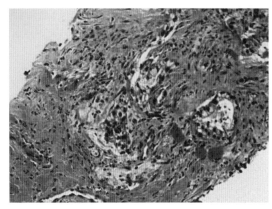
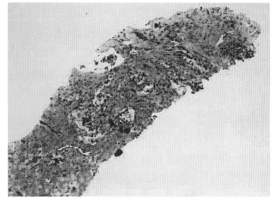

图 32-1　盆腔包块超声引导下穿刺组织病理：宫颈腺癌，×40 倍，HE 染色

图 32-2　盆腔包块超声引导下穿刺组织病理：宫颈腺癌，×10 倍，HE 染色

结合临床病史，符合宫颈腺癌（中分化，黏液腺癌）转移。CEA 65.43ng/ml，CA125 148.2U/ml。考虑诊断：①盆腔肿物——宫颈腺癌复发；②宫颈黏液腺癌ⅡB 期根治术后；③宫颈腺癌放化疗后；④双肾盂积水。拟行开腹探查术，向患者交代目前病情及相关手术风险，签署知情同意书，完善术前检查检验及术前肠道、备血等准备。术前血常规结果回报：白细胞 4.92×10⁹/L，血红蛋白 105g/L，血小板 182.00×10⁹/L，中性粒细胞绝对值 3.95×10⁹/L；肿瘤标志物结果提示：SCCAg：1.6ng/ml，CEA：72.08ng/ml，CA125：407.7U/ml，CA199 < 2.00U/ml，CA153 17.2U/ml，AFP：1.78ng/ml，肝肾功能、凝血功能无明显异常。于 2016 年 12 月 21 日在全麻下行膀胱镜检查＋左侧输卵管支架置入术＋开腹探查术＋盆腔肿物切除术＋大网膜切除术。术中见：子宫双附件缺如，盆腔内可见质硬肿物，肿物上缘达脐耻之间，与大网膜粘连致密；下缘位于盆底阴道断端处；前方与膀胱、前腹膜紧密粘连；后方与直肠、回盲部肠管、乙状结肠紧密粘连。肿物直径约 7cm，固定不动。压迫右侧输尿管盆腔段。小肠系膜根部可触及质硬肿物，范围约 5cm×5cm，肿瘤侵犯肠系膜根部大血管，固定不动。结肠肝曲可触及散在播散的肿瘤结节。盆腔腹膜散在肿瘤种植结节，考虑肿瘤广泛种植转移。术后予抗感染，静脉补液、对症支持治疗。术后病理回报：增生的纤维结缔组织及横纹肌背景内，可见异型腺体浸润性生长，细胞中度异型性，可见胞质内及胞质外黏液；肿瘤侵及大网膜。IHC：CK7（＋）、CEA（＋）、CK20（－）、ER（－）、PR（－）、Vimentin（－）、P16（－）、Ki-67（index50%）、CD31（脉管＋）、CD34（脉管＋）、TEM-8（＋）（见图 32-3、图 32-4）。特殊染色：PAS（＋）；综上：结合临床病史，符合宫颈腺癌（中分化，黏液腺癌）转移。患者术后第 9 天拆线，伤口愈合好。

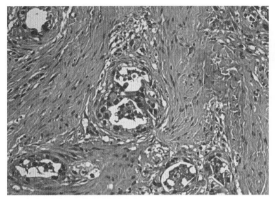 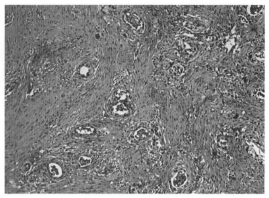

图 32-3 切除盆腔肿物组织病理：宫颈腺癌，×40 倍，HE 染色　　图 32-4 切除盆腔肿物组织病理：宫颈腺癌，×10 倍，HE 染色

患者及家属拒绝后续化疗等医院内治疗，要求出院进行"免疫治疗"，故伤口愈合后出院。2017 年 2 月电话随访患者，一般状态欠佳，采取营养支持、盐酸哌替啶镇痛等对症治疗；2017 年 5 月电话随访，患者家属告知患者已于 2 月前过世。

五、讨论总结

宫颈癌为女性生殖系统常见恶性肿瘤之一，严重威胁女性生殖健康。其中宫颈鳞癌占 75%～80%，随着防癌普查工作的开展、HPV 疫苗的应用及对宫颈腺癌认识的增加，宫颈腺癌的比例呈上升趋势，在欧洲等某些国家甚至可达 30%，且呈年轻化趋势。相较于宫颈鳞癌，宫颈腺癌具有相对较强的侵袭性生物学行为，且其对放疗和全身化疗不敏感，因此，恶性程度高，预后较差，使得临床中对于宫颈腺癌的诊治具有一定的挑战性。

目前宫颈癌的病因已明确，为同一高危型 HPV 的持续感染，其中 HPV16 型与宫颈鳞癌密切相关，HPV18 型与宫颈腺癌相关，同时性行为、分娩次数、口服避孕药等也是宫颈癌发生的高危因素。

早期宫颈癌往往无症状，体征也不明显，确诊需按照三阶梯诊断流程。晚期根据病灶累及的范围出现不同的继发症状，如尿频、尿急、便秘、输尿管压迫症状等。宫颈腺癌患者的临床症状也多无特异性，多数因分泌物异常或异常阴道出血就诊。因为宫颈腺癌组织多具有宫颈腺体的结构特点，特别是高分化腺癌，其临床症状多数表现为白带增多或水样白带，这一特点与宫颈鳞癌的临床表现不同。

目前对于宫颈腺癌的治疗，早期宫颈腺癌主要采用根治性子宫切除术和盆腔淋巴结清扫术进行治疗，随着疾病进展，单纯手术治疗已经无法满足控制疾病进展、提高生存质量的需求，中晚期宫颈腺癌患者多采用放疗、化疗或同步放化疗，但宫颈腺癌对于放化疗的敏感性及治疗效果差于宫颈鳞癌。复发和转移等不良预后是导致宫颈腺癌患者并发严重感染和消耗性疾病的重要因素。

子宫颈癌在出现典型症状和体征后，一般已为浸润癌，诊断多无困难，活组织病理检查可明确诊断。通常临床上根据病史、症状、体征，结合辅助检查结果做出宫颈腺癌的诊断并不困难。但由于宫颈腺癌的生物学行为较为独特，易发生宫旁浸润和深肌层浸润，多数患者确诊时已为中晚期。这主要是因为：①宫颈腺癌的临床表现往往不典型，同时由于宫颈腺癌深居宫颈管内，使得细胞学取材可能取不到，或者腺上皮的细胞学形态与宫颈鳞状上皮异常鉴别诊断困难，使得宫颈液基细胞学检查对腺上皮病变的筛查效能不如鳞状上皮病变，容易漏诊。②根据 2014 年 WHO 女性生殖器官肿瘤分类标准，宫颈腺癌包括宫颈管型、黏液性、绒毛状和子宫内膜样腺癌。分类中明确提出，90% 左右的宫颈腺上皮病变与 HPV 感染相关，其中 HPV16、HPV18 及 HPV45 是宫颈腺癌中检出率最高的 3 种亚型，而 HPV18 型与腺癌关系最密切。但仍约有 10% 宫颈腺癌的发生与 HPV 感染无关，这些腺癌主要包括：胃型黏液性腺癌中的微偏腺癌、透明细胞癌、中肾管腺癌以及浆液性癌。③由于宫颈腺癌病灶多位于宫颈管内，较为隐蔽，呈多灶性、跳跃性的特点，对提示有细胞学病变和 / 或 HPV 感染的患者，其阴道镜特征不典型，行阴道镜检查并多点活检和 / 或颈管搔刮，仍有部分腺癌病灶不能被发现。活检仅表现为鳞状上皮病变，腺癌病灶是在进一步的宫颈或子宫切除标本中被首次发现，仅依靠阴道镜活检术评估腺上皮病变可能会造成超过 1/3 的病变被低估。因此，对宫颈腺癌的诊断需结合患者的年龄、临床症状、细胞学、高危 HPV 分型结果、阴道镜下多点活检 / 宫颈搔刮术活检结果，必要时行宫颈部分切除以明确诊断。

　　该例患者 38 岁中年女性，有阴道流液的临床表现，宫颈液基细胞学检查提示"非典型腺细胞（倾向瘤变）"，HPV 检测 18 型，宫颈活检组织病理学结果提示"宫颈管黏液性腺癌"，临床诊断为"宫颈癌Ⅱ B 期"，采用新辅助化疗缩小瘤体后行广泛全子宫切除术＋双附件切除术＋阑尾切除术＋盆腔淋巴结清扫术，术后病理提示宫颈管腺癌，部分呈黏液腺癌，侵犯卵巢。术后给予 TP 方案化疗 6 个疗程及放疗 25 次。放疗结束 4 个月时宫颈腺癌复发，出现盆腹腔包块及双侧肾盂积水表现，因肿瘤组织在盆腹腔广泛种植转移，再次全麻下行膀胱镜检查＋左侧输卵管支架置入术＋开腹探查术＋盆腔肿物切除术＋大网膜切除术，术后病理证实宫颈腺癌复发，遗憾的是患者由于各种原因放弃了经典的治疗，使得疾病很快进展，最终不治而亡。

参 考 文 献

KOH W J, ABU-RUSTUM N R, BEAN S, et al. Uterine Neoplasms, Version 1. 2018, NCCN Clinical Practice Guidelines in Oncology [J]. Journal of the National Comprehensive Cancer Network: JNCCN, 2018, 16 (2): 170-199.

KURMAN R J, CARCANGIU M L, HERRINGTON C S, et al. WHO classification of tumors of female reproductive organs [M]. 4th ed. Lyon: IARC Press, 2014: 176-178.

MICHELLE J K, CLAUDIA L W, TERESA M D, et al. ASCCP Colposcopy Standards: Role of Colposcopy, Benefits, Potential Harms, and Terminology for Colposcopic Practice [J]. J Lower Genit Tract Dis, 2017, 21: 223-229.

NEERJA B, LYNETTE D. FIGO Cancer report 2018 [J]. Int J Gynecol Obstet, 2018, 143: s1-s158.

STEWART L M, MARK H E, WARNER K H, et al. 2012 updated consensus guidelines for the management of abnormal cervical cancer screening test and cancer precursors [J]. J Lower Genit Tract Dis, 2013, 17: s1-s27.

（陈　锐　张　蕾）

病例 33 外 阴 癌

一、病历摘要

（一）主诉

外阴瘙痒 6 年，溃烂 1 年，发现外阴癌 3 个月。

（二）现病史

患者 53 岁女性，于 2009 年前出现外阴瘙痒，无皮肤红肿及肿物，无破溃及出血。在当地医院检查发现外阴白斑，口服药物及外用止痒药（具体不详），症状无改善。2015 年初出现外阴部溃疡，少量出血，并疼痛明显。自行到诊所对症治疗，效果差。至 7 月在河北迁安市人民医院外阴组织活检，病理报：中分化鳞状细胞癌。转诊至天津市肿瘤医院 CT 检查：外阴恶性肿瘤，双侧腹股沟淋巴结肿大。2015 年 8—9 月同步放、化疗：外阴肿物及双侧腹股沟区 95%PTV，PTV1、PTV2：3000cGy/15 次，1 次 / 天，5 次 / 周，同时顺铂 60mg/ 周静脉增敏化疗。放疗期间出现放射性皮炎、呕吐及Ⅲ度骨髓抑制，对症支持治疗后好转。9 月 1 日治疗期间盆腔彩超检查未见明显异常，放疗结束 CT 检查提示双侧腹股沟区淋巴结较前缩小，同时发现盆腔右侧淋巴结肿大，右会阴部皮下结节。该结节进行性肿大，穿刺细胞学检查，见少数异型细胞不除外肿瘤细胞。曾于 10 月转诊解放军309、天津肿瘤等多家医院，因外阴癌放疗后不宜手术未能手术治疗。为求进一步治疗于 2015 年 11 月 9 日入我院。

（三）入院查体

T 37℃，P 80 次 / 分，R 17 次 / 分，BP 149/91mmHg。一般情况可，精神佳，心肺腹部查体无异常。专科查体（见图 33-1）：双侧大阴唇水肿，右侧重，右侧大阴唇中部内侧面有直径约 2cm 溃烂面，表面可见坏死组织，无明显出血。溃疡面外下方有一直经 3cm 红肿皮肤隆起，未破溃，边界不清，无波动感，压痛明显；左侧小阴唇萎缩；尿道口及阴道口无侵犯，阴道畅，闻及腥臭味，宫颈轻度糜烂状改变；双侧腹股沟区扪及多个肿大淋巴结，活动欠佳，最大者位于右侧，直径约 2.5cm，无压痛，余未见异常。

（四）实验室及辅助检查

2015 年 7 月 20 日迁安市人民医院病理：（外阴）中分化鳞状细胞癌。

2015 年 9 月 22 日迁安市人民医院盆腔 CT 检查：双侧腹股沟区肿大淋巴结考虑转移性病变，盆腔右侧淋巴结肿大。

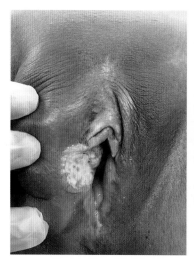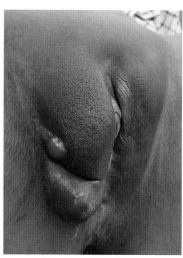

图 33-1　妇科外阴查体

2015 年 11 月 15 日我院盆腔 MRI：右侧外阴信号不均，增强扫描外阴部呈弥漫、线状强化。亦可见多发大小不等信号影，较大者大小约为 31mm×21mm×24mm，DWI 呈高信号，增强扫描边缘强化。

右侧附件区见不规则形异常信号，大小约为 26mm×16mm，在 T1WI 呈等信号，在 T2WI 呈稍高信号，DWI 呈高信号，增强扫描明显边缘强化。

右侧髂血管旁及双侧腹股沟区见多发肿大淋巴结，较大者大小约为 27mm×22mm。

膀胱、子宫未见异常信号影。盆腔内未见明确积液。

影像学印象：外阴部改变，符合外阴癌表现；右侧附件区异常信号，转移淋巴结？右侧髂血管旁及双侧腹股沟肿大淋巴结，考虑转移。

（五）拟诊

（1）外阴中分化鳞状细胞癌，ⅣB 期。

（2）外阴恶性肿瘤同步放化疗后。

（3）外阴感染。

（4）高血压。

二、诊断及鉴别诊断思路

患者 6 年前出现外阴瘙痒症状，检查发现外阴白斑。一年前因外阴溃疡而行组织活检病理检查，结果回报：中分化鳞状细胞癌。于 2015 年 8—9 月在当地医院外阴病灶同步放化疗。本次入院查体：右侧大阴唇内侧面可见直径约 2cm 溃烂面；溃疡面外下方有一直径 3cm 红肿皮肤隆起，边界不清，无波动感，压痛明显；双侧腹股沟区淋巴结肿大。盆腔 CT 提示盆腔右侧淋巴结肿大。综合以上信息，考虑右侧大阴唇内侧溃烂为中分化鳞状细胞癌，不排除腹股沟及盆腔淋巴结转移；其下方红肿系感染病灶。待术后据病理行外阴癌 FIGO 分期（2014）。

三、临床决策

1．将患者外院病理组织在我院病理科会诊，明确病理诊断。

2．患者因外阴鳞癌在外院行同步放化疗后，仍于外阴部位见癌灶，同时存在外阴感染病灶，先期应用抗生素控制感染。

3．患者手术治疗意愿强烈，术后可明确手术病理分期。因手术后外阴组织缺失面大，且放疗后外阴改变影响伤口愈合，需联合整形外科行外阴整形术。

4．术后根据患者病理及恢复情况决定辅助治疗，可能需要继续化疗。

四、治疗经过

1．入院后外阴感染部位破溃，分泌物培养鉴定为大肠埃希菌，经头孢曲松抗感染治疗一周，感染控制。2015 年 11 月 17 日与整形外科在全麻下行外阴局部广泛切除术＋双侧腹股沟淋巴结清扫术＋盆腔淋巴结清扫术＋右股内侧皮瓣转移＋外阴整形术（手术前后状态见图 33-2）。术中见：右侧大阴唇内侧可见灰白结节，大小 3cm×2.5cm×2.5cm，与周围界限清楚。肿物距上侧阴道口 3.5cm，下侧 1.5cm，累及右侧壁阴道口。肿物结节外下方 1.5cm 处另一 1cm×1cm×1cm 结节。阴蒂及阴道前断端黏膜质硬，左侧大阴唇萎缩，右侧大阴唇皮肤皱缩、粗糙。右腹股沟浅淋巴结群内可及数枚肿大淋巴结，最大 3.5cm×3cm×2cm，余直径 0.5～1.5cm。右腹股沟深淋巴结群内 3 枚肿大淋巴结，直径 0.5～2cm。右髂外淋巴结 4 枚，直径 0.5～1.5cm。右闭孔淋巴结较大一枚 2.5cm×1.5cm×2cm，另及淋巴结 4 枚，直径 0.5～1.5cm。左腹股沟浅、深淋巴结群分别及 4～5 枚肿大淋巴结，直径 0.6～2cm。术后抗感染、支持治疗。

2．术后病理回报：肉眼观阴蒂及阴道前断端黏膜质硬（面积 2cm×2cm），右侧大阴唇内侧可见灰白结节两枚（大小分别为：3cm×2.5cm×2.5cm 和 1cm×1cm×1cm）。镜检均为角化型鳞状细胞癌，高 - 中分化，伴坏死，浸润至脂肪层（浸润深度约 1.5cm），累及阴蒂处黏膜，可见脉管内癌栓及神经侵犯。阴道口切缘（3、9、12 点）均可见癌组织浸润，余外阴黏膜呈慢性炎，鳞状上皮表面角化亢进，棘细胞层增生，基底层可见少许黑色素细胞，胞浆空亮。（尿道旁病灶）送检鳞状上皮黏膜组织中可见癌浸润。（淋巴结）右腹股沟深淋巴结 2/3、右腹股沟浅淋巴结 1/4、右闭孔淋巴结 2/4 可见癌转移。左腹股沟深淋巴结 0/2，左腹股沟浅纵淋巴结 0/5，右腹股沟浅纵淋巴结 0/2，左髂外淋巴结 0/2，右髂外淋巴结 0/4，未见癌转移。术后诊断：外阴中分化鳞状细胞癌ⅣB 期（FIGO 2014 分期）。

3．术后一周检查伤口：转移皮瓣存活，阴阜处植皮未存活，双侧腹股沟处伤口愈合不良。分别于 12 月 3 日和 12 月 9 日麻醉下伤口清创，于 12 月 11 日再次由整形外科行阴阜植皮术（左股外侧取皮）＋双侧腹股沟清创缝合术（植皮术前术后见图 33-2）。

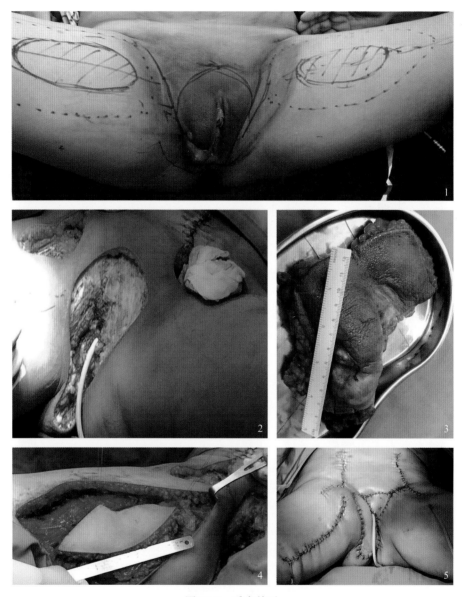

图 33-2　手术前后

4. 术后继续抗感染、营养支持及对症治疗。身体状况好转后于 2015 年 12 月 23 日—12 月 27 日 BIP 方案化疗。化疗期间恶心、呕吐症状明显，出现Ⅱ度骨髓抑制，止吐、补液、生白细胞治疗。化疗结束后症状逐渐消失，复查血象正常。

5. 阴阜再次植皮未成活，且双侧腹股沟引流液培养：右侧大肠埃希菌＋金黄色葡萄球菌感染，左侧溶血性葡萄球菌感染，伴发热，最高体温 39℃，改用头孢哌酮舒巴坦＋万古霉素抗感染，体温逐渐恢复正常后由于经济原因拒绝继续使用抗生素及后续治疗，签字出院。直到 2016 年 4 月 25 日—4 月 29 日再次 BIP 方案化疗一个程，拒绝后续辅助治疗。之后失访。

五、讨论总结

1. 外阴癌以鳞癌最为常见，占外阴恶性肿瘤的 80%～90%，早期仅有外阴瘙痒、结节或赘生物，易被忽视或因治疗不当延误病情。外阴部结节、溃疡等病变活检时病理明确诊断。外阴鳞癌多见于 60 岁以上老年妇女，好发于大、小阴唇和阴蒂。该农村患者 53 岁，外阴瘙痒 6 年，溃烂 1 年，溃疡部组织活检，病理检查确诊外阴中分化鳞状细胞癌。患者外阴症状及临床表现典型。

2. 外阴癌最常见的病因是人乳头瘤病毒（human papillomavirus，HPV）感染。因此，治疗前应同时评估是否存在其他 HPV 相关疾病（如宫颈或阴道上皮内瘤变）。患者已经过放化疗治疗，初治时未行 HPV 检测。

3. 外阴癌病灶可表现为小的、高起的硬溃疡或硬结节，晚期也可以呈现大片融合，伴感染、坏死、出血等，周围皮肤可增厚及色素改变。外阴癌可直接扩散至邻近结构（如阴道、尿道、阴蒂、肛门），但常沿淋巴管扩散至区域淋巴结，初始最常转移至腹股沟浅淋巴结，因此在分期评估中会对这些淋巴结取样。单侧外阴病变通常仅扩散至同侧腹股沟淋巴结。一项研究纳入了 59 例病灶小于 4cm 的外阴癌患者，在约 85% 的病例中，前哨淋巴结位于表浅部位，而在 15% 的病例中位于深筋膜深部。这些观察结果对确定腹股沟淋巴结清扫的范围及放疗靶容积和技术的选择有重要意义。外阴癌亦可经血行播散，但通常发生于病程晚期。

4. 外阴癌镜下病理多见癌细胞分化好，有角化珠和细胞间桥。前庭和阴蒂的病灶倾向于分化差或未分化，常有淋巴管和神经侵犯者。本例患者术后病理、外阴镜检均为角化型鳞状细胞癌，高 - 中分化，累及阴蒂处黏膜，可见脉管内癌栓及神经侵犯。符合典型外阴癌病理表现。

在外阴癌分期中，肿瘤大小、浸润深度及局部扩散情况主要是通过体格检查和外阴活检确定的，而淋巴结评估需通过体格检查、影像学检查以及淋巴结切除清扫或前哨淋巴结活检（sentinel lymph node biopsy，SLNB）进行。由单纯临床分期系统可能遗漏多达 24% 的镜下淋巴结转移，且淋巴结转移是外阴癌最重要的预后因素，因而我国目前采用 FIGO 的手术 - 病理分期系统（2014）。在该分期中，早期病变重视肿瘤浸润深度、大小，晚期病变注重淋巴结有无转移。

对盆腔、腹部或胸部进行诊断性影像学检查可能发现远处转移病灶，便于辅助临床决策。一项前瞻性研究比较了 PET 和 PET/CT 与对比增强 MRI 或 CT 检查效果，发现在检出淋巴结转移方面，PET 与 CT/MRI 的敏感性和特异性相近（92% 和 91% vs 92% 和 100%）。检测盆腔或远处转移时，PET 的假阳性率明显高于 CT/MRI。因此，对拟行手术治疗的外阴癌有必要进行盆腹腔及胸部对比增强 MRI 或 CT 检查。

外阴癌以往主要采用手术疗法，而在近 30 年，放射治疗和化疗已逐渐融入外阴癌综合治疗体系。微浸润型外阴癌（ⅠA 期）行局部广泛切除术，通常不需切除腹股沟淋巴结，该术式在预防局部复发方面与广泛外阴切除术疗效相当。所有 FIGO ⅠB 期或Ⅱ期患者，至少应该行同侧腹股沟淋巴结切除术。局限于一侧外阴的小病灶且同侧淋巴结阴性患者发生对侧淋巴结转移率＜1%，可行单侧腹股沟淋巴结切除术。位于中线及累及小阴唇前部的肿瘤应行双侧腹股沟淋巴结切除术。晚期外阴癌不适宜手术治疗的患者，可行放化疗治疗原发肿瘤及腹股沟和盆腔淋巴结。对于淋巴结阳性者，最好避免行系统的淋巴结切除术，因为该手术加术后放疗或可导致严重的淋巴水肿。建议仅切除肿大的腹股沟和盆腔淋巴结，术后给予腹股沟和盆腔放疗。如果手术切除原发肿瘤可以达到切缘阴性，且不会损伤括约肌造成大小便失禁，则手术是理想的治疗方案。同期放化疗已被广泛应用于手术切除可能会损伤会阴中心结构（肛门、尿道）的大块病灶患者。

外阴癌的治疗是多学科参与的个体化治疗。对于可行手术治疗的外阴癌，切除的部位、深度和宽度，应取决于切除浸润性病灶时的所需切口能否达到合理切缘，同时还要减少并发症。鉴于患者有强烈手术意愿且我院整形外科优势，对本例晚期外阴癌患者决定行外阴癌根治术，手术切除外阴面积大，外阴整形拟股内侧皮瓣转移填补外阴缺损。由于是在放疗后时间短进行外阴癌根治术，局部组织呈放疗后改变，组织水肿及血供差，严重影响术后伤口愈合，进而导致伤口严重感染，危及患者生存质量及生命。

参 考 文 献

侯佳佳，倪妍. 外阴鳞癌腹股沟淋巴结清扫术的研究进展［J］. 实用医技杂志，2017，24（1）：60-63.

黄玉红，李萍. 外阴癌单纯性放疗引起的急性放射性皮炎的管理［J］. 世界最新医学信息文摘，2018，18（A2）：349-350，352.

林少丹，谢玲玲，林仲秋. 外阴癌淋巴结切除适应证和争议［J］. 中国实用妇科与产科杂志，2017，33（12）：1226-1229.

林仲秋，谢玲玲，林荣春.《FIGO2015 妇癌报告》解读连载五——外阴癌诊治指南解读［J］. 中国实用妇科与产科杂志，2016，32（1）：47-53.

林仲秋. 外阴癌林仲秋 2016 观点［J］. 中国实用妇科与产科杂志，2017，33（3）：244.

倪雪，张三元. 外阴鳞癌治疗进展［J］. 国际妇产科学杂志，2017，44（6）：686-689.

谢玲玲，林荣春，冯凤芝，等.《2019NCCN 外阴鳞癌临床实践指南（第 1 版）》解读［J］. 中国实用妇科与产科杂志，2018，34（10）：1119-1124.

周琦，吴小华，刘继红，等. 外阴癌诊断与治疗指南（第四版）［J］. 中国实用妇科与产科杂志，2018，34（11）：1230-1237.

FIGO Committee on Gynecologic Oncology. FIGO staging for carcinoma of the vulva, cervix, and corpus uteri [J]. Int J Gynaecol Obstet, 2014, 125 (2): 97-98.

LIN G, CHEN C Y, LIU F Y, et al. Computed tomography, magnetic resonance imaging and FDG positron emission tomography in the management of vulvar malignancies [J]. Eur Radiol, 2015, 25: 1267.

ROB L, ROBOVA H, PLUTA M, et al. Further data on sentinel lymph node mapping in vulvar cancer by blue dye and radiocolloid Tc99 [J]. Int J Gynecol Cancer, 2007, 17: 147.

SCIACERO P, CANTE D, PIVA C, et al. The role of radiation therapy in vulvar cancer: Review of the current literature [J].Tumori, 2017 , 103 (5): 422-429.

（陈华云　张　蕾）

病例 34　剖宫产瘢痕妊娠

一、病历摘要

（一）主诉

停经 60 天，阴道出血 1 天。

（二）现病史

患者，女性，34 岁，平时月经规律，5 天 /30 天，量中，无明显痛经，LMP：2017年 9 月 6 日，自然受孕，停经 30 余天自测尿妊娠试验阳性，否认早孕期腹痛、阴道出血等不适，否认接触有毒有害物质及服用药物。停经 54 天抽血查人绒毛膜促性腺激素：107 409IU/L，同期未行超声检查。停经 59 天无明显诱因出现阴道出血，色鲜红，阴道出血似月经量，伴腰酸，无明显腹痛，休息后出血量减少。同日于当地医院行盆腔超声提示："宫腔下段紧邻宫颈处探及 3.4cm×2.4cm 孕囊，局部向外膨出，可见胎芽及胎心管搏动，宫腔内探及 3.0cm×1.4cm 低至无回声。"当地医院未做特殊处理。今日因仍有少量阴道出血，故来我院就诊，我院复查超声提示：子宫前壁下段孕囊回声（瘢痕妊娠，活胎），超声孕周 8 周 4 天。考虑"瘢痕妊娠"，经急诊 2017 年 11 月 6 日收入院。患者自停经以来精神好，睡眠及饮食正常，大小便正常，体重无明显变化。

既往史：否认心、肺、肝、肾等慢性疾病史，否认肝炎、结核等传染病史，否认手术外伤史。初潮 13 岁，平素月经规律，5 天 /30 天，量中，痛经（-）；24 岁结婚，爱人体健，G_4P_1，2011 年足月剖宫产一活婴，现体健，曾药流、人工流产共 3 次。

（三）查体

入院查体：T 36.6℃，P 78 次 / 分，R 18 次 / 分，BP 108/63mmHg。一般情况可，神志清，营养良好，心肺未及异常。双下肢水肿无水肿，脊柱四肢无畸形，神经系统（-）。腹部平软，无压痛或反跳痛。妇科查体：外阴已婚型；阴道通畅，阴道内少量暗红色血迹；宫颈光滑，颈管闭合，颈管内未见异常组织物，可见少量暗红血液流出，颈管无触血，宫颈无举痛；宫体前位，增大如孕 8 周大小，轮廓规则，质软，活动好，无压痛；双附件区未扪及明显异常。

（四）实验室及辅助检查

2017 年 11 月 6 日彩超：子宫前位，宫体增大，轮廓规整，肌层回声均匀；子宫前壁下段可见不均质回声范围约 58mm×48mm，未见明显子宫肌层，与膀胱交界处可见丰富血流信号，内可见胎囊，大小约 42mm×30mm×28mm，可见卵黄囊及胎芽，胎芽长 2.0cm，可见心管搏动。宫颈长度约 3.3cm，呈闭合状态。右卵巢大小 27mm×16mm，左卵巢大小 29mm×19mm。双侧附件区未见明显异常回声。超声提示：子宫前壁下段孕囊回声（瘢痕妊娠，活胎），超声孕周 8 周 4 天。图 34-1。

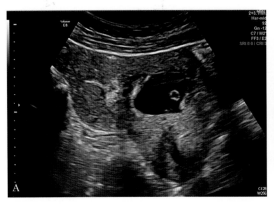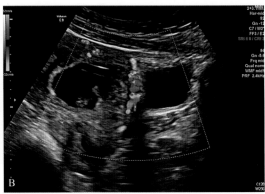

图 34-1　产科彩超

2017 年 11 月 6 日血人绒毛膜促性腺激素：143 790U/L。

（五）拟诊

（1）剖宫产瘢痕妊娠（Ⅲ型）。

（2）早孕。

（3）瘢痕子宫（剖宫产史）。

二、诊断及鉴别诊断思路

（一）诊断

1. 剖宫产瘢痕妊娠（cesarean scar pregnancy，CSP）：CSP 指胚胎着床部位位于子宫下段前壁原来的剖宫产瘢痕处，绒毛组织侵入瘢痕深处并继续向子宫浆膜面生长。CSP 患者有明确的剖宫产史，临床常表现为停经后阴道出血或下腹部不适感 / 轻度疼痛，血 hCG 值升高，超声提示胎囊着床在剖宫产瘢痕处，周围有丰富的血流，瘢痕处肌层变薄甚至消失。临床表现：早期妊娠时 CSP 没有典型的临床表现，约 1/3 患者基本无症状，约 1/3 的患者有阴道出血，部分患者可感到腹部不适或轻度疼痛，还有少数患者完全无症状，只是在超声检查时偶然发现为 CSP；妊娠中期的 CSP 患者可有轻微切口瘢痕局部疼痛或压痛，子宫破裂时常伴有突发的剧烈腹痛、晕厥，体检发现腹腔内出血，抢救不及时会有生命危险；随着孕周逐渐增大，发生子宫破裂甚至膀胱破裂大出血的风险逐渐增加。目前国内指南根据超声检查显示的着床于子宫前壁瘢痕处的妊娠囊的生长方向以及子宫前壁妊娠囊与膀胱间子宫肌层的厚度分为 3 型。

Ⅰ型：①妊娠囊部分着床于子宫瘢痕处，部分或大部分位于宫腔内，少数甚或达宫底部宫腔；②妊娠囊明显变形、拉长、下端成锐角；③妊娠囊与膀胱间子宫肌层变薄，厚度＞3mm；④ CDFI：瘢痕处见滋养层血流信号（低阻血流）。

Ⅱ型：①妊娠囊部分着床于子宫瘢痕处，部分或大部分位于宫腔内，少数甚或达宫底部宫腔；②妊娠囊明显变形、拉长、下端成锐角；③妊娠囊与膀胱间子宫肌层变薄，厚度≤3mm；④ CDFI：瘢痕处见滋养层血流信号（低阻血流）。

Ⅲ型：①妊娠囊完全着床于子宫瘢痕处肌层并向膀胱方向外凸；②宫腔及子宫颈管内空虚；③妊娠囊与膀胱之间子宫肌层明显变薄，甚或缺失，厚度≤3mm；④ CDFI：瘢痕处见滋养层血流信号（低阻血流）。本例患者有明确的剖宫产史和停经史，临床表现为无诱因阴道出血，血 hCG 升高达 143 790U/L，妇科超声检查检查提示子宫前壁下段可见不均质回声范围约 58mm×48mm，未见明显子宫肌层，与膀胱交界处可见丰富血流信号，内可见胎囊，大小约 42mm×30mm×28mm，可见卵黄囊及胎芽，胎芽长 20.0mm，可见心管搏动。故而目前考虑剖宫产瘢痕妊娠（Ⅲ型）较为明确，可进一步手术病理明确诊断。

（二）鉴别诊断

1. 子宫峡部妊娠：该类患者不一定有剖宫产史，临床可表现为停经后阴道出血或轻度腹痛，超声检查胎囊着床于子宫峡部包括侧壁或后壁的妊娠，有剖宫产史的患者胎囊着床位置位于峡部后壁，孕囊向宫腔生长，峡部肌层连续性多无中断，子宫形态正常。该患者有明确剖宫产史，超声明确提示胎囊位于子宫前壁下段，且该处子宫肌层消失，与膀胱交界处血流信号丰富血流，故目前暂不考虑峡部妊娠。

2. 宫颈妊娠：临床表现与 CSP 相似，易混淆，主要依靠 B 超检查鉴别。宫颈妊娠时，宫颈均匀性膨大使整个子宫呈上小下大的葫芦状，病变局限于宫颈，宫颈内口闭合，峡部无膨大。宫颈管内可见孕囊样回声，有出血者可为不均质中，低回声团。宫腔内膜线清晰而无孕囊。子宫峡部肌层连续，结构正常。本例患者超声明确提示宫颈呈闭合状态，故目前暂不考虑宫颈妊娠诊断。

3. 难免流产：临床表现为停经后阴道出血并可伴有阵发性下腹痛，查体宫体增大基本如孕周、宫颈口松弛但是无妊娠组织嵌顿或排出；超声检查孕囊一般在宫腔内，也可移至宫腔下部甚至颈管内，但与宫腔内组织相连，宫颈或峡部无明显膨大。结合本例患者查体和超声表现，目前考虑难免流产可能性小。

4. 不全流产：临床常表现为停经后阴道流血伴有组织物排出，此后持续出血并伴有腹痛，查体可发现宫颈管口扩张，同时可看到颈管内残余妊娠组织，超声可发现子宫小于停经周数，孕囊可能已下移至宫腔下部，但是周围血流信号不丰富，峡部肌层连续且不膨大。该患者查体颈管闭合，颈管内未见妊娠组织，超声表现不符合不全流产，目前不考虑该诊断。

5. 滋养叶细胞疾病：该病不一定有剖宫产史，常表现有异常阴道出血，超声检查包块可位于子宫任何部位，与剖宫产瘢痕无关，且包块周围血流信号异常丰富；抽血 hCG

检查可发现其异常增高，恶性滋养细胞肿瘤可发现肺内有转移病灶。当 CSP 有宫腔内积血积液时，有可能与葡萄胎混淆。葡萄胎时子宫可明显增大变软。超声检查宫腔内多呈蜂窝状或落雪状、不均质回声，部分性葡萄胎时尚可见孕囊样结构，无峡部扩张和膨大，子宫前壁峡部肌层连续。当胚胎停育、子宫出血，孕囊已不可见的 CSP 病例有可能被误诊为绒癌或是侵蚀性葡萄胎肌层浸润，绒癌或侵蚀性葡萄胎较易远处转移，血 hCG 水平一般较高，并且有上升的趋势。必要时定期随访 B 超检查和血 hCG 测定，结合病史以及病理学检查可协助诊断。该患者超声明确提示孕囊内可见胎芽胎心，目前暂不考虑改病，但是也不能完全除外同时合并部分性葡萄胎可能，可手术病理进一步明确诊断。

三、临床决策

CSP 发病率较低且缺乏大样本的随机前瞻研究，目前尚没有规范治疗方案。治疗原则主要是明确诊断后及时终止妊娠，尽量保留生育能力，尽量防止严重并发症的发生。选择治疗方法时最重要的参考指标是生命体征是否平稳，并通过血清 hCG 水平、包块大小、是否活胎、血流情况及子宫瘢痕处肌层的厚度综合判断滋养细胞活性和子宫破裂的风险，可作为选择治疗方案的参考指标。可选用的治疗方案包括：MTX 药物治疗和手术治疗，手术治疗又包括按照是否保留生育功能分为保留子宫的手术和子宫切除术。子宫切除术仅用于患者短时间内出现大出血、危及生命，为迅速挽救患者生命而采取的紧急措施，近年来已很少被采用；保留子宫的手术包括超声或腹腔镜监测下的清宫术、宫腔镜下病灶切除术及腹腔镜下或开腹子宫下段病灶切除术。

该例患者根据既往明确剖宫产史、停经后阴道出血病史、血 hCG 增高及超声提示孕囊位于子宫前壁下段并可见胎芽胎心，目前诊断剖宫产瘢痕妊娠（Ⅲ型）较明确。由于超声提示前壁下段肌层已被病灶侵蚀不可见，与膀胱交界处血流信号丰富，不除外妊娠组织穿透子宫下段浸润膀胱可能，故而不建议单纯采用宫腔镜下病灶清除、超声或腹腔镜下清宫等方法，建议腹腔镜或是开腹病灶切除终止妊娠为宜，术中一定注意尽量避免损伤膀胱，如术中发现膀胱受侵，则应根据受侵范围切除部分膀胱组织后行膀胱修补术；鉴于妊娠组织较大、活胎，可腹腔镜监视下负压吸引清宫术尽量吸除大部分妊娠组织后，行腹腔镜下病灶切除术；超声提示为活胎妊娠、hCG 值较高，且超声提示血流信号丰富，故而建议术前行超声选择双侧子宫动脉栓塞以阻断子宫动脉血流，同时以 MTX 肌内注射以灭活胚胎并减低滋养细胞活性，最终减少术中出血、降低手术难度。

四、治疗经过

入院后予以完善术前常规化验及检查、备血、建立静脉通路，与患者及家属告知病情及治疗方案，获得知情同意后，予 MTX 单次肌内注射（50mg/m²），同时请血管外科医师急会诊，行超选择双侧子宫动脉栓塞术（明胶海绵，1000μm）。术后 24 小时行腹腔镜监视下清宫＋腹腔镜下子宫下段病灶切除术。腹腔镜下见子宫增大如孕 8 周，子宫前壁下段与膀胱疏松粘连，子宫瘢痕处可见大小约 4cm×3cm×3cm 包块凸向腹腔，表面血管迂曲，膀胱尚未受累（见图 34-2），腹腔镜下清宫吸刮出绒毛样组织约 5cm×5cm，同时以催产素 10U 入液静脉点滴，减少宫腔内出血。清宫后可见瘢痕处包块明显缩小，于子宫前壁瘢痕处注射稀释的垂体后叶素 6U，见子宫表面颜色变白，分离膀胱腹膜返折后切开瘢痕处肌层，可见残留妊娠组织及受侵的黑紫色肌层组织面积约

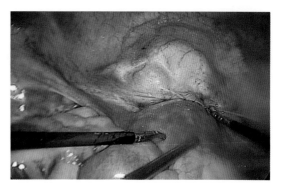

图 34-2 瘢痕妊娠

4cm×1cm，予以切除，并以 2-0 可吸收缝线缝合切口二层止血满意，之后 3-0 可吸收缝线连续缝合关闭膀胱腹膜返折。手术过程顺利，出血合计约 100ml，术中术后观察尿管尿色均清亮。术后病理结果回报：宫腔吸出物：绒毛及滋养叶细胞；子宫下段肌层及妊娠组织：平滑肌及增生纤维组织，部分退变坏死平滑肌组织中可见滋养叶细胞浸润，并见游离绒毛组织。术后监测血 hCG 变化逐渐下降，术后一周血 hCG 降至 7832U/L，术后 1 个月血 hCG 降至正常。

五、讨论总结

CSP 指胚胎着床部位位于子宫下段前壁原来的剖宫产瘢痕处，绒毛组织侵入瘢痕深处并继续向子宫浆膜面生长。CSP 患者早期妊娠时临床表现很不典型，其临床表现常因受精卵着床部位、种植深浅、有无出血、出血时间长短及出血量多少等而不同。36.8% 患者基本无症状，38.6% 的患者有阴道出血，部分患者可感到腹部不适或轻度疼痛，还有少数患者完全无症状，只是在超声检查时偶然发现为 CSP。CSP 患者出血情况可以为阴道出血点滴淋漓或持续不断，出血量不多或似月经样，随病情进展可突然大量出血，血压下降，甚至休克，发生子宫破裂或有腹腔内出血时，阴道出血量可不与休克程度呈正比。部分患者可能由于各种原因未能及时诊断，在行人工流产手术表现为手术中大量出血不止、难以控制，短时间内出现血压下降甚至休克，未能吸刮出绒毛或是吸刮出绒毛大小与孕周不相符合；还有部分患者表现为在药物流产后无明显妊娠组织排出，或仅有少量膜样组织排出，药流后阴道出血持续不净或突然增加，行清宫手术时发生大出血。妊娠中期的 CSP 患者可有轻微切口瘢痕局部疼痛或轻压痛，子宫破裂时常伴有突发的剧烈腹痛、晕厥，体检发现腹腔内出血，抢救不及时会有生命危险；随着孕周逐渐增大，发生子宫破裂甚至膀胱破裂大出血的风险逐渐增加。随着剖宫产率的提高，CSP 在临床上已不再少见，因此早孕期超声识别 CSP、提高 CSP 的诊断水平，做到早发现、早诊断、及时治疗，降低 CSP 严重并发症发生率，尽量保留患者生育功能的同时保障患者生命安全是至关重要的。

根据病史、临床表现，辅以血 hCG、超声，诊断剖宫产瘢痕妊娠并不困难。但是值得一提并注意的是，临床工作者对于有剖宫产史的患者，要注意与超声科医师的沟通和合

作，注意提醒超声医师关注子宫下段瘢痕与孕囊的位置关系；对于疑难病例可以考虑行盆腔磁共振检查或三维超声的检查，可以更直观立体地评估妊娠组织与子宫肌层的关系、与膀胱的关系，同时也有助于与宫颈妊娠等的鉴别，还能用于 CSP 治疗后对疗效的评估。组织病理学检查 CSP 单纯病灶切除或子宫全切除标本病理检查是诊断 CSP 的"金标准"。全切的子宫标本大体检查可发现宫颈管结构正常，宫腔内没有妊娠组织，子宫下段被妊娠组织（胎囊或胎儿、胎盘）所占据，子宫下段肌层菲薄，组织切片检查可发现剖宫产瘢痕处肌纤维组织内有滋养层细胞及绒毛结构；子宫下段单纯病灶切除病理可发现送检剖宫产瘢痕处肌纤维组织内有滋养层细胞及绒毛结构。

　　CSP 的治疗原则是去除病灶，降低 CSP 严重并发症发生率，尽量保留患者生育功能的同时保障患者生命安全。其治疗方法应当个体化，根据患者的年龄、疾病严重程度以及对生育要求，选择合适的治疗方案。CSP 可选用的治疗方案包括：期待、MTX 药物治疗和手术治疗。期待治疗通常少用，仅适用于一般情况好、无出血腹痛等症状，孕囊向宫腔内生长无明显的子宫破裂征象的 I 型 CSP 患者，患者及家属强烈要求继续妊娠时，在充分告知的情况下可以适当观察，根据病情的进展决定下一步处理，同时应交代继续妊娠可能发生的风险和并发症，如前置胎盘、胎盘植入、子宫破裂等所致的产时或产后难以控制的大出血甚至子宫切除、危及生命等险恶结局，并签署知情同意书。MTX 药物治疗也需严格注意患者适应证，选择生命体征平稳、无腹痛、阴道出血较少的早孕患者，采用 MTX 肌内注射或孕囊内局部注射。对于选择合适病例，局部注射 MTX 成功率可达85%～90% 左右，肌内注射 MTX 成功率约为 75%，这可能与局部给药、病灶处药物浓度较高有关。MTX 治疗后需要严密观察随诊，治疗后仍可发生阴道大出血，还有部分患者发生超敏反应、重度骨髓抑制等严重并发症。手术治疗包括按照是否保留生育功能分为保留子宫的手术和子宫切除术：子宫切除术仅用于患者短时间内出现大出血、危及生命，为迅速挽救患者生命而采取的紧急措施，近年来已很少被采用；保留子宫的手术包括超声或腹腔镜监测下的清宫术、宫腔镜下病灶切除术及腹腔镜下或开腹子宫下段病灶切除术。①清宫术：当妊娠组织主要位于宫腔内（ I 型），并且妊娠时间短（＜8 周）、绒毛植入浅、瘢痕处肌壁没有明显变薄的情况下，可采用直接超声或腹腔镜监测下清宫的方法终止妊娠，最好有子宫动脉栓塞条件，术前备血并做好抢救大出血的准备。②子宫动脉栓塞后清宫：为避免 CSP 患者清宫术中大出血，可在清宫术前 24～48 小时行超选择性双侧子宫动脉栓塞术，之后在超声或腹腔镜监视下行清宫术，尽量清除妊娠组织。如果在清宫过程中子宫瘢痕处破裂，则需迅速行破裂处修补。③宫腔镜下病灶切除：宫腔镜直视宫腔内情况下行病灶切除，对妊娠组织主要位于宫腔内且生命体征平稳的 CSP 患者相对比较安全而且疗效较好，但是需要在超声监视或腹腔镜辅助下进行。④开腹或腹腔镜宫瘢痕处妊娠病灶切除术：适用于 II 型和 III 型 CSP 患者，切开子宫下段肌壁，清妊娠组织，重新缝合，治疗效果好；对于血供丰富、宫内活胎且 hCG 较高的患者，可在术前 24～48 小时先行超选择性双侧子宫动脉栓塞术，以减少术中出血。该方法可以切除次手术瘢痕及其愈合不良所造成的窦道或憩室等异常结构，减少再次 CSP 的可能。

　　该例患者根据既往明确剖宫产史、停经后阴道出血病史、血 hCG 增高及超声提示孕囊位于子宫前壁下段并可见胎芽胎心，诊断剖宫产瘢痕妊娠（Ⅲ型）较为容易。入院后完善术前化验及检查、备血、建立静脉通路，与患者及家属告知病情及治疗方案：由于超声提示前壁下段肌层不可见、与膀胱交界处血流信号丰富，不除外妊娠组织穿透子宫下段浸润膀胱可能，故建议腹腔镜切除病灶终止妊娠为宜，不考虑单纯行清宫术或是宫腔镜病灶切除术，术中注意避免损伤膀胱，如术中发现膀胱受侵，则根据受侵范围切除部分膀胱组织后行膀胱修补术；同时考虑到超声提示妊娠组织较大，且为活胎，完全在腹腔镜下切开取胚，会造成出血多、增加手术难度和损伤，因此可在腹腔镜切开取胚前行腹腔镜监视下的负压吸引清宫术，在尽量吸除大部分妊娠组织后，再行腹腔镜下病灶切除术；由于超声提示子宫前壁下段肌层不可见，与膀胱关系密切（Ⅲ型），活胎妊娠，血流信号丰富、hCG 值较高，故而建议术前行超选择双侧子宫动脉栓塞以阻断子宫动脉血流，同时以 MTX 肌内注射以灭活胚胎并减低滋养细胞活性，最终减少术中出血、降低手术难度。在详细告知上述治疗方案并获得知情同意后，予患者 MTX 单次肌内注射，同时请血管外科行超选择双侧子宫动脉栓塞术。栓塞后 24 小时如期行腹腔镜监视下清宫＋腹腔镜下子宫下段病灶切除术。术后病理结果提示子宫下段肌层及妊娠组织中可见平滑肌及增生纤维组织，部分退变坏死平滑肌组织中可见滋养叶细胞浸润，并见游离绒毛组织。手术病理进一步证实了临床诊断。术后监测血 hCG 变化逐渐下降，术后一周血 hCG 降至 7832U/L，术后 1 个月血 hCG 降至正常，证明我们的处理是及时迅速并且全面、妥当的。

参 考 文 献

袁岩，戴晴，蔡胜，等. 超声在剖宫产瘢痕妊娠诊断的诊断价值［J］. 中华超声影像学杂志，2010，19（4）：321-324.

中华医学会妇产科学分会计划生育学组. 剖宫产术后子宫瘢痕妊娠诊治专家共识（2016）［J］. 中华妇产科杂志，2016，51（8）：568-571.

ACOG Practice Bulletin No. 94: Medical management of ectopic pregnancy[J]. Obstet Gynecol, 2008, 111 (6): 1479-1485.

HUDECEK R, FELSINGEROVÁ Z, FELSINGER M, et al. Laparoscopic treatment of cesarean scar ectopic pregnancy[J]. J Gynecol Surg, 2014, 30 (5): 309-311.

KUTUK M S, UYSAL G, DOLANBAY M, et al. Successful medical treatment of cesarean scar ectopic pregnancies with systemic multidose methotrexate: single-center experience[J]. J Obstet Gynaecol Res, 2014, 40 (6): 1700-1706.

LITWICKA K, GRECO E. Caesarean scar pregnancy: a review of management options[J]. Curr Opin Obstet Gynecol, 2013, 25 (6): 456-461.

LIU S, SUN J, CAI B, et al. Management of Cesarean Scar Pregnancy Using Ultrasound-Guided Dilation and Curettage [J]. J Minim Invasive Gynecol, 2016, 23 (5): 707-711.

WANG M, YANG Z, LI Y, et al. Conservative management of cesarean scar pregnancies: a prospective randomized controlled trial at a single center[J]. Int J Clin Exp Med, 2015, 8 (10): 18972-18980.

（刘　瑛　吕　涛）

病例 35 阴道前后壁膨出

一、病历摘要

（一）主诉

阴道口脱出物 1 年，加重半年。

（二）现病史

患者老年女性，1 年前自觉阴道口脱出拇指大肿物，伴尿频及腰骶部下坠感，未诊治。近半年来阴道口脱出物逐渐增大，伴行走不便，有脱出物摩擦感，并少量出血。卧床休息时能将包块还纳入阴道内。偶有提重物及咳嗽时少量溢尿，腰骶部坠胀不适感较前明显，无腹痛腹胀，无发热及其他特殊不适。我院门诊就诊，诊断"子宫脱垂"，为求进一步手术治疗于 2018 年 5 月 14 日入院。患者自发病以来，饮食、睡眠、精神良好，大便正常，体重无明显变化。

既往史：支气管炎病史多年，发作时咳嗽明显；否认高血压病、糖尿病等代谢性疾病史，否认外伤、手术史。否认药物及食物过敏史。月经婚育史：50 岁自然绝经，孕 5 产 5，顺产 5 次。个人史及家族史无特殊。

（三）查体

体温 37.2℃，脉搏 86 次 / 分，呼吸 20 次 / 分，血压 138/60mmHg。系统查体无特殊。妇科查体：外阴已婚已产型；阴道通畅，阴道壁光滑，分泌物不多；宫颈脱出于阴道口外，表面溃疡愈合面无触血，屏气向下用力可见宫颈及部分宫体脱出于阴道口外，伴阴道前壁大部分膨出于阴道口外，阴道后壁略膨出，位于处女膜缘；子宫萎缩，轮廓规则，质中等，边界清，活动可，无压痛；双附件区未扪及明显异常。POP-Q 评分（cm）：Aa：+1，Ba：+5，宫颈 C 点：+6；Gh：6，Pb：3，TVL：8；Ap：0，Bp：+1，宫颈 D 点：−4。

（四）拟诊

（1）子宫脱垂Ⅳ期。
（2）阴道前壁膨出Ⅲ期。
（3）阴道后壁膨出Ⅱ期。
（4）慢性阻塞性肺疾病。

二、诊断及鉴别诊断思路

盆腔器官脱垂（pelvic organ prolapse，POP）是由于盆底肌肉和筋膜组织薄弱造成的盆腔器官下降而引发的器官位置及功能障碍。其诊断依赖于症状、体征、盆底功能评估等方面：①症状：主观症状评估，包括前盆腔（下尿路及阴道前壁脱垂症状）、中盆腔（子宫及穹窿脱垂症状）、后盆腔（直肠及阴道后壁脱垂症状）、盆腔疼痛、性功能障碍等。②体征：主要包括常规妇科检查及盆底专科检查，盆底专科检查包括POP-Q评分、盆底肌力检查、脱垂器官复位后尿失禁相关的特殊检查等。③辅助检查：包括磁共振检查、超声检查、膀胱功能检查（尿动力学检查）、直肠功能检查（肛门直肠压力测定）等。

盆腔器官脱垂需与以下疾病鉴别：①阴道壁肿物：阴道壁肿物在阴道壁内，固定，边界清晰。②子宫黏膜下肌瘤：患者有月经过多病史，宫颈口见红色、质硬的肿块，表面找不到宫颈口，在其周围可及宫颈。

三、临床决策

根据患者病史、查体，考虑子宫脱垂Ⅳ期；阴道前壁膨出Ⅲ期；阴道后壁膨出Ⅱ期，患者老年女性，无生育要求，遂决定行阴式全子宫切除＋上层支持结构重建术＋阴道后壁修补术＋会阴陈旧性裂伤修补术。

四、治疗经过

患者入院后完善术前检查，未见明显手术禁忌，于全麻下行阴式子宫切除＋上层支持结构重建术＋阴道后壁修补术＋会阴陈旧性裂伤修补术。术中见全部宫颈、部分宫体、阴道前后壁脱出阴道口。台下剖视标本，宫体及双附件剖面正常。

术后予抗炎、补液、欧维婷外用等治疗，术后恢复好。

术后3个月自觉阴道口有肿物，大小约鸡蛋大小，不伴有漏尿、尿频、便秘等不适。查体：POP-Q评分：Aa：0，Ba：＋2，Gh：4cm，Pb：3cm，TVL：8；Ap：0，Bp：0，C点：－4。考虑阴道前壁膨出Ⅲ期、阴道后壁膨出Ⅱ期，再次入院后于全麻下行阴道封闭术，手术顺利，术后第4天出院。

五、讨论总结

盆腔脏器脱垂是任何有生殖道膨出症状的盆底支持组织缺陷，膨出的最远端超出处女膜缘。一项国外研究结果表明：POP的发病率随着年龄的增长呈递增，40～59岁发病率为27.5%，60～79岁为37.4%，80岁以上则高达51.4%。POP常伴有严重、广泛的盆底肌肉、筋膜缺陷，以及神经损伤，修补困难，复发率高。在众多种脱垂中，11%的患者保守治疗无效，需进行手术纠正盆底功能障碍，其中 29% 的患者可能需要二次手术纠正脱垂的复发问题。全面系统地评估患者的脱垂种类、功能障碍类型，从而准确地选择出有效的术式，在治疗盆腔器官脱垂中十分重要。

POP-Q 评分系统是评估脱垂严重程度的国际通用标准。POP-Q 评分系统采用 6 个点、3 条线来描述前、中、后盆腔脱垂的情况。Aa 与 Ba 反映前盆腔脱垂的情况；C 和 D 点反映中盆腔脱垂情况；Ap 与 Bp 代表后盆腔情况。各点＜－1cm 为 Ⅰ 度，－1cm～＋1cm 为 Ⅱ 度，＞＋1cm～＜［TVL（阴道全长）－2］cm 为 Ⅲ 度，≥（TVL-2）cm 为 Ⅳ 度。前盆腔脱垂情况判定：Aa 点为阴道前壁正中距离处女膜缘 3cm 的点，代表的是尿道的位置。Aa 点增大提示尿道下移，尿道高活动性，容易发生压力性尿失禁。Ba 点为 Aa 点与 C 点之间的脱垂最远点，表示的是膀胱的位置。中盆腔脱垂情况判定：C 点为宫颈的最远点，可以在宫颈前唇或后唇（因有些患者宫颈前后唇不对称），如果子宫已经切除，则 C 点为穹窿最低点。D 点是子宫骶骨韧带宫颈附着处，如子宫切除则无 D 点。C 点与 D 点间的距离为宫颈的长度。后盆腔脱垂情况判定：Ap 点为距离处女膜缘 3cm 处阴道后壁正中的点，代表的是肛管与直肠的交接点，Bp 点为 Ap 点与 D 点之间的最低点，反映直肠膨出的情况。3 条线 分别是 TVL（阴道全长），Gh（生殖道裂孔长度）和 Bp（会阴体长度）。当 Gh 过大时，提示盆底生殖道裂孔面积大，盆底的缺陷增大，在腹压增大的情况下，盆腔器官易从生殖道裂孔脱出，机制类似于外科疝，因此也有人将 POP 称为盆底疝。所以在行盆底重建手术纠正 POP 时，也要重视第三水平的修复，适当缩小 Gh，有助于降低复发率。

POP 的处理可分为随诊观察、非手术治疗和手术治疗。对于无自觉症状的轻度脱垂（POP-Q Ⅰ～Ⅱ度，尤其脱垂最低点位于处女膜之上）患者，可选择随诊观察。非手术治疗是对于所有 POP 患者首选推荐的一线治疗方法。非手术治疗用于 POP-Q Ⅰ～Ⅱ度有症状患者，也适用于希望保留生育功能、不能耐受手术治疗或者不愿意接受手术治疗的重度脱垂患者。方法包括子宫托、盆底康复治疗和行为指导。①子宫托：适应证：患者不愿意手术治疗或全身状况不耐受手术治疗，孕期或未生育者，POP 术后复发或者症状缓解不满意者，术前试验性治疗。禁忌证：急性盆腔炎性疾病、阴道炎，严重的阴道溃疡和阴道异物，对子宫托材料过敏，不能确保随访的患者。②盆底康复治疗，主要是盆底肌训练，即 Kegel 运动，可以加强薄弱的盆底肌肉力量，但当脱垂超过处女膜水平以外，其有效率降低。Kegel 运动可参照如下方法实施：持续收缩盆底肌不少于 3 秒，松弛休息 2～6 秒，连续 15～30 分钟，每天 3 次，或每天做 150～200 次。③行为指导：生活方式干预，避免一过性或慢性的腹腔内压力增高（排便时过分用力、慢性咳嗽或经常负重）；保持足够的水分摄入并规律地排空膀胱；排便费力者增加膳食纤维摄入，改善排便习惯；超重者减轻体质量等。

盆底手术的术式选择，需要诊断确切，确定筋膜缺损部位，是中央型缺损，还是顶端、旁侧的周围型缺损。

（1）前盆腔脱垂的手术方式：前盆腔脱垂的手术包括前盆腔重建、阴道前壁修补、阴道旁修补术等。①前盆腔重建是利用网片行前盆腔重建手术，是目前国际临床常用的治疗盆腔器官脱垂的手术方式。它不仅适用于Ⅲ度以上膀胱膨出的解剖复位，同时网片的支撑作用也可以恢复膀胱排尿功能，缓解排尿困难症状，临床效果较好。②阴道前壁修补术：是传统的修补方式，具有一定的复发率，适用于轻度膀胱膨出，症状较轻患者。同时适用于全身合并症多，无法耐受盆底重建手术患者。③阴道旁修补术：阴道旁侧缺陷时，盆筋膜腱弓与侧盆壁及耻骨宫颈筋膜分离，导致阴道前壁膨出，可通过开腹、腹腔镜或经阴道途径完成。

　　（2）中盆腔脱垂的手术方式：中盆腔脱垂以子宫、阴道穹窿膨出为特点，可选择的手术术式有曼式手术、阴道封闭手术、骶骨阴道固定术、骶棘韧带固定术、高位子宫骶韧带悬吊术、子宫切除术及阴道前后壁修补术、全盆底重建术。①全盆底重建手术对于中盆腔修复的意义在于能够保留子宫颈环完整结构，对维持盆底结构稳定具有重要作用。适用于多腔隙重度脱垂，伴有膀胱、直肠症状，同时适用于其他方法手术术后复发者。手术复发率低，对症状改善及功能恢复效果好。②曼氏手术适用于Ⅰ度、Ⅱ度轻度盆腔器官脱垂，伴有宫颈延长，希望保留子宫者，该手术适用于没有生育要求、宫颈延长且子宫骶骨韧带未损伤的患者。对于未生育或有生育要求患者建议不使用该术式。③阴道封闭术是将阴道前后壁的黏膜部分切除并缝合阴道前后壁，使阴道闭合，因该手术简单，手术时间较短，适合于高龄患者，并发症较多，无法耐受较长时间手术，器官重度脱垂，无性生活要求患者。术后复发率较低，文献报道复发率在1%～10%。④骶棘韧带固定术是将阴道顶端缝合固定在骶棘韧带上。它适用于子宫切除术后的阴道穹窿脱垂，子宫、阴道壁中重度脱垂（POP分度为Ⅲ～Ⅳ度）主骶韧带明显松弛、薄弱者，年轻的子宫脱垂，要求保留子宫患者。成功率为80%～90%，但阴道前壁复发较为常见。⑤高位子宫骶韧带悬吊可通过开腹、腹腔镜或阴道途径完成。手术于坐骨棘水平缝合缩短骶韧带，关闭子宫直肠窝，它将穹窿悬吊于更高的位置，充分保留了阴道的长度。适用于子宫或阴道穹窿Ⅲ～Ⅳ度脱垂、子宫直肠窝疝、子宫切除术后病例。

　　（3）后盆腔脱垂的手术方式：后盆底脱垂主要为直肠膨出，阴道顶端筋膜受损也可以导致小肠疝的发生。后盆底脱垂手术主要是修复后盆底解剖缺陷，改善排便功能，提高性生活质量。术式有阴道后壁修补、会阴体重建、特殊部位修补、后盆腔重建。①利用网片行后盆腔重建手术不仅适用于Ⅲ度以上直肠膨出病例，还适用于直肠症状较重，改善排便无力感，缓解排困难症状，临床效果较好。②阴道后壁修补术适用于轻度直肠膨出，全身合并症多，无法耐受盆底重建手术患者。因阴道后壁修补仅对阴道后壁的多余黏膜切除缝合，复发率较高，对排便功能改善效果不佳。③会阴体重建由于分娩的损伤或长期的腹压及过度拉伸的作用，很多后盆腔缺陷的患者常常并发会阴体薄弱甚至断裂，故在行后盆腔手术修复时，需要同时进行会阴体重建，间断缝合会阴体的皮下组织及会阴体皮肤，会阴体重建对直肠排便功能的恢复有很大的辅助作用，同时对提高性生活满意度也有很大的帮助，但同时也要避免局部张力过大导致术后疼痛及性交困难的发生。

　　本例患者主要以前盆腔及中盆腔脱垂为主，首选手术治疗，故行阴式全子宫切除＋上层支持结构重建术＋阴道后壁修补术＋会阴陈旧性裂伤修补术。术后3个月出现脱垂复发，患者老年女性，无性生活要求，遂选择阴道封闭术。

参 考 文 献

孙秀丽. POP-Q 分期系统临床应用体会及思考［J］. 中国实用妇科与产科杂志，2017（10）：11-14.

王凤玫，宋岩峰. 盆腔器官脱垂的盆底缺陷诊断［J］. 中国实用妇科与产科杂志，2017，33（10）：1005-1008.

谢幸，苟文丽. 妇产科学［M］. 北京：人民卫生出版社，2013：284-289.

赵颖，刘丹，夏志军. 盆腔器官脱垂术前全面评估和术式选择［J］. 中国实用妇科与产科杂志，2017，33（10）：1034-1038.

中华医学会妇产科学分会妇科盆底学组. 盆腔器官脱垂的中国诊治指南（草案）［J］. 中华妇产科杂志，2014，49（9）：647-651.

（刘 佳 吕 涛）

病例 36　盆腔脏器脱垂（一）

一、病历摘要

（一）主诉

发现阴道口脱出物 2 年，进行性加重。

（二）现病史

患者，女性，59 岁。既往月经规律，绝经 11 年，否认绝经后阴道不规则出血。2 年前自觉阴道口脱出物，直径约 1cm，未重视，未进一步就诊，2 年来脱出物逐渐增大至直径约 5cm，平卧可自行还纳，无排尿困难，无尿频、尿急、咳嗽漏尿等不适，大小便正常，发生脱出前亦无咳嗽漏尿表现。性生活频率每周 1 次，无明显不适。为求进一步手术治疗于 2018 年 3 月 1 日收入院。患者自起病以来，睡眠饮食正常，大小便正常，体重无明显下降。

既往史：高血压 10 余年，血压最高 190/110mmHg，现口服厄贝沙坦片 300mg，每日 1 次治疗，平素血压控制在 130～140/90mmHg 之间。近 1 年口服阿司匹林。2014 年行痔疮手术。月经婚育史：11 年前自然绝经。G1P1，1983 年足月顺娩一次。

（三）查体

一般情况：体温 36.7℃，脉搏 93 次 / 分，呼吸 20 次 / 分，血压 144/81mmHg，一般情况好，心肺未及异常，腹软，无压痛、反跳痛，肠鸣音正常。妇科查体：外阴老年型；阴道畅，分泌物不多；宫颈光滑，萎缩；子宫前位，绝经大小，质中，活动好，压痛（－）；双侧侧附件区未及明显异常。用力后宫颈可脱出至阴道口外 2cm，不能自行还纳，患者宫颈脱出为主，膀胱为被动牵拉，前盆腔侧旁缺陷不明显。

POP-Q 评分：阴道前壁 Aa 点：0cm，阴道前壁 Ba 点：＋1cm，宫颈 C 点：＋2cm；
生殖道裂孔长度 5cm，会阴长度 3cm，阴道总长 9cm；
阴道后壁 Ap 点－2cm，阴道后壁 Bp 点－2cm，后穹窿 D 点－4cm。

（四）实验室及辅助检查

盆底超声检查（2019 年 3 月 29 日，本院）：子宫中位，大小 41mm×44mm×32mm，肌层回声不均匀，右侧宫角处可见均质低回声，大小约 17mm×10mm，内膜厚 2.8mm，回声均匀；右卵巢大小 13mm×8mm；左卵巢大小 18mm×10mm。（静息状态）充盈尿量 0ml，尿道内口无漏斗形成，膀胱后角 197°，尿道周围未见液性暗区，膀胱颈位于耻骨联合水平线上 7mm。子宫及直肠壶腹部位于耻骨联合水平线上。Valsalva 动作：膀胱颈移动度 3mm，膀胱颈位于耻骨联合下 4mm，膀胱后角 59°，尿道内口未见漏斗，尿道旋转角度 9°；子宫及直肠壶腹部均位于耻骨联合水平线上。未见直肠膨出，肛提肌裂孔大小 34cm²。盆底肌收缩状态：未见肛提肌断裂声像，肛门括约肌完整。提示：子宫小肌瘤；前盆腔：膀胱颈移动度正常；膀胱后角无异常；未见尿道内口漏斗；尿道旋转角度无异常；膀胱膨出Ⅱ度；中盆腔：子宫脱垂Ⅲ度；后盆腔：未见直肠膨出；肛提肌裂孔增大；未见肛提肌及肛门括约肌断裂声像。图 36-1。

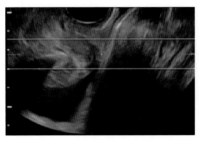
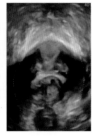
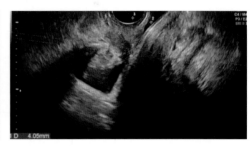

图 36-1　盆底超声

血常规、尿常规、肝肾功、凝血象、感染八项、心电图及胸片、TCT、妇科超声未见明显异常。

（五）拟诊

（1）盆腔脏器脱垂。
　　阴道前壁膨出Ⅰ度
　　子宫脱垂Ⅲ度
（2）高血压。

二、诊断及鉴别诊断思路

盆腔脏器脱垂：约 2 年前自觉阴道脱出物，大便用力时可脱出，可自行回纳。2 年来自觉阴道脱出物逐渐增加增大，久站即可脱出，约 5cm，活动时摩擦不适感，平卧休息后可回纳，故考虑该诊断。

（1）阴道前壁膨出Ⅰ度：自觉阴道脱出异物 2 年，进行性加重，根据查体及 POP-Q 评分，考虑该诊断成立。

（2）子宫脱垂Ⅲ度：自觉阴道脱出异物 2 年，进行性加重，根据查体及 POP-Q 评分，考虑该诊断成立。

患者以"自觉阴道脱出异物 2 年，进行性加重"为主要表现，根据患者目前诊断，需与以下疾病鉴别：

1. 阴道壁肿物：阴道壁肿物在阴道壁内，固定，边界清楚。膀胱膨出时可见阴道前壁有半球形块状物膨出，柔软，指诊时可于肿块上方触及宫颈和宫体。考虑患者近 2 年脱出阴道物，进行性加重，平卧位后可还纳，查体及超声未提示显著异常，故考虑患者此诊断可能性不大。

2. 子宫黏膜下肌瘤：该疾病患者有月经过多病史，宫颈口见红色、质硬之肿块，表面找不到宫颈口，但在其周围或一侧可扪及备扩张变薄的宫颈边缘。患者已绝经多年，无不规则出血病史，超声检查未提示显著异常，考虑患者此诊断可能小，确诊有待进一步检查。

三、临床决策

患者为 59 岁女性，绝经 11 年，盆腔脏器脱垂明确，无排尿困难及尿失禁，根据国内外盆腔脏器脱垂治疗指南，该患者有明确症状、POP-Q Ⅲ度，手术指征明确。关于手术方式，患者绝经后女性，身体状况良好，治疗目标是尽量恢复盆底解剖、术后可从事正常的劳动活动和减少复发，保证性生活满意度。经与患者及家属沟通，经阴道全子宫切除术＋阴道前壁传统修补术为最佳方案，术后指导患者规律自行盆底肌肉功能训练及日程行为指导以降低复发概率。

四、治疗经过

入院后完善术前化验检查及术前麻醉评估，于 2019 年 4 月 11 日全麻下行阴式子宫切除＋阴道前壁修补术。手术顺利，麻醉满意，术中出血不多。术后给予抗炎、补液、抗凝、对症治疗。

（陶　址　吕　涛）

病例 37　盆腔脏器脱垂（二）

一、病历摘要

（一）主诉

自觉阴道口脱出异物 1 月余。

（二）现病史

患者 74 岁女性，既往月经规律，绝经 22 年，否认绝经后阴道不规则出血。约 1 个月前自觉阴道口脱出物，约 3cm，久站时即可脱出，卧位时可自行回纳，伴排尿费力及排尿不尽感，有时阴道分泌物增多，色黄，无腹痛，咳嗽、大笑等腹压增加时漏尿，无尿频、尿急、尿痛等其他不适，大便如常。我院门诊就诊，查体考虑盆腔脏器脱垂，患者要求手术治疗，为行进一步诊治于 2018 年 5 月 7 日入院。患者目前无阴道异常排液，分泌物不多，无发热、腹胀等不适。患者自起病以来，睡眠饮食正常，大小便正常，体重无明显下降。

既往体健。月经婚育史：22 年前自然绝经。G_3P_2，1970、1972 年足月顺娩一次，早孕人流 1 次。1982 年行绝育术。

（三）查体

一般情况：体温：37.1℃，脉搏：81 次 / 分，呼吸：18 次 / 分，血压：135/78mmHg，一般情况好，心肺未及异常，腹软，无压痛、反跳痛，肠鸣音正常。妇科查体：外阴已婚型；阴道畅，分泌物不多；宫颈光滑，萎缩；子宫前位，绝经大小，质中，活动好，压痛（一）；双侧侧附件区未及明显异常。用力后膀胱膨出阴道口，前盆腔侧旁缺陷明显，宫颈被动牵拉可脱出至阴道口。

POP-Q 评分（cm）：阴道前壁 Aa 点：+1，阴道前壁 Ba 点：+4，宫颈 C 点：+3；
生殖道裂孔长度（Gh）5，会阴长度（Pb）2，阴道总长（TVL）8；
阴道后壁 Ap 点－2，阴道后壁 Bp 点－2，后穹窿 D 点－3。

（四）实验室及辅助检查

盆底超声（2018 年 4 月 27 日，我院）：子宫中位，大小 75mm×52mm×27mm，肌层回声均匀，内膜厚 1.8mm，回声均匀；右卵巢大小 18mm×11mm；左卵巢大小 14mm×12mm。（静息状态）充盈尿量 40ml，尿道内口无漏斗形成，膀胱后角 51°，尿道周围未见液性暗区，膀胱颈位于耻骨联合水平线上 5mm。子宫及直肠壶腹部位于耻骨联合水平线上。Valsalva 动作：膀胱颈移动度 10mm，膀胱颈位于耻骨联合下 5mm，膀胱位于耻骨联合下 27mm，膀胱后角 93°，尿道内口未见漏斗，尿道旋转角度 64°；子宫及直肠壶腹部均位于耻骨联合水平线上。未见直肠膨出，肛提肌裂孔大小 30cm×30cm。盆底肌收缩状态：未见肛提肌断裂声像，肛门括约肌完整。超声提示：子宫及双附件未见明显异常。前盆腔：膀胱颈移动度正常，膀胱后角无异常，未见尿道内口漏斗，尿道旋转角度无异常，膀胱膨出Ⅲ度；中盆腔：子宫脱垂Ⅲ度；后盆腔：未见直肠膨出，肛提肌裂孔正常，未见肛提肌及肛门括约肌断裂声像（图 37-1）。

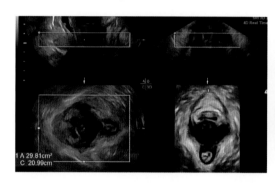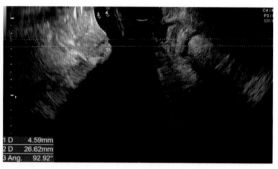

图 37-1　盆底超声

血常规、尿常规、肝肾功能、凝血象、感染八项、心电图及胸片未见明显异常。

（五）拟诊

盆腔脏器脱垂。
阴道前壁膨出Ⅲ度；
子宫脱垂Ⅲ度。

二、诊断及鉴别诊断思路

盆腔脏器脱垂：1 个月余前自觉阴道脱出物，约 3cm，久站时即可脱出，卧位时可自行回纳，伴排尿费力及排尿不尽感，有时阴道分泌物增多，色黄，无腹痛，咳嗽、大笑等腹压增加时漏尿，无尿频、尿急、尿痛等其他不适，大便如常。故考虑该诊断。

1. 阴道前壁脱垂Ⅲ度：1 个月余前自觉阴道脱出物，约大枣大小，久站时即可脱出，卧位时可自行回纳，伴排尿费力及排尿不尽感，根据查体及 POP-Q 评分，考虑该诊断成立。

2. 子宫脱垂Ⅲ度：1 个月余前自觉阴道脱出物，约大枣大小，久站时即可脱出，卧位时可自行回纳，伴排尿费力及排尿不尽感，根据查体及 POP-Q 评分，考虑该诊断成立。

患者以"自觉阴道脱出物 1 个月余"为主要表现，根据患者目前诊断，需与以下疾病鉴别：

1. 阴道壁肿物：阴道壁肿物在阴道壁内，固定，边界清楚。膀胱膨出时可见阴道前壁有半球形块状物膨出，柔软，指诊时可于肿块上方触及宫颈和宫体。考虑患者 1 个月余脱出阴道物，平卧位后可还纳，查体及超声未提示显著异常，故考虑患者此诊断可能性不大。

2. 子宫黏膜下肌瘤：该疾病患者有月经过多病史，宫颈口见红色、质硬之肿块，表面找不到宫颈口，但在其周围或一侧可扪及扩张变薄的宫颈边缘。患者已绝经多年，无不规则出血病史，超声检查未提示显著异常，考虑患者此诊断可能小，确诊有待进一步检查。

三、临床决策

患者为 74 岁女性，绝经 22 年，盆腔脏器脱垂明确，伴排尿困难、尿失禁，根据国内外盆腔脏器脱垂治疗指南，该患者有明确症状、POP-Q Ⅲ度，经与患者及家属沟通后患者及家属均表示不能坚持保守治疗，手术指征明确。关于手术方式，患者绝经后老年女性，宫颈延长，膀胱及子宫脱垂，伴明确下尿路障碍，有保留阴道的要求，经与患者及家属沟通后，可承受人工材料的经济负担，为减少复发风险以达到解剖复位恢复功能的目的，选择经阴道宫颈部分截除术＋前盆腔网片重建术。该手术方式快速、有效率高，且术者手术经验丰富、操作娴熟。术后给予患者行为指导，定期随访。

四、治疗经过

入院后完善术前化验检查及术前麻醉评估，于 2018 年 5 月 10 日腰麻下行宫颈部分截除术＋前盆腔重建术（网片植入术）。手术顺利，麻醉满意，术中出血不多。术后给予抗炎、补液、抗凝治疗，1 周后出院。出院时及出院后的随访过程中患者无排尿困难，大小便正常。术后 1 个月门诊复查，分泌物稍多，阴道前壁有小面积网片暴露，于门诊修剪后两周复查阴道黏膜愈合光滑，分泌物正常。继续定期复查及生活指导。

五、讨论总结

盆腔器官脱垂的中国诊治指南指出，对于临床有意义的脱垂多认为是 POP-Q 评分 Ⅱ度及以上的状态，根据脱垂的部位，可分为子宫脱垂、阴道穹窿脱垂、阴道前壁膨出、阴道后壁膨出及子宫直肠窝疝等。POP 的处理可分为随诊观察、非手术治疗和手术治疗。对于无自觉症状的轻度脱垂（POP-Q 度，尤其是脱垂最低点位于处女膜之上）患者，可以选择随诊观察，也可以选择辅助非手术治疗。非手术治疗和手术治疗适用于有症状的患者，包括脱垂特异性症状以及相关的排尿、排便、性功能障碍等。治疗前应充分了解每位患者的症状及对其生命质量的影响，确定治疗目标。对于可耐受症状且不愿意接受治疗的患者，特别是重度脱垂的患者，必须定期随访监测疾病进展情况以及有无排尿、排便功能障碍，特别是泌尿系统梗阻问题。

非手术治疗对于所有 POP 患者都是应该首先推荐的治疗方法。通常非手术治疗用于

POP-Q Ⅰ～Ⅱ度有症状的患者，也适用于希望保留生育功能、不能耐受手术治疗或者不愿意手术治疗的重度脱垂患者。非手术治疗的目标为缓解症状，增加盆底肌肉的强度、耐力和支持力，预防脱垂加重，避免或延缓手术干预。目前的非手术治疗方法包括应用子宫托、盆底康复治疗和行为指导。手术治疗主要适用于非手术治疗失败或者不愿意接受非手术治疗的有症状的患者，最好为完成生育且无再生育愿望者。并无证据表明手术能给无症状的 POP 患者带来益处，反而增加手术带来的风险。手术原则是修补缺陷组织，恢复解剖结构，适当、合理应用替代材料，体现微创化和个体化。手术途径主要有经阴道、开腹和腹腔镜 3 种，必要时可以联合手术。选择术式时应以整体理论为指导，根据患者年龄、解剖缺损类型和程度、期望、是否存在下尿路、肠道和性功能障碍，以及医师本人的经验、技术等综合考虑决策。临床医师应仔细考虑每一位患者发生并发症的风险和脱垂复发的风险，慎重选择手术方式。术前应充分与患者沟通，了解患者曾就诊的医院和目前最迫切解决的困扰，对手术治疗能达到理想的解剖复位，仍不能确保功能恢复和症状改善，甚至可能会出现新的并发症。

上述两位患者均有明确手术指征，根据每位患者具体情况分析，综合考虑多种因素，采取两种不同的手术方式，最后均达到治疗目标。

参 考 文 献

李志毅，朱兰. 盆腔脏器脱垂女性性功能研究进展［J］. 实用妇产科杂志，2018，34（10）：742-745.

王建六. 高度重视盆腔脏器脱垂患者的病情评估［J］. 中国医刊，2014，49（4）：1-2.

杨欣，王建六. 盆腔脏器脱垂治疗进展［C］// 北京大学人民医院，中国妇产科临床杂志，2007：267-268.

中华医学会妇产科学分会妇科盆底学组. 盆腔脏器脱垂的中国诊治指南（草案）［J］. 中华妇产科杂志，2014，49（9）：647-651.

NICE guideline(national institute for health and care excellence), Urinary incontinence and pelvic organ prolapse in women: management. 2019.

（陶 址 吕 涛）

病例 38 不 孕 症

一、病历摘要

（一）主诉

未避孕未孕 2 年，发现内膜不均 1 个月。

（二）现病史

患者，女，30 岁，平素月经规律，6 天 /27～28 天，量中，轻度痛经，近半年月经周期延长，32～33 天，经期及经量无显著变化，有时经后淋漓，量少，持续数天自止，LMP2018 年 3 月 12 日。患者结婚 3 年，婚后正常性生活，未避孕未孕 2 年。1 个月前当地行输卵管造影提示双侧输卵管伞端堵塞，伴炎性改变，自诉激素六项正常，外院查爱人精液正常。为求进一步诊治来我院就诊，月经第 4 天超声提示子宫内膜厚 8.2mm，回声不均匀，未见异常血流信号，现为进一步治疗入院。患者自起病以来，精神好，饮食及大小便正常，无阴道不规则流血、排液，无腹痛、腹泻、便秘等其他不适，近 1 年体重增加 19kg，现身高 150cm，体重 77kg，BMI 34。

既往史：患者既往体健，否认高血压病、糖尿病、肝炎、结核、青光眼、哮喘等病史，否认输血史，否认手术、外伤史。否认药物过敏史。

个人史：出生于原籍，无外地长期居住史；否认疫水、疫源接触史；否认接触致病因素；否认冶游史；生长发育及智力正常；否认吸毒史；无吸烟饮酒及其他不良嗜好。

月经婚育史：月经史详如现病史所述，孕 0 产 0，配偶体健。

家族史：父亲糖尿病、脑梗死病史，否认有家族类似病发生者。

（三）查体

体温：36.8℃，脉搏：99 次 / 分，呼吸：20 次 / 分，血压：117/64mmHg。

妇科查体：外阴已婚型。阴道畅，分泌物不多，可见少许血迹。宫颈光滑，宫颈举痛（－）。宫体前位，质中等，常大，压痛（－），活动度好。附件未扪及明显异常。

（四）实验室及辅助检查

妇科超声（2018 年 3 月 16 日）：子宫前位，大小 42mm×42mm×35mm，形态正常，轮廓规整，肌层回声均匀。子宫内膜厚 8.2mm，回声不均匀，未见异常血流信号。右卵巢大小 21mm×12mm。左卵巢大小 22mm×15mm。双侧附件区未见明显异常回声。超声提示：子宫内膜回声不均（图 38-1）。

（五）拟诊

（1）原发不孕。

（2）双侧输卵管伞端堵塞？盆腔炎性疾病后遗症？

（3）宫腔占位。

（4）肥胖。

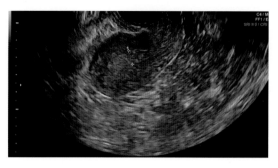

图 38-1　妇科超声

二、诊断及鉴别诊断思路

（一）诊断

1. 原发不孕：患者青年女性，婚后正常性生活，未避孕未孕 2 年，故考虑该诊断成立。

2. 双侧输卵管伞端堵塞？盆腔炎性疾病后遗症？：患者 1 个月前当地行输卵管造影提示双侧输卵管伞端堵塞，伴炎性改变，行腹腔镜探查术可明确诊断。

3. 宫腔占位：我院妇科超声提示子宫内膜厚 8.2mm，回声不均匀，未见异常血流信号，故考虑该诊断。

4. 肥胖：患者现身高 150cm，体重 77kg，BMI 34kg/m^2，故考虑该诊断。

（二）鉴别诊断

患者以"未避孕未孕 2 年，发现内膜不均 1 个月"为主要表现，需要与以下疾病相鉴别：

1. 盆腔感染性疾病：病原体经生殖道的逆行感染引起的急慢性盆腔炎称为 PID，包括女性上生殖道及其周围组织的炎症，最常见的是输卵管炎。病原菌通过侵袭输卵管及其周围组织，破坏其正常的组织结构和解剖关系，影响其通畅程度及活动度，因此盆腔炎（pelvic inflammatory diseade，PID）是导致不孕、盆腔疼痛及异位妊娠的常见原因，腹腔镜检查及术中留取病原体培养可明确诊断。

2. 输卵管先天性发育异常：输卵管发育异常比较罕见，是副中肾管头端发育受阻，常与子宫发育异常同时存在。其中，影响受孕的主要为输卵管缺失或痕迹及输卵管发育不全。输卵管发育不全多表现为输卵管细长弯曲，肌肉不同程度的发育不全，无管腔或管腔部分通畅造成不孕，腹腔镜检查可明确诊断。

3. 结核杆菌感染：结核杆菌感染盆腔导致盆腔结核，盆腔结核可严重损害女性的生殖健康，包括破坏子宫内膜导致闭经，侵犯盆腔组织和器官造成盆腔粘连和输卵管阻塞，导致不孕以及盆腔疼痛等。因此，盆腔结核是导致输卵管性不孕的常见病因，腹腔镜检查及病理检查可明确诊断。

4. 盆腔子宫内膜异位症：内膜异位的病灶可造成生殖器官结构和功能的破坏，造成子宫、输卵管、卵巢的粘连，影响卵子的排出、捡拾，子宫内膜异位症的主要临床表现是痛经，多数为原发痛经，但由于该病缺乏简单易行的特异性辅助诊断手段，常常难以确诊。腹腔镜检查及病理检查可明确诊断。

三、临床决策

根据患者临床表现、查体，考虑患者输卵管因素及宫腔因素引起不孕可能性极大，有明确的手术指征，建议全麻下腹腔镜探查＋宫腔镜检查＋子宫输卵管通液术＋诊断性刮宫术，明确宫内占位性质及输卵管通畅性。

四、治疗经过

患者入院后完善术前检查、术前准备，交代病情及风险后于全麻下行腹腔镜探查＋宫腔镜检查＋子宫输卵管通液术＋诊断性刮宫术。

宫腔镜下见：宫腔形态规则，双侧输卵管开口可见，内膜息肉样增厚，以宫腔后壁为著，刮匙轻柔搔刮宫腔一周，刮取内膜息肉样组织约 2g，再次进镜见上述息肉样组织未见残留。留置宫腔通液球囊，球囊内注入生理盐水 1.5ml 固定。

腹腔镜下见：子宫正常大小，表面光滑。双侧卵巢外观无异常，左侧输卵管外观无明显异常，粘连于左侧盆壁，右侧输卵管伞端可见一大小约 1cm×0.5cm 系膜囊肿。予留取淋球菌及沙眼衣原体核酸培养，小心分离左侧盆腔粘连并切除右侧输卵管系膜囊肿，局部创面电凝止血。自宫腔管注入稀释亚甲蓝溶液，可见亚甲蓝溶液自双侧输卵管伞端流出，通液过程顺利，阻力不大，子宫肌层及宫旁组织未见明显逆流。术毕。术后诊断：①盆腔炎性疾病后遗症；②右侧输卵管系膜囊肿；③盆腔粘连；④子宫内膜息肉；⑤肥胖。

术后广谱抗生素预防感染治疗；监测患者体温及感染指标；患者术后 2 天排气，逐步恢复正常饮食，术后第 4 天拆线出院。抗感染治疗持续至术后 14 天，术后 3 个月复查，无特殊不适，月经正常。

五、讨论总结

输卵管因素导致的不孕占不孕症的 12%～33%，对其治疗目前临床上有多种方法可供选择，如：输卵管整形术、体外受精 - 胚胎移植（In vitro fertilization and embryo transfer，IVF-ET）等，其治疗后的妊娠率主要取决于：①输卵管积水的程度；②输卵管壁的厚度及柔软度；③输卵管黏膜的破坏情况；④粘连的范围和致密度。目前有多种方法可以对输卵管的通畅性进行评价，这些方法各有利弊。

1. 子宫输卵管通液术：子宫输卵管通液术（hydrotubation）是最早用于检测输卵管通畅性的方法之一。于患者月经后 3～7 天，常规检查排除生殖道炎症，通液前 3 天内禁性生活。患者排空膀胱，取膀胱截石位，消毒外阴及阴道，暴露并固定宫颈部。插入子宫双腔管至宫腔内，注入空气或 0.9% 氯化钠液 2～3ml，证实气囊或水囊充盈，双腔管未脱落后，将配置好的通水液（内含庆大霉素、利多卡因、地塞米松及 0.9% 氯化钠液）20～40ml 通过子宫双腔管注入宫腔，随后观察压力大小及患者疼痛反应，并根据注入液体量及反流量判断输卵管通畅与否。该方法虽然简便、费用低廉、易操作，但因无客观指标，只能了解输卵管是否通畅，不能分辨阻塞部位，并且宫腔或输卵管腔增大可造成输卵管通畅的假象，假阳性和假阴性率都较高，属于最简单初级的输卵管通畅性检查。

2. 子宫输卵管 X 线造影：子宫输卵管造影（（hysterosalpingography，HSG）是目前使用较多且较为准确的输卵管通畅性检查方法。

根据使用的造影剂种类的不同（碘油、泛影葡胺）其准确性及效能，不良反应有所不同。

（1）子宫输卵管碘油造影：术前需做碘试验，碘化油黏度大，增加推注阻力感。有研究表明，子宫输卵管碘油造影与腹腔镜检查对输卵管阻塞的诊断符合率达到 63.3%，尤其对诊断输卵管积水有较高的准确率，达 77.8%，但对宫角部阻塞诊断的假阳性率达到 46.2%。子宫输卵管碘油造影对判断输卵管周围粘连准确性仅为 11%，可能原因：①输卵管痉挛；②子宫内膜增生或息肉堵塞输卵管开口；③造影剂黏稠度高、输卵管腔很细时较难通过等。不良反应：碘化油可致过敏反应，发生率为 10% 左右，还可刺激输卵管黏膜肉芽组织增生。需在 X 线下操作，有辐射损伤、肺栓塞风险，肺栓塞发生率 0.44%～1.05%。

（2）泛影葡胺造影：除外手术禁忌证后，患者需做碘过敏试验，无过敏者于月经干净后 3～7 天，常规检查排除生殖道炎症，通水前 3 天内禁性生活。使用 500mA X 光机，术前准备同碘油造影。将 76% 泛影葡胺 5～8ml 注入宫腔，X 线下立即摄片。20～30 分钟后再次摄片观察对比剂通过宫腔、输卵管及其在盆腔弥散的情况。输卵管通畅度判断标准：①通畅：子宫腔及输卵管显影良好，30 分钟后对比剂溢出量大、弥散均匀；②阻塞：输卵管部分显影或不显影，盆腔无对比剂弥散；③通畅伴粘连：输卵管充盈，局部聚集，盆腔弥散不均匀，可伴有输卵管迂曲、上举等形态异常。因其简便、安全快捷、诊断准确性较高，目前是评价输卵管通畅性的重要方法，特别是在未开展腹腔镜检查的基层医院。

3. 子宫输卵管超声造影：子宫输卵管超声造影（hysterosalpingo contrast sonography，HyCoSy）是在超声监视下，通过向管腔注入各种阴性或阳性对比剂，实时观察对比剂通过管腔、输卵管时的流动及进入盆腔后的分布情况，以判断输卵管通畅性，同时还能观察子宫、卵巢及盆腔情况。

HyCoSy 所用对比剂一般分为两类：一类为阴性对比剂，如生理盐水。另一类为阳性对比剂，如过氧化氢、Echovist（是一种由半乳糖制成的，能产生回声的微气泡对比剂）等。

目前国外常使用 Echovist 作对比剂来评价输卵管的通畅性，Radic 等。对 68 名不孕症妇女（共 135 条输卵管）分别以生理盐水和 Echovist 作对比剂行 HyCoSy，并与宫腹腔镜输卵管染色通液术进行比较，发现以生理盐水作对比剂的 HyCoSy 在对宫腔的判断上与宫腹腔镜通液术没有差异，然而在评价输卵管时，HyCoSy 的敏感度和阴性预测值均为

100%，特异度和阳性预测值仅分别为 66% 和 57%；而阳性对比剂 Echovist 在超声下能较好显影，故比阴性对比剂在特异度和阳性预测值上均有显著提高，分别为 77% 和 70%，然而与宫腹腔镜联合通液术比较，却仍有显著差异。研究者认为，生理盐水在 HyCoSy 中用于宫腔的观察，对于子宫内膜息肉、子宫黏膜下肌瘤等的诊断准确性较高，但生理盐水介导的输卵管在超声图像上因与周围组织回声接近，故对输卵管形态和黏膜病损了解困难。子宫直肠陷凹积液仅提示至少有一条输卵管通畅，无法判断两条输卵管的情况。而 Echovist 在超声下为强回声，能较好显示对比剂通过整条输卵管的情况，从而能了解输卵管的阻塞部位。近年，彩色多普勒超声，特别是三维超声的应用使得诊断的准确性明显提高。由于输卵管弯曲、柔软的解剖特点，超声很难在一个平面上显示整条输卵管形态，三维超声的应用可补充二维图像不足。有研究显示，应用三维超声并使用 Echovist 作对比剂行输卵管检查，与宫腹腔镜输卵管通液术比较，HyCoSy 的敏感度和特异度分别为 100% 和 67%，与宫腹腔镜通液术判断的一致率达 91%。

4. 腹腔镜联合宫腔镜输卵管通液术：腹腔镜联合宫腔镜输卵管通液术（hysteroscopic hydrotubation）一般在全身麻醉下进行。受检者在宫腔镜下观察到输卵管开口后行宫腔内插管，注入亚甲蓝溶液，并在腹腔镜下观察亚甲蓝溶液通过输卵管的情况，从而判断输卵管的通畅性。同时还能在腹腔镜直视下观察子宫、卵巢、输卵管的外形及其与周围组织有无粘连。目前腹腔镜联合宫腔镜输卵管通液术已经被广泛认为是检测输卵管形态、通畅性及盆腔粘连的"金标准"。

近年来多项研究已经证实，在判断输卵管形态及通畅性方面，腹腔镜联合宫腔镜通液术较 HSG 更准确。腹腔镜不仅能判断输卵管的通畅性，还能清楚了解输卵管周围的组织情况，术中可同时行粘连分解术、子宫内膜异位病灶电凝术等。

近来，有相当多的学者和组织提出，腹腔镜检查应作为不孕症患者，特别是疑有盆腔炎症或子宫内膜异位症患者的常规检查项目。然而，腹腔镜有一定的手术并发症，发生率为 0.06%～0.2%，并且腹腔镜检查无法准确判断输卵管腔内黏膜病变，且需在全身麻醉下进行，具有创伤性、费用较高、难以在基层医院推广的缺点。

目前临床上评价输卵管的通畅性有多种方法，但还没有一种能同时观察输卵管管腔及输卵管周围形态的方法。HSG 和 HyCoSy 作为相对安全、简便、价廉而有效的检查方法，可作为判断输卵管通畅性，特别是输卵管近端阻塞的筛查方法。腹腔镜联合宫腔镜检查加输卵管通液术作为目前诊断输卵管通畅性的"金标准"，该方法直视下可清晰地观察盆腔内各器官的情况，是其他方法无法比拟的。

参 考 文 献

花晓琳，张健，程利南. 输卵管通畅性评价方法的研究进展［J］. 中华妇产科杂志，2007，42（8）：571-573.

魏云，崔兴凤，倪观太. 228 例不孕症子宫 - 输卵管碘油造影与宫 - 腹腔镜联合通畅试验检查诊断符合率分析［J］. 中国微创外科杂志，2009，9（11）：1046.

周力学，杨冬梓. 输卵管性不孕的诊断方法和评价 [J]. 实用妇产科杂志，2011，27（8）：563-566.

AKANDE V A, CAHILL D J, WARDLE P G , et al. The predictive value of the 'Hull & Rutherford' classification for tubal damage [J]. Bjog An International Journal of Obstetrics & Gynaecology, 2004, 111 (11) : 1236-1241.

CHAN C C, NG E H, TANG O S, et al. Comparison of three-dimensional hysterosalpingo-contrast-sonography and diagnostic laparoscopy with chromopertubation in the assessment of tubal patency for the investigation of subfertility [J]. Acta Obstet Gynecol Scand, 2015, 84 (9) : 909-913.

RADI V, CANI T, VALETI J, et al. Advantages and disadvantages of hysterosonosalpingography in the assessment of the reproductive status of uterine cavity and fallopian tubes [J]. European Journal of Radiology, 2005, 53 (2) : 268-273.

（王晓茜　张　蕾）

病例 39 宫内节育器异位

一、病历摘要

（一）主诉

17 年前生育后放环，发现宫内节育器异位 3 天。

（二）现病史

患者，37 岁，平素月经规律，7 天 /30 天，月经量中，痛经（－）。LMP：2016 年 8 月 11 日。患者自诉 2017 年生育后为长期避孕在当地医院上环，为 "T 形" 宫内节育器（具体不详）。患者自诉上次月经时开始出现下腹痛，呈持续性，并持续至月经后 3 天，休息及排便后疼痛无明显好转，上次月经出血量、色与平素月经无异，无腹泻，无发热，无尿频，尿急，尿痛，无腰痛等不适。患者曾就诊外院超声提示 "节育器位置异常，似穿透子宫左后壁浆膜层？右卵巢囊性回声"，当地医院给予口服抗生素 3 天（具体药物不详），患者疼痛可缓解。入院 3 天前患者为求进一步诊治就诊我院门诊，我院超声提示 "左侧宫角处可见节育器强回声，浆膜层不连续，节育器部分位于浆膜层外"。考虑诊断 "宫内节育器异位" 收入院进一步诊治。患者自起病以来，睡眠饮食正常，大小便正常，体重无明显下降。

既往史：否认慢性盆腔炎病史。否认心、肺、肝、肾等慢性疾病史，否认肝炎、结核等传染病史，否认手术外伤史。初潮 15 岁，适龄结婚，配偶体健，G_1P_1，1998 年顺娩一足月男孩，现体健。

（三）查体

入院查体：体温 37℃，脉搏 97 次 / 分，呼吸 20 次 / 分，血压 137/89mmHg

妇科查体：外阴已婚型；阴道畅，可见少量阴道分泌物，无异味；宫颈：肥大、前唇可见纳囊，宫颈举痛（±），触血（－）。宫体前位，丰满，质中等，压痛（＋），左侧宫角处为著，活动度差。附件：侧宫旁可及直径 4cm 质硬组织，似与宫体粘连，活动度极差、难以撼动，可达后盆壁及侧盆壁，有压痛；左附件区增厚感，无压痛。

（四）实验室及辅助检查

2016 年 8 月 23 日我院门诊妇科三维超声所见（图 39-1A～C）：子宫后位，大小48mm×42mm×34mm，形态正常，轮廓规整，肌层回声均匀。子宫内膜厚 3mm，回声均匀。左侧宫角处可见节育器强回声，浆膜层不连续，节育器部分位于浆膜层外。右附件区

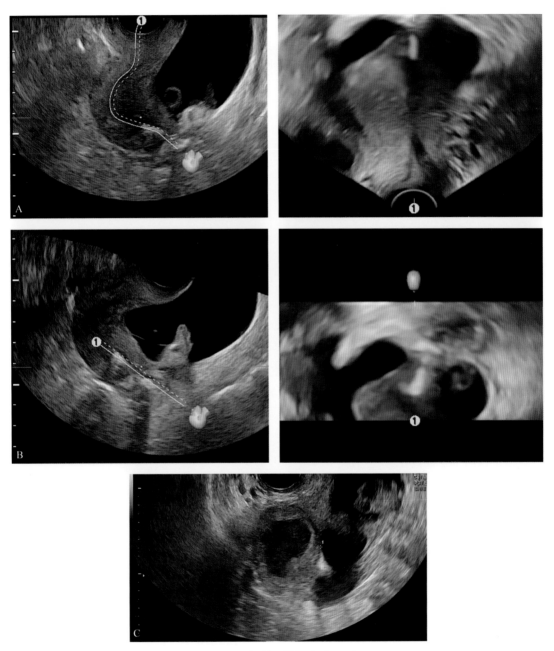

图 39-1　妇科三维超声（A-C）

可见 44mm×50mm 不均质回声团，内有 32mm×20mm 低密度点状回声区，周边可见环状血流信号。RI：0.57，子宫直肠隐窝可见无回声区，内有分隔，直径约 72mm×35mm，56mm×39mm。内可见左卵巢大小 30mm×19mm，及输卵管伞端黏膜。超声提示：宫内节育器位异位，右附件区不均质回声团，盆腔包裹性积液。

盆腔 CT 平扫（2016 年 8 月 28 日解放军 306 医院）（图 39-2）：宫内节育器位置异常（部分位于宫腔外），与周围乙状结肠关系密切阑尾略增粗，请结合临床。

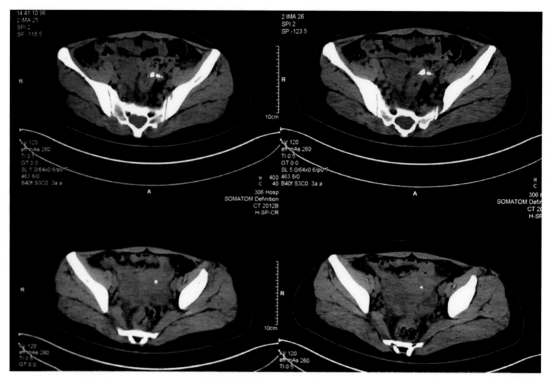

图 39-2　盆腔 CT 平扫

（五）拟诊

（1）宫内节育器异位。
（2）右附件区包块性质待查。
（3）盆腔包裹性积液。

二、诊断及鉴别诊断思路

（一）诊断

1. 宫内节育器异位：依据患者临床表现，外院 CT 结果及近期本院超声检查结果，目前考虑该诊断。

2. 右附件区包块：依据患者超声检查结果提示右附件区可见 44mm×50mm 不均质回声团，内有 32mm×20mm 低密度点状回声区，周边可见环状血流信号。目前考虑该诊断。

3. 盆腔包裹性积液：根据患者超声检查结果提示子宫直肠隐窝可见无回声区，内有分隔，直径约 72mm×35mm，56mm×39mm。目前考虑该诊断。

（二）鉴别诊断

患者以"带环 17 年，发现宫内节育器异位 3 天"为主要表现，需要与以下疾病相鉴别：

1. 盆腔良性肿物：起病慢，患者无明显临床表现，或常以肿瘤压迫症状为主，妇科查体：单侧，可活动，无痛的囊性肿物，行超声检查可见囊性包块，内外壁光滑，CA125＜35U/ml，行组织病理学检查可明确诊断。

2. 慢性盆腔炎：病程长，患者常以下腹痛隐痛为主要临床表现，妇科查体：子宫举痛（＋），子宫压痛（＋）或双附件区压痛阳性，抗生素治疗后症状可好转，手术中常可见盆腔内器官广泛粘连，子宫与结肠粘连，与宫内节育器异位穿孔难以鉴别。

三、临床决策

根据患者临床表现、查体，考虑患者宫内节育器异位可能性极大，有明确的手术指征，建议全麻下行宫腹腔镜联合手术，明确节育器位置及盆腔包块性质，视术中情况必要时联系胃肠外科同台会诊。

四、治疗经过

患者入院后完善术前检查、术前准备，交代病情及风险后于全麻下行宫腹腔镜联合检查。

宫腔镜下见（图 39-3）：宫腔内充满疏松炎性粘连带，粘连面积约为整个宫腔面积的 1/2，左侧宫角处完全被机化粘连带封闭，分离粘连后见，子宫后壁偏左侧可见一直径 0.2cm 局部缺损，宫腔内未见宫内节育器。

腹腔镜下见（图 39-4）：盆腔粘连严重，子宫固定，不活动，双侧卵巢和子宫后壁、乙状结肠、直肠致密粘连，双侧输卵管呈腊肠状，右侧输卵管与子宫间可见直径 5cm 肿物。

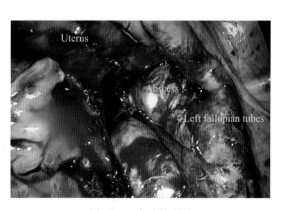

图 39-3　宫腔镜所见

分离粘连后见子宫后壁下段偏右侧与乙状结肠粘连间可见一局部缺损，直径约 0.5cm，该处子宫肌层可见宫内节育器尾丝。

以弯钳轻柔钳夹尾丝可见一宫内节育器从子宫肌壁滑出，脱出部分完整。节育器另一端垂直插入乙状结肠肠壁内，固定不活动。请胃肠外科及消化内科台上会诊（图 39-5）。

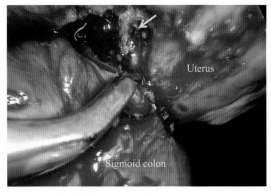

图 39-4　腹腔镜所见（一）

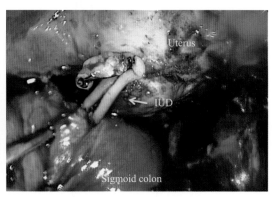

图 39-5　腹腔镜下所见（二）

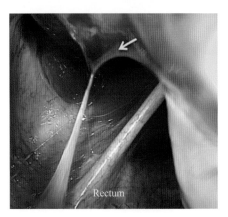

图 39-6　肠镜下所见

肠镜见：乙状结肠与直肠交界处可见局部肠壁充血增厚，创面直径约 3cm，可见粘连带形成（图 39-6）。

决定行异位环取出术＋乙状结肠修补术＋子宫修补术。以弯钳钳夹宫内节育器顶部，顺利取出宫内节育器，过程顺利，节育器完整。节育器穿透肠管部分可见肠液残留。经右下腹切口置入取物袋，完整取出宫内节育器一枚，过程顺利。继续分离乙状结肠表面炎性粘连带及与盆侧壁粘连带，清除部分坏死组织，生理盐水反复冲洗创面。以 3-0 丝线浆肌层＋全层修补。过程顺利。再次置入肠镜见前述创面闭合完整。以 10 号倒丝线 "8" 字缝合子宫后壁缺损，过程顺利。继续温生理盐水冲洗腹腔，于乙状结肠创面与子宫后壁间放置双套管经腹壁穿出固定（图 39-7）。

术后广谱抗生素预防感染治疗；双套管持续冲洗引流，观察引流情况及腹部体征；监测患者体温及感染指标；禁食水，肠外营养支持，复查全腹部 CT 平扫（图 39-8）。

患者术后 3 天排气，逐步恢复正常饮食，术后第 5 天拔除双套管，术后 11 天痊愈出院，术后 2 个月复查，无特殊不适，月经正常。

五、讨论总结

IUD 是我国育龄期妇女最常选择的避孕措施，是一种长效、可逆、经济的避孕方法。放置 IUD 后常见的副作用或并发症有异常子宫出血、疼痛、IUD 嵌顿、异位穿孔、带器妊娠等。其中 IUD 异位是罕见但严重的并发症，可引起不同程度的腹痛、盆腔感染、肠粘连、肠梗阻、泌尿系统感染，甚至影响器官功能等，往往需要手术治疗。IUD 异位的分类及发生部位见图 39-9。

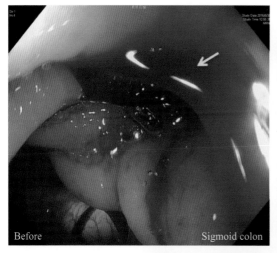
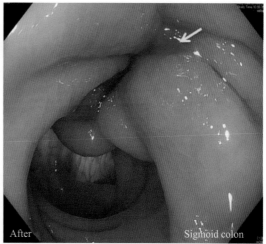

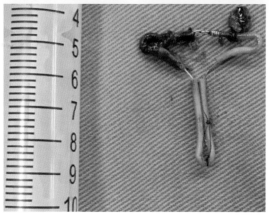

图 39-7 肠镜下手术

IUD 异位可以分为 3 种：

（1）部分异位：IUD 部分嵌顿入子宫肌层；

（2）完全异位：IUD 全部嵌顿入子宫肌层；

（3）子宫外异位：IUD 完全穿透子宫肌层，进入盆腔，或腹腔的其他部位。

IUD 子宫外异位属于罕见并发症，文献报道最常见的异位部位是网膜、腹膜，其余的异位部位有小肠、直肠、乙状结肠、膀胱、阑尾及附件区。研究发现，IUD 异位部位的发生频率依次为网膜（26.7%）、直肠子宫陷凹（21.5%）、结肠腔（10.4%）、子宫肌层（7.4%）、圆韧带（6.7%）、腹腔游

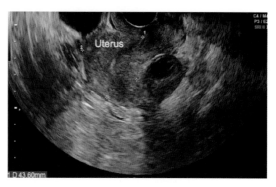

图 39-8 全腹 CT 平扫复查

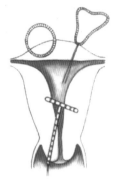

图 39-9　宫内节育器（IUD）

离（5.2%）、小肠浆膜（4.4%）、结肠浆膜（3.7%）、肠系膜（3.0%）。此外，IUD 还可异位至其他器官或部位，如胃、膀胱、腹膜后甚至邻近髂静脉。

IUD 异位的临床表现及诊断：IUD 异位后多数患者无明显症状，意外妊娠或超声检查时才被发现。IUD 异位时，约 15% 穿孔的 IUD 会包埋或侵入周围器官，肠管最常受累，表现为肠穿孔、肠梗阻、肠系膜穿透、肠梗死、直肠狭窄或子宫直肠瘘，患者出现腹痛、腹泻或发热等症状。本例 IUD 异位至乙状结肠，患者因出现下腹痛症状而就诊。

IUD 异位的诊断方法：包括超声、X 线和 CT 检查。经阴道超声检查可了解 IUD 的嵌顿部位、深浅和范围，还可观察 IUD 是否断裂、变形或钙化，是安全、可靠、准确的首选检查方法。在判断 IUD 子宫穿孔方面，三维超声优于二维超声，特别是对于 IUD 横臂的定位更有优势。若超声检查于宫腔内未发现 IUD，则需行盆腔及腹腔 X 线检查。X 线不能穿透含金属材料的 IUD，可判断体内有无 IUD 并初步定位。对于 IUD 异位导致的并发症，如肠穿孔、肠梗阻、脓肿形成或腹膜炎等，则需行 CT 或 MRI 辅助检查。CT 检查可协助判断 IUD 的位置，可清晰显示异位 IUD 与子宫及周围器官的关系，评估 IUD 异位、穿孔或相关并发症如盆腔脓肿、肠损伤。本例患者行三维超声重建及盆腹腔增强 CT 检查以明确 IUD 的位置及与周围器官的关系，结果证实了 IUD 异位。

IUD 异位的发生机制：IUD 异位的发生机制还不是很清楚，受许多因素的影响，如 IUD 的类型、放置时机、子宫形态、穿孔部位、是否合并子宫肌瘤及肌瘤部位、放置 IUD 时的机械力量等。IUD 本身不会发生异位，但是在子宫收缩力的作用下可以被动地异位至盆腹腔。IUD 异位的相关因素具体有：①子宫位置不佳，放置 IUD 时动作不够轻柔，后屈子宫易发生子宫穿孔；②哺乳期、人工流产后，子宫壁软，易于穿透；③放置 IUD 时对子宫壁的直接损伤和 IUD 对子宫壁的慢性侵蚀作用可能引起 IUD 异位；④绝经后子宫萎缩，宫腔变小，IUD 易嵌入肌层造成取器困难，应在绝经后 1 年内取出；⑤瘢痕子宫易 IUD 异位。此外，IUD 异位还可能与子宫的自然收缩、膀胱收缩、内脏蠕动和腹腔液的流动等有关。

IUD 异位的治疗：IUD 异位一经诊断，即使对于无症状的患者，也主张积极手术取出 IUD。WHO 推荐，对于异位 IUD 应积极取出 IUD，以避免由于腹腔粘连或 IUD 异位至邻近器官导致可能的并发症，如肠梗阻、肠穿孔、肠梗死、肠系膜穿透、脓肿形成、肠缺血或肠扭转等。

取出术前需行影像学检查，充分评估异位 IUD 的位置及与周围器官的关系，以便选择合适的手术方式。对于宫腔内嵌顿不深的 IUD，可于麻醉状态下经阴道用 IUD 取出钩取出；对于经阴道钩取失败或断裂者，可行宫腔镜检查＋IUD 取出术。对于 IUD 已异位于子宫外，位置不明确，可选择腹腔镜下取出。腹腔镜下，视野清晰，便于清楚地观察盆腔全景，同时可变换角度，便于探查腹腔，对于寻找异位 IUD 有极大的优势。此外，腹腔镜手术具有微创、恢复快的优点，已成为 IUD 子宫外异位首选的治疗方法。对于腹腔镜取出 IUD 失败或 IUD 异位穿透邻近器官者，可行开腹手术，取出 IUD 过程中应小心确保盆腹腔重要器官不受损伤。如 IUD 异位累及膀胱或直肠时，必要时应于开腹 IUD 取出术中辅助应用膀胱镜或直肠镜。

　　总之，IUD 异位虽然发生率不高，但却给患者带来很大的身体和精神痛苦。临床医师应对 IUD 使用者加强避孕知识的宣教，强调带器后的定期检查，以便及时发现 IUD 的异常情况。一旦发现 IUD 异位，应立即取出。

参 考 文 献

韩肖燕，杨桦，林青. 宫内节育器直肠内异位 1 例及文献复习［J］. 中国计划生育学杂志, 2018, 26（8）: 95-97.

ŞANLLKAN, FATIH, ARSLAN, et al. Laparoscopic removal of an intrauterine device from the sigmoid colon [J]. Pakistan Journal of Medical Sciences Online, 2015, 31 (1).

BOZKURT M, YUMRU A E, COSKUN E I, et al. Laparoscopic management of a translocated intrauterine device embedded in the gastric serosa [J]. Journal of the Pakistan Medical Association, 2011, 61 (10): 1020-1022.

MOSLEY F R, NAVNEEL S, KURER M A. Elective Surgical Removal of Migrated Intrauterine Contraceptive Devices From Within the Peritoneal Cavity: A Comparison Between Open and Laparoscopic Removal [J]. Jsls Journal of the Society of Laparoendoscopic Surgeons, 2012, 16 (2): 236-241.

NEUMANN D A , GRAVERSEN J A , PUGH S K. Intrauterine device embedded in omentum of postpartum patient with a markedly retroverted uterus: a case report [J]. Journal of Medical Case Reports, 2017, 11 (1): 299.

NOWITZKI K M, HOIMES M L, CHEN B, et al. Ultrasonography of intrauterine devices [J]. Ultrasonography, 2015, 34 (3): 183-194.

ZOLNIERCZYK P, CENDROWSKI K, SAWICKI W. Intrauterine contraceptive device embedded in the omentum – case report [J]. International Journal of Womens Health, 2015, 7: 945-948.

（王晓茜　张　蕾）

病例 40 胎盘早剥

一、病历摘要

（一）主诉

停经 37^{+1} 周，腹痛伴阴道出血半天。

（二）现病史

患者平素月经规律，3~4 天 /28~30 天，量中，偶有痛经。LMP 2014 年 11 月 26 日，EDC 2015 年 9 月 2 日。停经 30 天自测尿妊免阳性。早孕期无明显恶心、呕吐等早孕反应。孕早期无明显腹痛、阴道出血，无毒物、放射性物质接触史。孕 7 周于某三甲医院建档并规律产检早孕期超声核对孕周无误，孕 13 周超声查 NT 0.13cm，孕 16 周行唐氏筛查结果低风险。孕 20 周自觉胎动，活跃至今。孕 26 周产检医院行 OGTT 试验结果正常。孕 22 周行排畸超声检查，结果未见明显异常。产检期间血压稳定在 120~125/60~65mmHg，1 天前（2015 年 8 月 12 日）于建档医院接受末次产检，血常规示：RBC 3.31×10^9/L，HB 101g/L，PLT 219×10^9/L；尿常规示尿蛋白弱阳性。今日停经 37^{+1} 周，晨 08：00 患者无明显诱因于平卧休息时自觉下腹持续性隐痛，可忍受，伴不规律宫缩，30 秒 /20 分钟，患者未予重视。11：09 患者出现阴道出血，伴阴道流水，自觉腹痛较前加重，宫缩频率基本同前，宫缩持续时间较前延长（具体不详），自觉宫缩后腹部可放松。患者否认头晕、视物不清、乏力等不适。为进一步诊治，11：30 至我院急诊就诊，查患者脉搏 110 次 / 分左右，听胎心 112 次 / 分，持续听胎心过程中逐渐下降，最低 80 次 / 分，持续不恢复，宫缩强直，弛缓差，宫体压痛明显。消毒外阴后阴道检查：宫颈居中，质硬，长 2.5cm，宫口容 1 指，可及胎头，未及明显搏动血管或条索样物。阴道分泌物测 pH 试纸变色。阴道可见血水流出，超过月经量。考虑诊断"宫内孕 37^{+1} 周，胎盘早剥、胎膜早破、胎儿宫内窘迫"，急诊收入院。

患者近期精神可，食欲佳，睡眠一般，二便正常，孕期体重增加 10kg。

既往史：否认心、肺、肝、肾等慢性疾病史，否认肝炎、结核等传染病史，否认手术外伤史。初潮 15 岁，平素月经规律，3~4 天 /28~30 天，量中，偶有痛经，适龄结婚，配偶体健，G$_1$P$_0$。

（三）查体

入院查体：T 36.7℃，P 110 次 / 分，R 16 次 / 分，BP 160/78mmHg，平车推入手术室。一般情况可，神志清，表情自然，发育正常，营养良好，心肺未及异常。双下肢水肿（＋＋），脊柱四肢无畸形，神经系统（－）。腹膨隆，子宫强直收缩，不放松，宫体压痛明显。产科检查：宫高 32cm，腹围 100cm，头位，FHR：89 次 / 分，宫缩强直，弛缓差。消毒外阴查：阴道有鲜血流出，阴道内少量血块；宫颈居中，质硬，长 2.5cm，宫口容 1 指，先露胎头，S^{-3}，改良 Bishop 评分 1 分；胎膜已破，阴道间断内可见多量血水流出；宫颈内口及周围未及明显搏动血管或条索样物。

（四）实验室及辅助检查

2015 年 8 月 12 日外院血常规示：RBC 3.31×10^9/L HB 101g/L，PLT 219×10^9/L。2015 年 8 月 12 日外院尿常规示：尿蛋白弱阳性。

2015 年 8 月 12 日外院超声：胎儿双顶径 9.0cm，腹围 32.2cm，FL 6.5cm，胎心率 136 次 / 分，胎盘位于前壁，I 级；脐血流 S/D 1.91，RI 0.48，羊水指数 14cm，脐带绕颈一周。超声提示：单活胎，头位，脐带绕颈一周。

2015 年 8 月 13 日我院尿常规：尿蛋白（＋＋）。

2015 年 8 月 13 日我院血常规：RBC 2.36×10^9/L，HB 74g/L，PLT 121×10^9/L。

2015 年 8 月 13 日我院肝肾功能：ALT 11U/L，Cr 53.57μmol/L，总蛋白 42.6g/L，白蛋白：21.9g/L，钾 4.17mmol/L。

2015 年 8 月 13 日我院凝血：APTT 33.3 秒，纤维蛋白原 1.49g/L，D-dimer 6.5mg/L。

2015 年 8 月 13 日我院急诊胎心监护（图 40-1）。

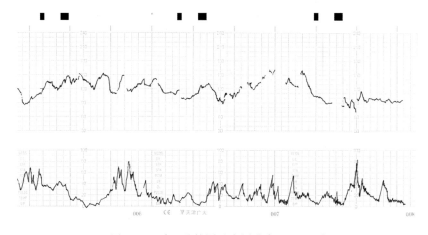

图 40-1　胎心监护图（走纸速度 3cm/min）

（五）拟诊

（1）宫内孕 37^{+1} 周，G_1P_0，头位，未产。

（2）胎盘早剥。

（3）胎儿宫内窘迫。

（4）重度子痫前期。

（5）胎膜早破。

（6）中度失血性贫血。

（7）低蛋白血症。

二、诊断及鉴别诊断思路

胎盘早剥：胎盘早剥为妊娠期特有疾病，常表现为腹痛、阴道出血、胎心监护异常。胎盘早剥根据严重程度分为轻型和重型。轻型以外出血为主，胎盘剥离面积不超过胎盘面积 1/3，主要症状为阴道出血，伴轻度腹痛或腹痛不明显，贫血体征不重，胎心率多正常，腹部压痛不明显。重型表现为子宫压痛，张力大，宫缩间歇期不放松，可导致胎儿宫内窘迫甚至胎死宫内，产妇可能出现凝血功能障碍、肾衰等严重并发症。胎盘早剥的高危因素包括产妇有血管病变、机械因素、子宫静脉压升高、高龄多产、外伤及接受辅助生育技术助孕等。本患者孕 37 周，晚孕期有水肿症状，今日入院测血压 160/78mmHg，尿蛋白（＋＋），考虑有重度子痫前期的高危因素存在。今晨无明显诱因出现下腹痛伴阴道流血，查体发现患者阴道持续有鲜血流出，子宫张力大、宫缩强直不放松，胎心监护发现胎心减速，考虑胎盘早剥可能性极大，还应与以下疾病相鉴别：

前置胎盘：以晚期无痛性阴道流血为主要表现，患者情况随出血量多少而定，大量出血可导致产妇休克、胎儿宫内窘迫，甚至胎死宫内。腹部检查子宫大小与停经周数相符，先露多高浮，可有宫缩，但为阵发性，间歇期子宫可放松，有系统及其月产检的孕妇通过 B 超检查可明确诊断。本患者有阴道出血症状，伴明显下腹痛，宫缩强直不放松，伴胎心率下降，既往超声检查未发现前置胎盘，查体时宫颈内口及周围未触及异常软组织，故不符合本病特点，可基本除外。

前置血管破裂：典型临床表现为胎膜破裂—前置血管破裂—阴道流血—胎儿失血—胎儿窘迫—胎死宫内，但母体生命体征一般无明显改变，可伴或不伴宫缩，宫缩，有间歇。产前诊断较困难，如出现阴道出血伴胎心率减慢，除外胎盘早剥、脐带脱垂外，需警惕前置血管破裂的可能。但该例患者阴道出血伴有腹痛、子宫张力大、宫体压痛不明显，目前考虑该病可能性小。

三、临床决策

根据患者临床表现、查体，考虑患者胎盘早剥可能性极大，胎儿宫内窘迫，短时间内无法经阴道分娩，有明确的手术指征，联系手术室马上准备手术，立即行剖宫产术终止妊娠抢救母儿生命，与患者及家属交代病情并获知情同意，同时完备术前化验检查、术前准备、配血、建立 2 条静脉通路快速补液等抢救措施，联系新生儿科医师到场做好新生儿抢救准备。

四、治疗经过

患者入院后完善术前检查、术前准备、配血、建立 2 条静脉通路快速补液等抢救措施，急诊行子宫下段剖宫产术。术中见子宫增大如足月，子宫表面尚未见子宫卒中表现，打开子宫下段后破膜见羊水血性，羊水量约 300ml，迅速吸净后以 LOA 位娩出一活男婴，Apgar 评分 1 分钟：7 分（肤色 -1、肌张力 -1、呼吸 -1），5 分钟：8 分（肌张力 -1、呼吸 -1），10 分钟：9 分（肌张力 -1），出生体重 2820g，身长 48cm，新生儿因"肤色苍白、三凹征阳性"，不除外"新生儿产前失血、新生儿羊水吸入综合征"转儿科治疗。胎儿娩出后予催产素 20U 入液静脉点滴、催产素 10U 子宫下段肌内注射促进宫缩治疗，但仍发现子宫下段宫缩较差、出血活跃，予欣母沛 250μg 子宫下段肌注后宫缩明显好转，出血减少。胎盘位于前壁，胎儿娩出后即可见大量凝血块于子宫下段肌层与胎盘之间间隙涌出至宫腔，约 500g，之后胎盘胎膜完整娩出，台下仔细检查胎盘母体面可见压迹，约占胎盘面积 1/3（图 40-2）。手术过程顺利，术中出血 400ml，留置盆腔引流管一根。尿管通畅，尿色清亮，尿量 100ml。术中及术后 3 小时内先后输注新鲜冰冻血浆 400ml，输注悬浮红细胞 4U。术中凝血结果提示纤维蛋白原 1.49g/L，紧急静脉输纤维蛋白原 5g。输血及纤维蛋白原后复查血常规：RBC 2.96×10^{12}/L，HB 93g/L，HCT：26.6%，血小板 144×10^9/L；纤维蛋白原 2.36g/L。

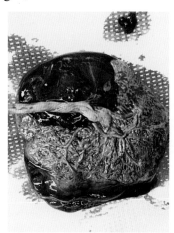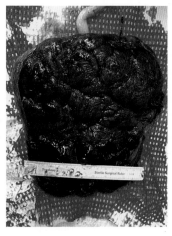

图 40-2　胎盘子面、母面

术后广谱抗生素预防感染治疗；监测 24 小时出入量；观察子宫收缩情况及阴道出血；监测血压，波动在 120～150/70～100mmHg；并予盐酸哌替注射液 50mg ＋异丙嗪注射液 25mg 肌注镇静，静脉点滴硫酸镁解痉治疗至产后 48 小时，同时给予补液补钾、静脉输蔗糖铁及静脉输人血白蛋白等营养支持治疗。术后每日监测血常规、凝血指标渐趋正常。于术后第 5 日顺利出院。术后胎盘病理结果回报（图 40-3）：妊娠晚期成熟胎盘组织，绒毛周可见少许纤维蛋白样沉积，绒毛细小，合体结增生，绒毛间质内毛细血管扩张、充血，伴有多灶钙化；局灶底蜕膜缺血、坏死，伴血栓形成；累及胎盘，伴周围胎盘片状梗死；并见局灶底蜕膜内大片出血灶，凝血块形成。脐带切面可见 2 根动脉 1 根静脉，羊膜绒毛膜内可见散在小灶性中性粒细胞，结合临床，符合胎盘早剥。

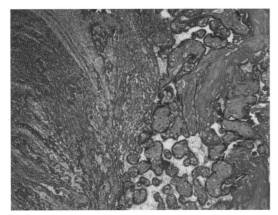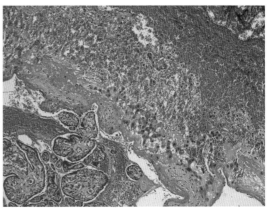

图 40-3　胎盘病理检查图片

五、讨论总结

妊娠 20 周以后或分娩期正常位置的胎盘在胎儿娩出前，部分或全部从子宫壁剥离，称为胎盘早剥。胎盘早剥发生率为 0.5%～2.1%，孕产妇死亡率可达 1%，围生儿死亡率达 4.4%～6.7%，是妊娠晚期出血的原因之一，其起病急、发展快，病情严重时可危及母儿生命。根据胎盘早剥程度不同，有不同的分类或分级方法。根据剥离位置、出血情况等临床表现可分为显性剥离、隐性剥离和混合性剥离。根据胎盘剥离面积和病情严重程度又可分为轻型和重型：轻型以外出血为主，胎盘剥离面积不超过胎盘面积 1/3，主要症状为阴道出血，伴轻度腹痛或腹痛不明显，贫血体征不重，胎心率多正常，腹部压痛不明显。重型表现为子宫压痛，张力大，宫缩间歇期不放松，可导致胎儿宫内窘迫甚至胎死宫内，产妇可能出现凝血功能障碍、肾衰等严重并发症。但是这种分类强调的是病理改变，不便于临床上对剥离程度的迅速判断和治疗指导。因此，国内指南推荐在临床上使用 0～Ⅲ级的胎盘早剥分级标准，主要以母亲和胎儿可以检查到的不同程度的临床表现和实验室检查为依据，能够准确并快速地对胎盘早剥进行判断、评估与治疗。0 级：胎盘后有小凝血块，但无临床症状。Ⅰ级：阴道出血；可有子宫压痛和子宫强直性收缩；产妇无休克发生，无胎儿窘迫发生。Ⅱ级：可能有阴道出血；产妇无休克，有胎儿窘迫发生。Ⅲ级：可能有外出血；子宫强制性收缩明显，触诊呈板状；持续性腹痛；产妇发生失血性休克，胎儿死亡。30% 的产妇有凝血功能指标异常。本案例患者现下腹痛伴阴道流血，入院查子宫强直宫缩不放松且有宫体压痛，腹痛持续无缓解，胎心减速出现胎儿宫内窘迫，阴道持续有鲜血流出，考虑为胎盘早剥Ⅲ级。

通常临床上根据病史、症状、体征，结合辅助检查结果做出胎盘早剥的诊断并不困难。但是胎盘早剥的临床表现往往不典型，易误诊、漏诊，最常见的临床表现为阴道出血、胎心异常、持续性腹痛或背痛。辅助检查对诊断胎盘早剥有一定的意义，包括超声检查、胎心监护和实验室检查。阴道出血有无、多少通常与胎盘剥离的部位和形式相关，与病情严重程度并不呈正相关，并非判断胎盘早剥分级的重要指征。腹痛的主观性较强，程度因人而异、因部位而异。前壁和宫底部位胎盘早剥患者腹痛通常较为明显，但是当剥离面积不大、子宫弛缓好的患者，也无法完全与宫缩痛相鉴别；而后壁胎盘早剥患者通常表现为腰背痛，腹痛可能不明显。因此，对不典型腹痛却又不除外胎盘早剥的患者，需要行胎心监护。胎心监护对判断胎儿早剥非常重要，有助于判断胎儿宫内状态及宫腔内压力；同时可动态观察患者生命体征的变化。医生应重视患者的主诉，及时对疾病进行诊断、分级及处理，以免造成不良结局。

在此，我们要强调超声不是诊断胎盘早剥的敏感手段，对诊断胎盘早剥意义有限，超声的准确率为15%～25%，尤其是突发阴道出血患者，超声检查阴性并不能排除胎盘早剥可能，对于后壁胎盘剥离面积较小的患者，超声诊断价值有限。但是对于鉴别前置胎盘以及保守治疗时的病情监测有重要意义。对于临床表现不典型却又高度可疑的患者，最好可以做到产科医生和超声医生共同会诊，以提高诊断的正确性。此外，对于重度胎盘早剥的患者，临床发现胎儿宫内窘迫、失血性休克等危急情况时，可能并没有进行超声检查的时间和机会，就需要迅速终止妊娠以抢救母儿生命。

实验室检查包括血常规、凝血功能、肝肾功能等，必要时需行纤溶确诊试验。这些检查有助于发现DIC、急性肾衰竭、羊水栓塞等胎盘早剥的合并症。

胎盘早剥的治疗应根据孕周、早剥的严重程度、有无并发症、宫口开大情况和胎儿宫内状态决定。治疗原则为尽早识别、积极处理休克，及时终止妊娠，防治产后出血、DIC及肾功能衰竭等并发症。其预后与病情严重程度以及处理是否及时得当相关。

一旦发生胎盘早剥，应迅速建立静脉通道补充血容量，改善血液循环，根据化验结果、临床体征或休克指数酌情输注红细胞、血小板、血浆、冷沉淀、纤维蛋白原、凝血酶原复合物等，在补充血容量的同时补充凝血因子。使得血细胞比容保持30%以上，尿量＞30ml/h。若患者尿量＜30ml/h，提示血容量不足，应及时补充血容量，以防肾功能衰竭。

病情轻，宫口已扩张，估计能够短时间结束分娩，应经阴道分娩。先人工破膜使羊水缓慢流出，缩小子宫容积，降低宫腔内压力，尽快让胎儿娩出。如果不能短期内经阴道娩出且病情严重者，应尽早行剖宫产术，准备手术的同时纠正母亲低血容量、贫血和低氧血症，以恢复和维持胎盘功能，同时减少母体严重并发症的发生。

同时要注意并发症防治。胎儿娩出后持续按摩宫体，加强宫缩剂的运用，纠正凝血功能异常，避免严重产后出血的发生；补液、输血（红细胞及新鲜冰冻血浆）等补充血容量，注意补充凝血因子如冷沉淀、凝血酶复合物、纤维蛋白原、新鲜冰冻血浆等。

该例患者孕足月，发病急，入院后查体即发现血压高达160/78mmHg，脉搏110次/分左右，听胎心112次/分，持续听胎心过程中逐渐下降，最低80次/分，持续不恢复；手摸宫缩强直，弛缓差，宫体压痛明显；消毒外阴后阴道检查：阴道有鲜血流出，有少量血块；宫颈居中，质硬，长2.5cm，宫口容1指，先露胎头，S^{-3}，胎膜已破，改良Bishop评分1分；阴道间断内可见多量血水流出；宫颈内口及周围未及明显搏动血管或条索样物。考虑诊断"宫内孕37^{+1}周，胎盘早剥，胎儿宫内窘迫，重度子痫前期，胎膜早破"，病情危重，短时间内无阴道分娩可能，紧急剖宫产终止妊娠，同时建立静脉通路、吸氧、配血，呼叫新生儿医生到场准备新生儿抢救。由于处理及时，获得良好结局。结合术中表现及术后胎盘外观和病理结果均符合胎盘早剥。

参 考 文 献

谢辛，苟文丽. 妇产科学［M］. 8 版. 北京：人民卫生出版社，2013：129-131.

中华医学会妇产科学分会产科学组. 胎盘早剥的临床诊断与处理规范［J］. 中华妇产科杂志，2012，47（12）：957-958.

ANANTH C V, LAVERY J A, VINTZILEOS A M, et al. Severe placental abruption: clinical definition and associations with maternal complications [J]. Am J Obstet Gyec01o1, 2016, 214: 272. e1-272. e9.

DOWNES K L, GRANTZ K L, SHENASSA E D. Maternal, labor, delivery, and perinatal outcomes associated with placental abruption: a systematic review [J]. Am J Perinatol, 2017, 34: 935-957.

MATSUDA Y, HAYASHI K, SHIOZAKI A, et al. Comparison of risk factors for placental abruption and placenta previa: case-cohort study [J]. J Obstet Gynaecol Res, 2011, 37: 538-546.

TIKKANEN M. Placental abruption: epidemiology, risk factors and consequences [J]. Acta Obstet Gynecol Scand, 2011, 90: 140-149.

（刘　瑛　黄振宇）

病例 41　瘢痕子宫自发破裂

一、病历摘要

（一）主诉

停经 37^{+1} 周，发现胎心监护异常当日。

（二）现病史

患者平素月经尚规律，7～8 天 /23 天，LMP：2017 年 10 月 8 日，停经 30 天左右自测尿 hCG（＋），根据早孕期超声及末次月经核对孕周无误，EDC：2018 年 7 月 15 日。患者于我院建档，规律产检。孕 12^{+} 周 NT 1.3mm。因"高龄"建议产前诊断，转诊至北大人民医院，患者拒绝羊膜腔穿刺，要求行游离 DNA 无创产前筛查（non-invasive prenatal testing，NIPT），NIPT 结果回报为低风险。孕中期行排畸超声检查未见明显异常，孕 26 周行 OGTT 试验：4.96mmol/L-5.57mmol/L -5.44mmol/L。孕期余情况平顺。6 月 24 日进食生冷食物后出现恶心、呕吐，休息后好转。6 月 25 日产检，肝肾功能大致正常，胎心监护不满意（图 41-1），变异差，无满意加速，宫缩不明显，自觉胎动可，无腹痛、阴道流血排液，进一步评估入院。患者孕期血压正常，无明显头晕、视物不清、乏力等不适，食欲可，睡眠可，二便正常，孕前 BMI：20.42kg/m²，孕期体重增加 12kg。自患病以来，患者精神可，二便正常。

既往史：体健。

月经婚育史：妊 3 产 1，2009 年因社会原因行剖宫产。2010 年，右侧输卵管壶腹部异位妊娠，腹腔镜下右侧输卵管切除。

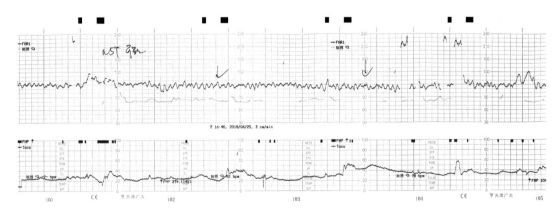

图 41-1　门诊胎心监护图

（三）查体

入院查体：体温：36.9℃，脉搏：78 次 / 分，呼吸：18 次 / 分，血压：104/72mmHg，步入病房。一般情况可，神志清，表情自然，发育正常，营养良好，心肺未及异常。双下肢水肿（－），脊柱四肢无畸形，神经系统（－）。下腹膨隆，可及胎体及胎动。专科查体：宫高：38cm，腹围：110cm，头位，浅定，FHR：130 次 / 分，宫缩未扪及。子宫迟缓可，下段无明显压痛。未行内诊及骨盆测量。入院后复查胎心监护示图 41-2。

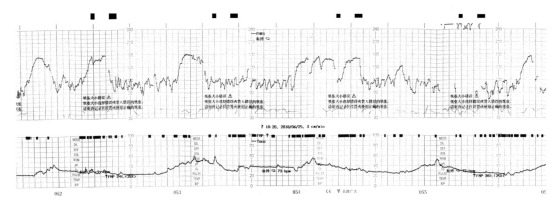

图 41-2　入院后胎心监护图

（四）实验室及辅助检查

2018 年 6 月 25 日，我院血常规：WBC 10.05×10^9/L，RBC 3.87×10^{12}/L，HGB 121g/L，PLT 261×10^9/L。

2018 年 6 月 25 日，我院凝血六项：APTT 30.9 秒，Fib 2.63g/L，D-dimer 0.84mg/L，FDP 2.7mg/L。

2018 年 6 月 25 日，我院产科超声：胎儿：头位；双顶径：8.7cm，头围：31.1cm，腹围：31.7cm，股骨长：6.6cm；胎心：122 次 / 分；胎盘：前壁Ⅱ～Ⅲ级；脐动脉血流 S/D：1.7，PI：0.6，RI：0.4；羊水最大深度：3.0cm；羊水指数：8.9cm；胎儿颈部可见一组脐血流信号。超声提示：单活胎，头位；脐带绕颈一周。

（五）拟诊

（1）孕 37 周 1 天，G_3P_1，头位，未产。

（2）急性胎儿宫内窘迫。

（3）先兆子宫破裂？

（4）胎心监护异常。

（5）剖宫产史。

（6）异位妊娠输卵管切除术后。

二、诊断及鉴别诊断思路

（一）诊断

1. 胎儿宫内窘迫：根据胎儿窘迫发生速度可分为急性胎儿窘迫及慢性胎儿窘迫两类。

（1）慢性胎儿窘迫：多发生在妊娠末期，往往延续至临产并加重，其原因多因孕妇全身性疾病或妊娠期疾病引起胎盘功能不全或胎儿因素所致。

（2）急性胎儿窘迫：主要发生在分娩期，多因脐带因素（如脐带脱垂，脐带绕颈，脐带打结）、胎盘早剥、宫缩强直且持续时间长及产妇低血压、休克引起。胎心率是了解胎儿是否正常的一个重要标志，胎心率的改变是急性胎儿窘迫最明显的临床征象：①胎心率>160 次 / 分，尤其是>180 次 / 分，为胎儿缺氧的初期表现（孕妇心率不快的前提下）；②随后胎心率减慢，胎心率<120 次 / 分，尤其是<100 次 / 分，为胎儿危险征；③胎心监护仪图像出现以下变化，应诊断为胎儿窘迫：出现频发的晚期减速，多为胎盘功能不良。重度可变减速的出现，多为脐带受压表现，若同时伴有晚期减速，表示胎儿缺氧严重，情况紧急。该患者入院后胎心监护示频发减速，考虑急性胎儿宫内窘迫。

2. 子宫破裂：根据破裂的程度，子宫破裂可分为不完全性和完全性两种。

（1）不完全性子宫破裂：子宫肌层部分或完全断裂，但浆膜层完整，宫腔与腹腔未相通，胎儿及其附属物仍在宫腔内。多见于子宫下段剖宫产切口瘢痕裂开。不完全破裂时腹痛等症状及体征不明显，仅在不完全破裂处有明显压痛。若破裂累及子宫及子宫两侧血管可发生急性大出血或形成阔韧带内血肿，在宫体一侧扪及逐渐增大且有压痛的包块，伴胎心率的改变，可出现频发胎心减速。

（2）完全性子宫破裂：子宫肌壁完全破裂，宫腔与腹腔相通。子宫破裂常发生于瞬间，产妇突感腹部撕裂样疼痛、子宫收缩骤然停止，腹痛可暂时缓解。随着血液、羊水进入腹腔，腹痛又呈持续性加重。同时产妇可出现面色苍白、呼吸急迫、脉搏细快、血压下降等休克征象。腹部检查：全腹有压痛、反跳痛，在腹壁可清楚扪及胎体，在胎儿侧方可扪及缩小的宫体，胎动和胎心消失。阴道检查：可见鲜血流出，扩张的宫颈口较前缩小，胎先露较前有所上升。

（二）鉴别诊断

（1）重度胎盘早剥：重度胎盘早剥可引起剧烈腹痛、胎心率改变及内出血休克征象，易与子宫破裂相混淆。但重度胎盘早剥多伴有重度子痫前期，子痫病史或外伤史，腹部检查子宫呈板样硬，宫底升高，胎位不清，无病理性复缩环，B 超可见胎盘后血肿，胎儿在宫腔内。

（2）羊膜腔感染：有产程延长或多次阴道检查史，可出现腹痛和子宫压痛等症状和体征，容易与子宫破裂相混淆。羊膜腔感染可出现体温升高，血白细胞和中性粒细胞升高。腹部触诊及 B 超检查提示胎儿仍在宫腔内。

三、临床决策

患者入院后复查胎心监护提示胎心减速，宫缩不明显。考虑急性胎心宫内窘迫，结合病史：2009 年剖宫产手术，不除外先兆子宫破裂可能。

先兆子宫破裂应立即采取措施抑制子宫收缩，可采取吸入麻醉或静脉全身麻醉，肌内注射哌替啶 100mg 等，并尽快行剖宫产术，防止子宫破裂。

子宫破裂一旦确诊，无论胎儿是否存活，均应在积极抢救休克的同时，尽快手术治疗。根据产妇的全身状况、子宫破裂的部位与程度、感染程度及产妇有无生育要求决定手术方式。若破裂边缘整齐，无明显感染征象，需保留生育功能者，可行裂口修补术；对于破口较大且边缘不整齐或感染明显者，应行次全子宫切除术；若破口累及宫颈，可予子宫全切术。术后予以抗生素预防感染。

四、治疗经过

患者因"孕 37^{+1} 周，先兆子宫破裂"于 2018 年 6 月 25 日在单次硬膜外麻醉下行"子宫下段剖宫产术＋粘连松解术＋腹壁瘢痕剔除术"，见子宫下段与返折腹膜疏松粘连，右侧明显。子宫原手术瘢痕处肌层缺失，长约 3cm，原手术瘢痕处由胎膜及部分子宫浆膜层封闭，可见胎发，置膀胱拉钩，于返折腹膜下 1cm 处行横切口。于该处切开子宫下段浆膜层 1cm，刺破羊膜囊，尽量吸净羊水，清亮，量约 300ml，向两侧锐性打开子宫下段切口，长约 10cm。2018 年 6 月 25 日 19：39 以 LOT 位娩出胎儿，顺利。男，体重 2495g，身长 42cm，Apgar 评分 1 分钟 10 分，5 分钟 10 分，10 分钟 10 分。胎盘胎膜完整。子宫体部注射催产素 10U，催产素 20U 台下入液，卡贝催产素一支入壶，子宫收缩可，创面渗血不多。1 号可吸收线连续锁扣缝合子宫下段肌层。探查子宫切口无活动出血，期间患者反复咳嗽，诉胸闷，监护示血压正常，心率 70～80 次 / 分，血氧饱和度正常，给予地塞米松 10mg 入壶。后患者咳嗽及胸闷等不适明显缓解。常规关腹。术后生命体征平稳，安返病房。术后予患者抗炎、补液治疗，并指导哺乳，监测患者阴道出血量。患者剖宫产后第 4 天，无不适，否认发热、腹痛等不适，排尿排便正常。查体：生命体征平稳。心肺听诊（－），双侧乳房微涨，无硬结。腹软，子宫轮廓清晰，宫底脐下 3 指，阴道出血不多。产后 5 天正常出院。

五、讨论总结

（一）子宫破裂的临床表现

非瘢痕子宫破裂与瘢痕子宫破裂的临床表现有很大不同。

非瘢痕子宫破裂的临床症状比较严重，往往发生于梗阻性难产或宫缩剂滥用，子宫收缩强烈，患者腹痛严重、大声喊叫，子宫破裂如流入腹腔里的血液、羊水不多，腹膜刺激征不明显，患者反而觉得疼痛有所减轻；如出血多，羊水胎粪等腹膜刺激症状严重也可导致患者剧烈腹痛，甚至休克。

瘢痕子宫破裂时，症状相对较轻，少数患者甚至没有感觉。如内出血不多，则生命体征稳定；如果羊膜囊未破裂，无羊水流入腹腔，患者则没有腹膜刺激征，此时最常见的临床表现是胎心率的异常。

子宫破裂的症状和体征主要取决于破裂口的大小、位置、破裂后内出血的多少是否有羊水流入腹腔；另外，与破裂时间的长短也有关系。

子宫破裂最初的症状和体征并无特异性。子宫破裂典型症状和体征：

（1）胎儿窘迫（最常见的是胎心率异常）：这是最早出现的临床征象，有时也是唯一征象，特别是在瘢痕子宫破裂时。

（2）胎心监护仪上子宫张力的基线下降，子宫变软，有压痛反跳痛。

（3）伴随着"撕裂感"，宫缩突然停止，患者疼痛反而有一过性的减轻。

（4）腹痛或分娩过程中出现耻骨弓上方疼痛及压痛加重。

（5）胸痛、两肩胛骨之间疼痛或吸气时疼痛，疼痛因血液刺激膈肌引起。

（6）胎先露退回（腹腔）或消失；宫口扩张由大变小。

（7）阴道异常出血或血尿。

（8）心率增快、血压下降，昏迷或休克。

（二）子宫破裂的预防

子宫破裂严重危及产妇及胎儿的生命安全，应积极预防。认真进行产前检查，正确处理产程，提高产科质量，绝大多数子宫破裂是可以避免的。

（1）建立完善的孕产妇系统保健手册，加强围生期保健。

（2）正确处理产程，严密观察产程进展，警惕并尽早发现子宫破裂征象并及时处理。

（3）严格掌握宫缩剂的使用指征，合理使用催产素，遵循低浓度、慢速度、专人守护的原则，以免子宫收缩过强。凡有头盆不称、胎位异常或曾行子宫手术者均禁止使用催产素。

（4）有子宫破裂高危因素者，应在预产期前1～2周入院待产。

（5）正确掌握产科手术助产的指征及技术，按照操作常规进行阴道助产术，避免粗暴操作，阴道助产后应仔细检查宫颈及宫腔，发现损伤及时修补。

（6）正确掌握剖宫产指征，对前次剖宫产指征为骨盆狭窄、术式为子宫体部切口、子宫下段切口有撕伤或术后感染愈合不良者，均需行剖宫产终止妊娠。

参 考 文 献

陈锰，长力，杨帆，等. 剖宫产术后瘢痕子宫孕妇的子宫下段厚度与再次妊娠后子宫破裂风险的研究进展［J］. 中华妇产科杂志，2017，52（6）：425-428.

李莉，颜建英. 瘢痕子宫再次妊娠致子宫破裂危险因素的临床研究 [J]. 现代妇产科进展，2014，23（2）：158-160.

刘强，刘华倩，孙雪冰. 子宫破裂的高危因素及诊疗现状 [J]. 中华临床医师杂志，2013，7（22）：10315-10320.

陆宣平，陈友国，韩冰，等. 剖宫产术后瘢痕子宫再次妊娠分娩方式的研究进展 [J]. 实用妇产科杂志，2014，30（4）：260-262.

吕海容. 妊娠中晚期引产致先兆子宫破裂临床探讨 [J]. 当代医学，2011，17（27）：106.

（朱云珊　黄振宇）

病例 42　晚期产后出血（子宫动静脉瘘）

一、病历摘要

（一）主诉

足月阴道分娩后 9 天，阴道流血增多半小时。

（二）现病史

患者育龄女性，平素月经尚规律，5 天 /28～30 天，量中，痛经（－），LMP：2017 年 11 月 9 日，IVF-ET 后妊娠，核实孕周无误，孕期诊断妊娠期糖尿病，定期监测控制可，于 2018 年 8 月 23 日孕 40 周时入产房，予人工破膜、催产素点滴引产，于 2018 年 8 月 23 日 15：29 以 LOA 顺娩一 3490g 足月活女婴，胎盘胎膜完整娩出，可吸收线逐层缝合伤口，产时出血 300ml，监测生命体征平稳，子宫收缩好，阴道出血不多；予患者产后护理常规，清洁外阴，指导哺乳，补铁、促宫缩药物等对症支持治疗，产后第 4 天，患者恢复好，一般情况稳定，泌乳通畅，子宫收缩好，会阴伤口愈合良好，阴道出血不多，经上级医师查房后出院。出院后患者一般情况好，无特殊不适，自述下床活动尚可。入院前半小时余无明显诱因出现阴道出血多，色红，有血块，量明显多于月经量，到入院时估计出血量约 1000ml，检查出血物中未见明显组织物，略有头晕，无口干、心慌，无腹坠、腹痛，无发热，无腹泻、便秘，无恶心、呕吐等其他不适，现为求进一步诊治入院。患者自发病以来，饮食、睡眠、精神尚可，近期体重无显著增减。

既往否认青光眼、哮喘，否认高血压、糖尿病、肾病等病史，否认肝炎、结核等传染病史。无输血史，否认过敏。无外伤史，预防接种史不详。2016 年因宫颈病变行 LEEP 术，具体不详，2017 年因不孕行宫腔镜检查术，未见明显异常。适龄结婚，G_1P_1，详如现病史所述。

（三）查体

患者贫血貌，轮椅推入病房，测即刻生命体征：体温 36.9℃，血压 138/90mmHg，心率 101 次 / 分，呼吸 18 次 / 分，血氧饱和度 99%，血糖 4.7mmol/L。妇科查体：左侧切伤口愈合良好，打开窥器见阴道畅，内可见大量血液，色红，伴血块，擦除后仍可见活动性出血，软产道及宫颈完整，宫颈管内自宫腔活跃出血，呈喷射状，子宫前位，宫底脐耻之间，质地软，活动度好，无压痛，检查出血物中未见明显组织物。

（四）实验室及辅助检查

床旁超声（2018 年 9 月 1 日）：产后子宫，宫内不均回声 6cm×3cm，未见明显血流信号，考虑血块。

（五）拟诊

（1）晚期产后出血。
　　　　　动静脉瘘？
（2）产褥期。
（3）宫颈 LEEP 术史。
（4）宫腔镜手术史。
（5）中度贫血。

二、诊断及鉴别诊断思路

患者足月分娩后 9 天，阴道出血增多，入院时估计出血量约 1000ml，考虑晚期产后出血诊断明确，可能的原因有如下。

1．子宫复旧不良，包括：①胎盘、胎膜残留；②蜕膜残留；③软产道损伤及伤口裂开。

（1）胎盘、胎膜残留：包括部分胎盘、胎膜残留或副胎盘稽留。当出现此类宫腔残留时，局部组织坏死、渗出，形成胎盘息肉，其脱落时暴露基底部血管而造成大量出血，或影响子宫复旧，造成晚期产后出血。该患者自然分娩，产后查胎盘胎膜对合完整，产后住院期间子宫收缩好，出血不多，本次入院时急诊超声有不均质回声，考虑血块，且检查出血物中未见明显组织物，故考虑该诊断可能性小。

（2）蜕膜残留：蜕膜正常会在产后 1 周内坏死脱落并随恶露排除，如因子宫畸形、软产道畸形等特殊情况造成大面积蜕膜，影响排出导致长期残留，可能会导致感染及影响子宫复旧，从而出现晚期产后出血，一般产后 2 周左右多发，且出血不急，量不多。该患者为大量活动性出血，检查出血物中未见明显组织物，且无明确宫腔残留证据，孕前及孕期检查未见子宫及软产道畸形，故考虑该诊断可能性较小。

（3）软产道损伤及伤口裂开：多表现为突发大量出血，尤其于后穹窿等不易发现的部位，通过仔细的妇科检查可确诊。该患者妇科查体见左侧切伤口愈合良好，打开窥器见阴道畅，内可见大量血液，色红，伴血块，擦除后仍可见活动性出血，软产道、穹窿四周及宫颈完整，宫颈管内自宫腔活跃出血，故暂不考虑该疾病所致出血。

2．子宫血管畸形（动静脉瘘）：子宫动静脉瘘引发晚期产后出血极为罕见，子宫动静脉瘘可分为先天性和后天性 2 种。先天性子宫动静脉瘘是由于胚胎期原始的血管结构发育异常所致。后天性子宫动静脉瘘主要与创伤、感染以及肿瘤等多种因素有关，其病理改变为创伤的子宫动脉分支与肌层静脉之间发生连通。基本血流动力学改变是由于异常的血管连通使局部血液循环阻力下降，血流速度明显增快，血流量异常增大。与该患者症状相符，故考虑该诊断可能性较大，确诊需待进一步影像学检查。

三、临床决策

患者晚期产后出血，查体子宫复旧欠佳，软产道、穹窿及会阴伤口未见明确损伤，检查出血物中未见明显组织物，急诊给予双合诊持续按摩子宫，效果差，同时开放静脉通路、子宫收缩剂等对症治疗，急查床旁超声明确有无宫腔残留，并急查血常规、CRP、凝血分析等化验检查，密切监测生命体征、阴道出血量及腹痛情况，禁食水、补液等对症治疗，启动抢救预案；如药物等对症治疗后仍无效，建议行子宫动脉栓塞，必要时甚至可能需要手术切除子宫。

四、治疗经过

患者（孕 40 周）阴道分娩后第 9 天，阴道流血增多半小时余急诊就诊。查患者贫血貌，测即刻生命体征：体温 36.9℃，血压 138/90mmHg，心率 101 次/分，呼吸 18 次/分，血氧饱和度 99%，血糖 4.7mmol/L。妇科查体：左侧切伤口愈合良好，打开窥器见阴道畅，内可见大量血液，色红，伴血块，擦除后仍可见活动性出血，软产道、穹窿四周及宫颈完整，宫颈管内自宫腔活跃出血，呈喷射状，子宫前位，宫底脐耻之间，质地软，活动度好，无压痛，即刻出血量约 300ml，检查出血物中未见组织物，立即予持续双手法按摩患者子宫，开放静脉通路，快速补液 0.9% 氯化钠注射液 500ml，急查血常规、肝肾功能、凝血功能，留取备血，持续心电监护，同时紧急呼叫上级医师到场抢救。予开放第二条静脉通路，氯化钠 500ml 及葡萄糖氯化钠 1000ml 快速输注，卡贝缩宫素 100μg 入壶，催产素 20U 入液，效果欠佳。紧急联系超声科行床旁超声提示宫内不均回声 6cm×3cm，未见明显血流信号，考虑血块；予留置导尿，导出清亮尿液 20ml；继续持续按摩子宫，仍有血块及出血，予葡萄糖酸钙注射液 1 支入壶，出血量较前逐渐减少；至此，累计患者出血量约 1000ml，考虑患者产后阴道活动性出血，持续监护提示血压波动在 110～130/58～77mmHg，心率波动在 78～89 次/分，患者意识清，呼之可应，对答切题，检查出血物中未见明显组织物，诊断"足月顺产，晚期产后出血"，拟行子宫动脉栓塞术，联系血管外科，报备行政总值班，向患者及家属交代病情，告知栓塞后子宫、卵巢缺血、卵巢早衰、闭经、影响再次妊娠等风险，家属签署知情同意书。联系手术室准备绝急手术。

患者 2018 年 9 月 1 日 10：24 在局麻下急诊行子宫动脉栓塞术。术中放射影像提示双侧子宫动脉分支局部浓染，左侧为著（图 42-1），考虑出血来自子宫动静脉瘘可能，手术顺利，术中输悬浮红细胞 2U＋新鲜冰冻血浆 400ml，输血完成后发现皮肤红疹，麻醉科予静脉地塞米松 10mg 入壶＋甲强龙 40mg 入壶。术中尿管通畅，尿色黄，尿量 500ml，术中出血 10ml，阴道出血约 20ml。术后生命体征平稳，血压波动于 120～130/70～80mmHg，安返病房。

予术后护理常规，密切心电监护及吸氧，抗炎、补液、补铁、输血、促子宫收缩等对症治疗，动态监测化验提示血 hCG 101U/L，术后复查超声提示子宫动静脉瘘可能性大，余未见显著异常（图 42-2）。患者术后恢复好，无不适主诉，生命体征平稳，双乳不胀，腹软，子宫收缩好，阴道出血不多，病情稳定，术后第 6 天经上级医师查房后出院。

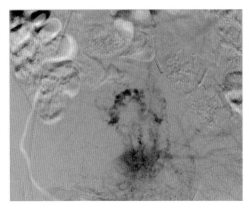 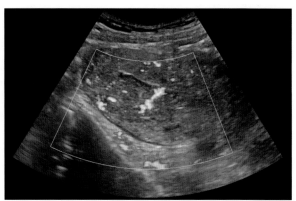

图 42-1　子宫动脉造影所见　　　　　　　图 42-2　超声所见

五、讨论总结

患者晚期产后出血入院，予卡贝缩宫素、按摩子宫等药物对症促宫缩治疗后仍有出血，且检查出血物中未见明显组织物，考虑"子宫动静脉瘘可能性大"，遂急诊行子宫栓塞术，术中造影及术后超声所见提示子宫动静脉瘘所致出血，且术后子宫收缩好，阴道出血不多，明确子宫动静脉瘘的诊断。

子宫动静脉瘘（uterine arteriovenous fistula，UAVF）比较罕见，分为先天性和获得性两类，常继发于药物流产后清宫、人工流产后、阴道自然分娩后等。临床表现以月经过多，产后、流产后的大量阴道出血常见，出血往往是无预兆地开始和停止，严重的可导致失血性休克，并可伴有腹部疼痛，子宫动脉栓塞目前是安全有效的治疗方法。该病例为自然分娩后 9 天，突发阴道大量出血，排除其他出血原因给予动脉栓塞术治疗有效，抢救及时，避免了产妇不良结局。

获得性 UAVF 引发晚期产后出血极为罕见，其病理改变主要为创伤的动脉分支与子宫肌层或子宫内膜的静脉直接对合形成直接交通或二者的血肿机化形成间接交通。对于晚期产后出血患者在排除子宫复旧不佳、切口愈合不良及胎盘残留等因素后，应考虑妊娠相关获得性 UAVF 的可能。其治疗方案尚无明确指南，临床可依据患者的年龄、症状、生育要求及病变的血流动力学制定治疗方案。子宫动脉栓塞术（uterine arterial embolization，UAE）是近年公认的治疗妇产科出血的有效方法，其近期效果确定，但部分患者随着侧支循环及邻近动静脉分支再通，有再次出血风险，需要密切随访，必要时行二次栓塞；而且栓塞后对子宫、卵巢缺血，卵巢早衰、停经、闭经、再次怀孕的影响需长期密切关注。

UAVF 较为少见，但严重时可危及生命。因此，需要认识并警惕 UAVF，注意术后、产后随访，应用相应影像学手段，及早发现并恰当处理。

参 考 文 献

曹泽毅. 中华妇产科学［M］. 3 版，上册. 北京：人民卫生出版社，2018：643-646.

韩娟，倪俊. 子宫动静脉瘘诊治的研究进展［J］. 中国微创外科杂志，2017，17（6）：557-559.

王贝. 子宫动静脉瘘的诊断与治疗探讨［J］. 国际生殖健康 / 计划生育杂志，2017，36（2）：114-116.

AZIZ N, LENZI T A, JEFFREY R B Jr, et al. Postpartum uterine arteriovenous fistula [J]. Obstet Gynecol, 2004, 103(5 Pt 2): 1076-1078.

LEVENO K J. 威廉姆斯产科手册［M］. 23 版. 段涛，李婷，译. 北京：科学出版社，2018：334-335.

MAHGOUB S, GABRIELE V, FALLER E, et al. Cesarean Scar Ectopic Pregnancy: Laparoscopic Resection and Total Scar Dehiscence Repair [J]. Journal of Minimally Invasive Gynecology, 2018, 25(2): 297-298.

O'BRIEN P, NEYASTANI A, BUCKLEY A R, et al. Uterine arteriovenous malformations: from diagnosis to treatment [J]. J Ultrasound Med, 2006, 25: 1387-1392.

（朱思敏　刘　晨）

病例43 子 痫

一、病历摘要

（一）主诉

停经6月余，发现血压升高伴抽搐1天。

（二）现病史

患者育龄女性，34岁，既往月经情况不详，诉末次月经为6个月余前。停经1个月余时自测尿妊反应（＋），此次孕期未规律产检。入院前1天因自觉头晕不适于外院就诊，测血压收缩压180mmHg，舒张压不详，行化验提示：尿蛋白（＋＋＋），肌酐升高，患者未治疗自行离院。陪同者诉患者入院前1天18：00进食后呕吐1次，为胃内容物；入院当日01：30及4：00于家中无明显诱因出现全身抽搐2次，伴意识丧失、口吐白沫，持续2～3分钟后自行缓解，伴阴道少量出血，均未就诊；入院当日中午再次自觉头晕不适，就诊我院急诊，患者神志清，对答不能完全切题，由陪同者代述病史，考虑子痫，2017年11月21日12时45分收入院。

术后患者清醒状态下补充病史：既往未规律查体；2008年因妊娠期高血压疾病于孕7月余外院剖宫产一次（具体情况不详），产后未监测血压未治疗。平素月经不规律，G_2P_1，末次月经不详。

（三）查体

查体：肥胖，球结膜轻度水肿，双瞳孔等大正圆，直径3.0mm，光反应迟钝。双肺呼吸音粗，未闻及明显干湿啰音。心律齐，心脏各瓣膜听诊区未闻及病理性杂音。宫底脐上1横指，软，有压痛，听胎心160次/分，骨盆测量：DC>11.5cm，TO：8cm，耻骨弓角度>90°，骶骨中弧，侧壁无内聚，坐骨棘间径容6指。肛查：宫颈后位，质中，颈管1.5cm，宫口未开，胎膜未破，先露$S^{-2.5}$。

（四）实验室及辅助检查

产科超声（2017年11月21日，我院超声）：胎位：头位；双顶径5.8cm，头围21.6cm，腹围19.5cm，股骨长4.8cm，骨长4.1cm；胎心：160次/分；胎盘前壁；脐动脉血流S/D：4.14，PI：1.45，RI：0.76；羊水最大深度5.4cm；宫颈管长度约1.4cm，内外口均闭合。孕妇子宫前壁可见低回身结节大小约2.0cm×1.4cm。提示：单活胎，头位，超声孕周相当于24周5天；子宫肌瘤；宫颈短缩。

血气（2017 年 11 月 21 日 13：30）：pH 7.045，氧分压 219.8mmHg（吸氧状态），碳酸氢根浓度 10.0mmol/L，二氧化碳总量 25.0mmol/L，实际碱剩余－20.5mmol/L，氧饱和度 99.4%，钾离子 3.49mmol/L，离子钙 1.229mmol/L，血红蛋白总量 130.9g/L，乳酸 13.9mmol/L。

凝血 6 项（2017 年 11 月 21 日 13：53）：凝血酶原时间 13.3 秒，纤维蛋白原测定 4.77g/L，D- 二聚体试验 1.37mg/L FEU，纤维蛋白（原）降解产物测定 6.17mg/L。

血常规（2017 年 11 月 21 日是 13：29）：白细胞 20.23×10^9/L，血红蛋白 141.00g/L，血细胞比容 42.60%，血小板 194.00×10^9/L，中性粒细胞百分比 79.80%。

（五）拟诊

（1）子痫（院外）。
（2）宫内中孕。
（3）子宫肌瘤。
（4）瘢痕子宫。

二、诊断及鉴别诊断思路

患者育龄期女性，前次孕期妊娠期高血压疾病史，此次孕期未监测血压，入院前及入院时血压升高、蛋白尿，入院前曾伴全身痉挛性抽搐 2 次，根据患者病史，症状体征及辅助检查，考虑子痫（院外）诊断较为明确。可与癫痫、羊水栓塞、癔症等疾病鉴别。

1. 癫痫：中枢神经系统突发性障碍，以神经元异常放电伴或不伴意识丧失为特点，可分为症状性（继发性）癫痫和特发性癫痫，前者常见原因有：脑外伤、脑血管病、肿瘤、中枢神经系统感染、寄生虫、遗传代谢病、药物毒物等。该例患者无明确相关病史，但因入院时患者对答不能完全切题，需待进一步完善相关检查后除外。

2. 羊水栓塞：发生于产程中，突发性呼吸困难、胸闷、发绀、抽搐、休克，多伴有凝血功能障碍。根据病史，暂不考虑该诊断。

3. 癔症：发作明确与情绪有关，多于他人在场时发作，症状多样，意识清楚，面色及瞳孔正常，不发生外伤、自伤，无尿失禁，可持续数小时，按时治疗有效。本例患者发病情况与该疾病不符，故暂不考虑该诊断。

三、临床决策

患者院外发生子痫，入院后即启动危重孕产妇急救预案，请重症医学科、心内科、麻醉科、神经内科、呼吸内科紧急联合会诊，评估患者疾病状态并协助诊疗，经讨论后建议：予补液、纠酸、解痉、镇静等对症治疗，为挽救孕妇生命，可予边控制抽搐边紧急完善术前准备，抽搐停止后紧急全麻下行剖宫取胎术。

四、治疗经过

患者 12：45 轮椅入病房，立即予平卧、留置导尿、开放 2 条静脉通路、宫底划线、听胎心，立即给予患者鼻导管吸氧 3L/ 分，硫酸镁 5g 静脉输注冲击治疗，同时行床旁心电图，提示患者心率 120 次 / 分，行持续心电监护，此时心率 150～160 次 / 分。12：55 患者出现全身抽搐，口唇青紫，意识丧失，呼叫上级医师到场，立即压舌板置入防止舌咬伤，置入开口器，调整氧气流量为 10L/min，加快硫酸镁输注速度，同时予地西泮 10mg 静脉注射，约 2 分钟后抽搐逐渐停止，此时心电监护提示：血氧饱和度 90%～91%，心率：140～145 次 / 分，呼吸 30 次 / 分，即刻血糖 7.9mmol/L，紧急联系麻醉科准备气管插管，双肺未闻及干湿啰音，可闻及痰鸣音，予吸痰，监护提示血氧饱和度缓慢上升，更换面罩吸氧，吸氧流量 10L/min，此时 SpO_2 93%～95%。启动危重孕产妇急救预案，请重症医学科、心内科、麻醉科、神经内科、呼吸内科紧急联合会诊，评估患者疾病状态并协助诊疗，急查凝血、肝肾功能、血常规、乳酸脱氢酶、心脏损伤标志物、感染八项，留取尿常规，联系输血科备血。会诊医师迅速到场，床旁查看患者。经讨论后建议：予补液、纠酸、解痉、镇静等对症治疗，为挽救孕妇生命，可予边控制抽搐边紧急完善术前准备，抽搐停止后，紧急全麻下行剖宫取胎术。此时心电监护提示：HR 135 次 / 分，RR 35 次 / 分，BP 186/133mmHg，SpO_2 98%，麻醉科评估建议暂不进行气管插管，急查动脉血气。此时硫酸镁冲击量输注完毕，给予更换硫酸镁 15g＋5%GS 500ML＋6U 胰岛素 2g/h 持续泵入，第 2 条静脉通路给予杜冷丁 100mg＋异丙嗪 50mg 入壶镇静治疗，继续持续心电监护，提示：BP 180～189/89～123mmHg，P 150～155 次 / 分，R 30～36 次 / 分，SpO_2 98～100%，尿量 50ml，色清亮。化验结果回报（2017 年 11 月 21 日 13：30）：血气＋离子＋血氧＋血糖＋乳酸：pH 7.045，氧分压 219.8mmHg，碳酸氢根浓度 10.0mmol/L，二氧化碳总量 25.0mmol/L，实际碱剩余－20.5mmol/L，氧饱和度 99.4%，钾离子 3.49mmol/L，离子钙 1.229mmol/L，血红蛋白总量 130.9g/L，乳酸（血气）13.9mmol/L，凝血 6 项（2017 年 11 月 21 日 13：53）：凝血酶原时间 13.3 秒，纤维蛋白原测定 4.77g/L，D- 二聚体试验 1.37mg/L FEU，纤维蛋白（原）降解产物测定 6.17mg/L。血常规（2017 年 11 月 21 日 13：29）：白细胞 $20.23×10^9$/L，血红蛋白 141g/L，血细胞比容 42.60%，血小板 $194.00×10^9$/L，中性粒细胞百分比 79.80%。经讨论后建议：予补液、纠酸、解痉、镇静等对症治疗，并遵会诊意见予 5%GS 50ml＋拉贝洛尔 200mg 持续泵入（15ml/h），碳酸氢钠 375ml 静脉滴注及苯巴比妥 100mg 肌内注射，碳酸氢钠输注完毕后复查动脉血气；同时予备皮等术前准备，联系手术室紧急手术；14：01 术前准备已完善，BP 166～170/100mmHg，HR 98～104 次 / 分，RR 28～30 次 / 分，患者目前病情尚稳定，严密监护下送手术。

急诊于气管内插管全身麻醉下行子宫下段剖宫取胎术。术中探查子宫位置及胎先露部，见子宫下段与返折腹膜疏松粘连，左侧明显，大网膜与乙状结肠及子宫浆膜层致密粘连，锐性分离粘连。LOT 位娩出女死胎，过程顺利。胎儿娩出后，子宫体部注射催产素 10U，催产素 20U 台下入液持续静点，同时按摩子宫，宫腔出血多，遂卡贝缩宫素 100μg 入壶，立即行手取胎盘胎膜，台下查胎盘胎膜完整。子宫收缩好，缝合子宫探查宫旁双侧附件无明显异常。再次探查各创面无活动出血，清点纱布器械无误后逐层关腹，1-0 可吸收线皮肤全层缝合 5 针。术中生命体征基本稳定，血压波动于 115～155/65～110mmHg，心率 75～100 次 / 分，输液量 1100ml，尿量 100ml。复查血气：pH 7.386，PCO_2 43.4mmHg，PO_2 85.3mmHg，K^+3.78mmol/L，Lac 2.2mmol/L，SpO_2 98.1%，AG 8.1mmol/L，BE 0.24mmol/L。

手术顺利，术毕安返 ICU 病房。术后予密切监测生命体征，继续降压、解痉、镇静等对症治疗，预防子痫再次发作；维持血压于 150～160/90～100mmHg，避免血压过高或过低；宫底压沙袋、记阴道出血量等剖宫产术后护理，病情稳定后转回我科继续治疗。

五、讨论总结

根据患者病史，症状体征及辅助检查，考虑子痫诊断较为明确。子痫前期患者出现全身高张性惊厥称为子痫，诊断时需要除外脑炎、脑肿瘤、原发癫痫等疾病。

子痫是一种危及生命的产科急症，需要及时正确地处理，以免病情进展，导致孕产妇及胎儿死亡。其引起抽搐的准确机制不清，但可能包括脑水肿、一过性血管收缩、缺血或微梗死。子痫可以发生于不断加重的严重子痫前期或者病情较轻的子痫前期患者中，其血压可能并不很高，或者无蛋白尿或水肿。子痫抽搐可以发生在产前（53%）、产时（19%）或产后（28%），一旦发生，母儿风险极大，发生后可有乳酸血症、缺氧、少尿、急性肾损伤、肺水肿、视力受损、脑水肿、脑出血、脑疝甚至死亡。

在子痫抽搐发生时，应遵循以下原则：

1．一般急诊处理：子痫发作时需保持气道通畅，维持呼吸、循环功能稳定，密切观察生命体征，留置导尿管监测尿量等。避免声、光等刺激。预防坠地外伤、唇舌咬伤。

2．控制抽搐：硫酸镁是治疗子痫及预防复发的首选药物。当患者存在硫酸镁应用禁忌或硫酸镁治疗无效时，可考虑应用地西泮、苯妥英钠或冬眠合剂控制抽搐。子痫患者产后需继续应用硫酸镁 24～48 小时。

3．降低颅压：可予 20% 甘露醇 250ml 快速静脉滴注降低颅压。

4．控制血压：脑血管意外是子痫患者死亡的最常见原因。当收缩压≥160mmHg，舒张压≥110mmHg 时要积极降压以预防脑血管并发症。降压时需注意，血压控制不宜过快、过低，防止胎盘早剥；利尿剂应用应把握指征，避免低灌注导致其他并发症。要注意监测子痫之后胎盘早剥、肺水肿、肾衰、脑血管意外等并发症的发生。

5．纠正缺氧和酸中毒：面罩和高流量吸氧，根据动脉血气 pH、二氧化碳分压、碳酸氢根浓度等，给予适量 5% 碳酸氢钠纠正酸中毒。

6．终止妊娠：一旦抽搐控制后即可考虑终止妊娠。

另外，本病例中还存在孕前评估及孕期基本保健缺失，提示应重视孕前检查及孕期保健，以对各种合并症早发现、早治疗，预防更严重的母儿并发症出现。《妊娠期高血压疾病诊治指南（2015）》也指出：对于预防工作，应加强教育，提高公众对妊娠期高血压相关疾病的认识；需注意对孕妇的基础疾病和前次子痫前期发病因素进行排查，必要时孕前在专科行病情评估，以便获得针对性药物的及早治疗和子痫前期预防的双重目的。强化医务人员培训，注意识别子痫前期的高危因素；应在孕前、孕早期和对任何时期首诊的孕妇进行高危因素的筛查、评估和预防。妊娠期高血压疾病特别是重度子痫前期孕妇，计划再生育者有复发风险，再次妊娠的孕前检查及评估非常重要。

参 考 文 献

曹泽毅. 中华妇产科学［M］. 3 版，上册. 北京：人民卫生出版社，2018：643-646.

李春芳，苟文丽. 妊娠期高血压疾病指南的变更与思考［J］. 中国计划生育和妇产科，2016，8（5）：1-2.

美国国家医学会，盖铭英审议. 高级产科生命支持课程大纲［M］. 4 版. 北京：中国协和医科大学出版社，2006.

吴琳琳，周欣，牛建民. 妊娠期高血压疾病：国际妊娠期高血压研究学会分类、诊断和管理指南（2018）解读［J］. 中国实用妇科与产科杂志，2018，34（7）：758-763.

杨孜，张为远. 妊娠期高血压疾病诊治指南（2015）解读［J］. 中国实用妇科与产科杂志，2015，31（10）：886-893.

张慧丽，陈敦金. 美国妇产科医师学会"妊娠期高血压疾病指南"解读［J］. 中华产科急救电子杂志，2014，3（1）：38-43.

中华医学会妇产科学分会妊娠期高血压疾病学组. 妊娠期高血压疾病诊治指南（2015）［J］. 中华妇产科杂志，2015，50（10）：206-213.

LEVENO K J. 威廉姆斯产科手册［M］. 23 版. 段涛，李婷，译. 北京：科学出版社，2018：334-335.

SAUDAN P, BROWN M A, BUDDLE M L, et al. Does gestational hypertension become pre-eclampsia? [J]. British journal of obstetrics and gynaecology. 1998.

TOOHER, J THORNTON C, MAKRIS M, et al. Hypertension in pregnancy and long term cardiovascular mortality: a retrospective cohort study [J]. American Journal of Obstetrics and Gynecology, 2015.

（朱思敏　刘　晨）

病例 44　胎儿宫内生长受限（胎儿染色体异常）

一、病历摘要

（一）主诉

停经 32^{+6} 周，诊断胎儿染色体异常 1 日。

（二）现病史

孕妇平时月经规律，7 天 /30～35 天，LMP：2017 年 7 月 14 日，停经 30 余天查尿 hCG（＋），无明显恶心、呕吐等早孕反应。停经 7^{+6} 周行超声提示如孕 6^{+6} 周，核对预产期为 2018 年 4 月 28 日。我院建档，定期产检，规律服用叶酸；停经 20 周自觉胎动，活跃至今。孕 12^{+6} 周行 NT 1.2mm，超声提示孕 13^{+1} 周；孕中期唐氏筛查提示低风险。孕 22^{+3} 周行排畸超声提示：胎儿如孕 20^{+6} 周大小，胎儿肠管内径稍宽，建议产前诊断医院会诊。遂于孕 23^{+6} 周就诊北京大学人民医院，复查产科超声提示：胎儿如孕 21^{+5} 周大小，羊水指数 2.0cm，胎儿偏小；胎儿肠管明显可见，较宽处约 0.7cm。产前诊断门诊建议患者完善免疫相关检查及复查 TORCH，结果提示：抗 EB 病毒衣壳抗体 IgG 升高，余未提示明显异常。孕 25^{+5} 周复查超声：羊水指数 11.9cm，胎儿孕周如 23^{+6} 周。孕 29 周超声提示如孕 27^{+2} 周。遂于 2018 年 1 月 26 日再次就诊北京大学人民医院，行 SNP Array，结果提示胎儿染色体 14q12q21.2 区存在 11.9Mb 片段的缺失（见图 44-1）。产前诊断胎儿染色体缺失综合征，建议终止妊娠。患者为终止妊娠收入我院产科病房。

患者既往史、家族史、个人史无特殊；孕 2 产 0，2011 年、2014 年因计划外妊娠行人工流产术。配偶体健。

（三）查体

体温 36.8℃，脉搏 78 次 / 分，呼吸 20 次 / 分，血压 130/86mmHg。发育正常，营养良好，表情自然，自主体位，步入病房，步态正常。神志清楚，查体合作。专科查体：宫高 29cm，腹围 97cm，估计胎儿大小 2200g，胎心 153 次 / 分。

（四）实验室及辅助检查

胎儿 SNP Array（2018 年 1 月 26 日，北京大学人民医院）：14q12q21.2 区存在 11.9Mb 片段的缺失。

产科超声（2018 年 2 月 9 日，北京清华长庚医院）：胎儿臀位，双顶径 6.7cm，头围 25.3cm，腹围 23cm，股骨长 5cm，胎盘前壁，脐动脉血流 S/D 1.94，羊水指数 18.08cm，提示：单活胎，臀位，超声孕周相当于 27 周 2 天，胎儿脐带绕颈一周。

Creative 北京贝康医学检验所

SNP Array检测报告

姓名：■ ■ ■ ■　性别：＿＿＿　年龄：＿＿＿　出生日期：＿＿＿　条码¹＿＿ ■

住院/Ⅰ＿＿＿　样本类型：羊水＿＿＿　送检单位：北京大学人民医院　收样日期：2018-01-26

临床症状描述：　可疑FGR；羊水过多/过少

检＿结果：　arr[hg19] 14q12q21.2(32,323,431-44,307,513)x1

检＿结果描述：　AffymetrixCytoScan 750K SNP-Array芯片检测结果显示胎儿在14号染色体14q12q21.2区段存
在11.9Mb片段的缺失，内含NKX2-1 (600635)，PAX9 (167416)等35个OMIM基因，NKX2-1基因
突变与常染色体显性遗传的舞蹈手足徐动症和先天性甲状腺功能减退症伴或不伴肺功能障碍
(Choreoathetosis, hypothyroidism, and neonatal respiratory distress)等疾病相关。
PAX9基因突变与常染色体显性遗传的牙齿发育不全(Tooth agenesis, selective, 3)疾病相
关。已有研究报道在智力障碍，小眼畸形，前脑无裂畸形等临床表型的患者中检测到累及
14q13.1q21.1区段的缺失(PMID: 22581785, 27148860)。
胎儿父母的高分辨染色体核型分析和FISH检测有助于确定该缺失片段是遗传而来或者是新发
生的异常。

临床建议：　遗传门诊随访

检测结果图片

全染色体组模拟核型图

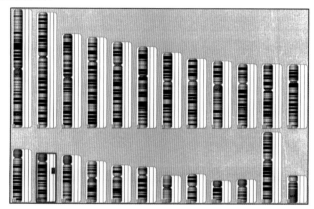

备注：
1. 上图为染色体全基因组模式图，不体现受检样本的性别。
2. 染色体旁图形：蓝色代表重复(Gain)；红色代表缺失(Loss)；紫色代表杂合性的缺失(LOH)。

图 44-1　胎儿 SNP Array 报告

（五）拟诊

（1）宫内孕 31^{+6} 周，G_3P_0，臀位，未产。

（2）胎儿染色体缺失综合征。

二、诊断及鉴别诊断思路

患者孕期多次超声提示胎儿孕周小于实际孕周就诊于产前诊断机构，行羊水穿刺提示
胎儿染色体缺失综合征，诊断明确。因此类疾病预后不良，有终止妊娠指征。

孕期发现胎儿生长受限，影响胎儿生长的因素复杂，甚至有 40% 病例病因尚不明确。
但主要危险因素有以下几种：

1. 母体因素：在临床中较为常见，占 50%～60%。

（1）营养因素：孕妇偏食，妊娠剧吐，摄入蛋白质、维生素及微量元素不足等；

（2）妊娠并发症及合并症：如妊娠期高血压、合并慢高、多胎妊娠、贫血，合并心脏病、肾炎、抗磷脂抗体综合征等，胎盘血流减少，灌注下降；

（3）其他因素：孕妇年龄、地区、经济状况、子宫有无发育畸形、吸烟饮酒史、接触放射性、有毒物质等。

2. 胎儿因素

（1）研究表明，生长激素、胰岛素样生长因子等调节胎儿生长的物质在脐血中降低，可能会影响胎儿内分泌和代谢；

（2）胎儿基因、染色体异常、先天发育异常。

3. 胎盘脐带因素

（1）胎盘各种病变导致子宫胎盘血流量减少、胎儿供血不足；

（2）脐带：过长、过短，脐带过细、扭转、打结、脐带附着异常，如帆状胎盘等。

三、临床决策

当临床怀疑胎儿出现胎儿生长受限（fetal growth restriction，FGR），首先需要根据孕妇提供的病史核对胎儿的确切孕周，包括：月经周期、末次月经时间、首次超声时间、胎芽大小、早孕反应时间、胎动时间，其中早孕超声结果更为可靠。此患者孕期产检过程中，动态复查超声，提示胎儿超声孕周小于实际孕周，且间断出现羊水少、胎儿肠管增宽。临床首先根据该孕妇孕早期超声结果核对确定孕周，诊断胎儿 FGR。完善抗心磷脂抗体等免疫指标测定未发现异常；就诊于产前诊断机构，行羊水穿刺，SNP Array 结果提示胎儿染色体 14q12q21.2 区存在 11.9Mb 片段的缺失（见图 44-1）。考虑胎儿染色体缺失综合征，可能伴有智力发育迟缓和功能发育迟缓等表现，建议终止妊娠。患者详细了解病情后，要求终止妊娠，遂收入院行引产术终止妊娠。

四、诊疗经过

患者于 2018 年 3 月 1 日入院，再次向患者及家属沟通病情与风险后，完善术前心肺功能及凝血检查，拟行利凡诺羊膜腔注射引产，术前行过敏试验及腹部穿刺定位。于 2018 年 3 月 1 日 16：03 行利凡诺 100mg 羊膜腔内注射引产，穿刺过程顺利；于 2018 年 3 月 2 日下午开始出现不规律下腹痛，伴有阴道少量出血；于 20：00 宫缩规律，宫缩间隔 2～3 分钟，转入产房待产；于 23：00 宫口开全，23：10 以 LOA 位经阴道分娩一女死胎，体重 1495g，身长 41cm。胎盘胎膜于 23：11 完整娩出。20U 催产素入液静滴促宫缩，子宫收缩好，阴道无活动性出血，会阴黏膜裂伤常规缝合。产时共计出血约 100ml。监测生命体征平稳，子宫收缩好，阴道出血不多，安返病房。

产后常规护理，清洁外阴，给予退乳、促进子宫收缩药物等治疗。术后复查下肢静脉超声提示：左小腿肌间静脉血栓形成（陈旧性），请血管外科会诊建议口服利伐沙班10mg，每天2次治疗。于2018年3月6日患者产后恢复好，无特殊不适出院。

五、讨论总结

胎儿生长发育指细胞、组织、细胞分化完善与功能成熟的连续过程。胎儿生长受限（fetal growth restriction，FGR）又称宫内生长受限（intrauterine growth restriction，IUGR），是指胎儿在各种因素影响下未达到其生长潜能。小于孕龄儿（small for gestation age，SGA）指新生儿出生体重小于同胎龄应有体重第10百分位数以下或低于其平均体重2个标准差的新生儿。FGR是目前产科较为常见、复杂的疾病之一，我国FGR发生率的报道有所不同，为6.39%～9.4%，是我国围生儿死亡的主要原因之一。其近期及远期并发症较多，如新生儿窒息、低体温、低血糖、红细胞增多症等，远期可引起脑瘫、智力发育障碍、行为异常、神经系统发育异常等，成年后出现心脑血管疾病、代谢性疾病风险也增加。

SGA也分三种情况：①正常的SGA：即胎儿结构及多普勒血流评估均未发现异常。②异常的SGA：存在结构异常或遗传性疾病的胎儿。③胎儿生长受限指无法达到其应有生长潜力的SGA。

引起FGR因素复杂，甚至有40%的病因并不明确，目前临床中主要危险因素主要归纳为三类，即母体因素、胎儿因素、胎盘脐带因素。胎儿生长发育所需能量及营养来源于母体，而孕妇的一般情况、不良生活习惯及妊娠期并发症、合并症都可能引起FGR的发生；胎儿因素的异常可直接导致FGR的发生，如染色体异常、发育异常、宫内感染等；胎盘、脐带是母体与胎儿之间的枢纽，是进行物质交换的重要器官，各种原因导致胎盘大小及形态异常、血供异常、胎盘炎症、脐带异常等，胎盘供血供氧减少，导致FGR发生。

临床中将胎儿生长受限分三类：

1. 内因性均称型：属于原发性FGR，多发生在胎儿孕17周以前，胎儿器官数目增加阶段。胎儿在体重、头围、身长三方面均受限，称为均称型。其特点是胎儿体重、身长、头径相称，但小于该孕龄正常值，其外表并无营养不良表现，器官的分化程度与孕龄相符，但器官细胞数量减少，神经元功能不全，多由基因染色体异常、病毒感染、接触放射性及有毒物质引起。胎儿出生缺陷发生率较高，围生儿死亡率高，新生儿神经系统发育异常、智力障碍发生率高。

2. 外因性不匀称型：属继发性FGR，孕早期胎儿生长发育正常，孕中晚期受不良因素影响出现生长发育异常，如母体妊娠期并发症引起胎盘功能不良。其特点是胎儿外表营养不良或过熟儿，身长、头径与孕龄相符，而体重偏低，发育不匀称。胎儿可出现宫内慢性缺氧，各器官细胞数量正常但体积缩小，以肝脏为著。胎盘功能下降，伴有缺血缺氧性的病理改变，加重胎儿宫内缺氧，分娩时缺氧耐受性下降，胎儿脑神经受损风险增加。

3. 外因性匀称型FGR：母儿双方因素均可引起，多因缺乏重要生长因素，如叶酸、氨基酸、微量元素等，整个妊娠期均可受影响。其特点是新生儿身长、体重、头径均小于该孕龄正常值，外表有营养不良表现，各器官细胞数目减少、体积缩小，肝脾脑受影响，胎儿存在代谢不良，出生后生长及智力发育受影响。

上述分类有助于病因学诊断，但对于胎儿预后、结局改善和临床治疗评估并无明显帮助，甚至临床中，很多 FGR 胎儿难以用上述方法明确划分。据加拿大妇产科医师协会公布的 FGR 指南指出，目前关于胎儿生长发育模式对 FGR 病因、时间、不良结局预测价值相矛盾，区分 FGR 是匀称型还是非匀称型无临床指导意义，应致力于评估胎儿结构、子宫动脉及脐动脉多普勒情况。

孕期诊断 FGR 较为不易，多于分娩后确诊。但 FGR 的诊断和产前筛查对减少不良妊娠结局至关重要。美国、加拿大、法国妇产科医师协会指南均指出，准确核实孕周至关重要，推荐早孕期以超声测量胎儿头臀长来核实孕周。密切关注胎儿发育情况可提高 FGR 诊断率及准确率。核对孕周，动态检测孕妇体重、宫高变化，对于有高危因素患者，辅以定期超声检查，根据胎儿生长发育指标动态监测子宫胎盘血流情况等，可以协助尽早诊断 FGR。

临床中怀疑 FGR 患者，应尽可能找出可能病因，评估有无相关的母体、胎盘或胎儿疾病，行 TORCH 感染检查、抗心磷脂抗体测定等；一旦诊断 FGR，各指南均推荐行详细胎儿解剖结构筛查，当发现胎儿结构异常时，转诊至产前诊断机构，必要时行羊膜腔穿刺。在排除严重的胎儿畸形后，应对 FGR 进行治疗。

FGR 治疗原则：积极寻找病因，补充营养，改善胎盘循环，加强胎儿监测，适时终止妊娠。

对于妊娠期治疗，一般治疗包括均衡营养、吸氧。一方面，母体静脉营养对于改善胎儿生长有利，但是临床中单纯应用母体静脉营养效果并不理想，现代生活水平较前提升，真正营养缺乏导致胎儿生长受限很少。另一方面，胎盘功能下降者，其物质转换能力下降，单纯静脉营养补充效果不明显。目前还认为，一些药物的治疗能够舒张血管、松弛子宫，改善子宫胎盘血流、促进胎儿生长发育。

孕期还需严密监测胎儿功能情况，如无应激试验、胎儿生物物理评分、胎儿血流监测（包括脐血流、大脑中动脉血流、静脉导管血流等），胎儿的多普勒血流改变往往会早于胎心电子监护或生物物理评分。

在产科处理方面：对于胎儿状况良好、胎盘功能正常，孕妇无严重合并症及并发症者，可以在严密监护下妊娠至足月，但不应超过预产期。对于以下情况，应考虑终止妊娠：

（1）治疗后症状无改善，胎儿在宫内停止生长 3 周以上；

（2）胎盘功能提前下降，伴有羊水减少等胎盘功能低下表现；

（3）无应激试验、生物物理评分等提示胎儿宫内缺氧；

（4）妊娠严重合并症及并发症，且病情加重，继续妊娠可能危害母婴健康或生命，应考虑尽快终止妊娠。

而由非整倍体、遗传综合征、病毒感染等因素所致胎儿生长受限的结局无法通过产科治疗而改变，可结合孕周、畸形严重程度、预后情况等，以及孕妇和家属的意愿综合决定胎儿的留存。

参 考 文 献

焦立媛，王华，武硕. 胎儿生长受限的病因研究进展［J］. 国际妇产科学杂志，2018，45（1）：10-13.

沈铿，马丁. 妇产科学［M］. 3 版. 北京：人民卫生出版社，2015.

张兰，漆洪波. 英国、美国、加拿大和法国胎儿生长受限指南解读与比较［J］. 中华产科急救电子杂志，2018，7（1）：35-39.

（孙晓彤　黄振宇）

病例 45　妊娠合并宫颈功能不全

一、病历摘要

（一）主诉

发现宫颈机能不全 4 年，停经 13 周 2 天。

（二）现病史

4 年前患者因曾有孕 26 周无明显诱因流产病史，于非孕期就诊于天津中心妇产医院，当时行宫颈机能检查，8 号扩宫棒无阻力通过宫颈内口，诊断为宫颈功能不全。此后 2 年内间断 2 次妊娠，第 1 次于孕 17 周行宫颈环扎术，孕 26 周无诱因自然流产；第 2 次孕 18 周再次行宫颈环扎术，孕 20 周无宫缩自然破膜流产。此后月经规律，4～5 天 /30 天，LMP：2017 年 10 月 15 日，EDC：2018 年 7 月 22 日。患者停经 30 余天自测尿妊免（＋），伴轻微恶心早孕反应，孕早期无阴道出血，无发热及药物毒物放射接触史，孕早期规律服用叶酸 1 个月。58 天前（2017 年 12 月 12 日）于我院行超声检查提示宫内早孕，超声孕周 7 周 4 天，核对预产期无误，于河北廊坊市广阳区妇幼保健院建档行围产保健。此次孕 13 周 2 天，无腹痛腹紧，无阴道流血流液，为求进一步诊治"宫颈机能不全"转诊我院，门诊以"宫内孕 13 周 2 天，孕 6 产 1；宫颈机能不全；不良孕产史"收入院。

婚育史：患者已婚，孕 6 产 1，2006 年孕 31 周胎膜早破，宫口开大 5cm，因胎儿横位行剖宫产术，新生儿因胎龄尚早、多脏器发育不全 2 个月后夭折；2008 年孕 26 周因胎儿畸形（具体不详）行引产术，经阴道娩出胎儿。2010 年孕 26 周无明显诱因晚期自然流产，流产儿外观无明显畸形。此后在天津中心妇产科医院就诊诊断为"宫颈机能不全"。2014 年孕 17 周行宫颈环扎术，孕 26 周自然流产；2016 年孕 18 周再次行宫颈环扎术，孕 20 周自然破膜流产。

既往史、家族史、个人史无特殊，否认宫颈其他手术史及外伤史。2014 年夫妻双方行染色体检查未见异常。

（三）查体

入院查体：体温 37.2℃，脉搏 79 次 / 分，呼吸 18 次 / 分，血压 92/59mmHg。发育正常，营养良好，表情自然，自主体位，步入病房，步态正常。神志清楚，查体合作。心肺检查未见异常，腹部查体无特殊。

专科查体：宫底耻上两指，腹软，胎心 143 次 / 分。视诊：外阴已婚型，阴道畅，较多白色分泌物，无明显异味；宫颈略肥大，光滑，宫颈外口松弛，宫口闭合。

（四）实验室及辅助检查

产科超声（2017 年 12 月 12 日）：子宫平位，与腹壁粘连，宫体增大，轮廓规整，肌层回声不均匀，后壁肌壁间可见 30mm×22mm 不均低回声结节，边界清，血流信号不丰富。宫腔内可见孕囊回声，大小约 34mm×33mm×10mm，下缘位置正常，可见卵黄囊，胎芽长 13.0mm，可见心管搏动。右卵巢大小 26mm×18mm，左卵巢大小 28mm×23mm。双侧附件区未见明显异常回声。超声提示：宫内早孕，超声孕 7 周 4 天，子宫肌瘤。

经阴道超声（2018 年 1 月 17 日）：提示宫颈长度 4.4cm，内外口均闭合。

（五）拟诊

（1）宫颈机能不全。
（2）宫内孕 13 周 2 天，G_6P_1。
（3）不良孕产史。
（4）瘢痕子宫。
（5）子宫肌瘤合并妊娠。

二、诊断及鉴别诊断思路

宫颈功能不全：常见于无胚胎染色体异常、免疫因素异常、甲状腺功能低下、子宫畸形或发育不良、宫腔粘连等。根据病史：2008 年孕 26 周因胎儿畸形（具体不详）行引产术，经阴道娩出胎儿，分娩过程不详。2010 年孕 26 周无明显诱因晚期自然流产，流产儿外观无明显畸形。此后在天津中心妇产科医院就诊诊断为"宫颈机能不全"。2014 年孕 17 周行宫颈环扎术，孕 26 周自然流产；2016 年孕 18 周再次行宫颈环扎术，孕 20 周自然破膜流产。2014 年曾夫妻双方同行染色体检查，未提示明显异常。多次流产均因无明显宫缩情况下出现自然破膜或宫口开大，娩出胎儿外观均无明显异常。故考虑该诊断可能性大。

三、诊疗经过

患者于 2018 年 1 月 16 日入院治疗，入院后完善相关化验检查，患者有手术指征，无明显手术禁忌，与患者及家属详细沟通病情及告知相关风险、可能并发症后，于 2018 年 1 月 18 日行预防性宫颈环扎术，术中阴道拉钩暴露宫颈，于宫颈前唇 1 点方向距宫颈外口 2cm 处可见一直径约 5mm 圆形缺失，造成宫颈前唇此处贯通；宫颈环扎线在此缺失上方 1cm 处宫颈 11 点处进针，11 点 -10 点、8 点 -7 点、5 点 -4 点、2 点 -1 点环扎宫颈一圈，于 12 点处打结，线结位于圆形缺失上方；手术过程顺利，术毕肉眼查看宫颈长 3cm，查宫颈管容 0.5cm，无活动性出血，留置尿管，吲哚美辛 25mg 纳肛。术后予患者黄体酮肌内注射及地屈孕酮片口服保胎治疗，并予厄他培南抗炎治疗 1 周。

宫颈环扎术后 1 天复查（如图 45-1）超声所见：宫颈长 4.4cm，环扎线位于宫颈外口上 1.5cm。

患者孕期较平稳，无明显腹痛腹紧，无阴道流血排液；定期给予超声复查宫颈长度及环扎线位置，未提示宫颈明显缩短或宫颈环扎线滑脱。孕期外院行 NIPT 未提示明显异常，我院排畸超声未提示异常；OGTT：4.49-10.37-7.61mmol/L，诊断为妊娠期糖尿病，给予饮食指导，因患者活动有限，血糖控制欠

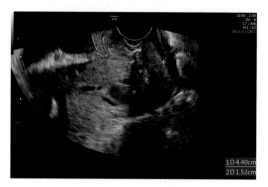

图 45-1　术后超声

佳，给予三餐前短效胰岛素及睡前中效胰岛素治疗，血糖控制基本满意。孕 35 周行超声提示宫颈内口开大 3.7cm，开大范围 1.5cm，残余宫颈长 1.6cm；因无明显产兆，暂给予卧床、期待治疗；于孕 37^{+1} 周拆除宫颈环扎线；孕 38 周自然破膜，未临产，消毒后阴查：宫颈长 2.0cm，质软，中位，头位，S^{-2}，胎膜破裂，羊水清。考虑患者高龄，既往剖宫产史，不良孕产史，如经阴道试产，可能出现子宫破裂、新生儿窒息，甚至危及母儿生命可能，与患者及家属沟通后，急诊行剖宫产术，娩一足月成熟活男婴，Apgar 评分均 10 分，胎儿重 3295g，身长 47cm；手术过程顺利，术后 6 天，患者术后恢复好，腹部切口甲级愈合，携新生儿出院。

四、讨论总结

据美国妇产科医师学会，宫颈功能不全的定义为：中期妊娠时，在没有宫缩或未临产状况下，宫颈无法维持妊娠。

其发病机制主要是结构性宫颈无力，导致宫颈过早缩短，单次或多次中期妊娠胎儿丢失或娩出。导致宫颈功能不全的高危因素主要是宫颈相关手术及损伤，如：宫颈锥切术、LEEP、人工流产等机械性宫颈扩张，以及既往分娩时宫颈裂伤史等。目前还有些学者指出：先天性苗勒管发育异常、宫颈胶原蛋白和弹性蛋白缺乏以及子宫内膜暴露于己烯雌酚也可能是宫颈机能不全的高危因素，但是缺乏特异相关性。

宫颈机能不全目前尚无统一诊断标准，目前大家多采用以下诊断：

（1）有不明原因的多次孕中期自然流产、早产史；或出现早产胎膜早破，破膜前无明显宫缩；

（2）妊娠期无明显腹痛而宫颈内口开大 2cm 以上，宫颈管缩短并软化，B 超测量宫颈内口宽度＞15mm；

（3）非孕期 8 号 Hegar 宫颈扩张器无阻力地通过宫颈管；

（4）非孕期超声测量宫颈管宽径＞6mm，或长度＜25mm；

（5）非孕期子宫输卵管造影（HSG）证实子宫峡部漏斗区呈管状扩大。

宫颈机能不全的治疗主要有保守治疗与手术治疗。

1. 保守治疗：包括宫颈托及孕酮治疗。

（1）宫颈托：英国一组随机对照试验显示宫颈托可以预防宫颈缩短的孕妇自发性早产的发生，但是对于20周以上患者，其治疗效果不明显。

（2）孕酮：孕酮可以松弛子宫，宫颈局部使用孕激素还能够起到抗炎作用，抑制炎症因子释放，从而抑制宫颈的软化与扩张。

2. 手术治疗：手术方式主要为宫颈环扎术，是目前临床中治疗宫颈功能不全唯一有效方式，多于孕14～18周进行。环扎术有经阴道、腹腔镜及开腹三种。

（1）经阴道：目前使用的标准阴道环扎术方法主要包括改良的 McDonald 和 Shirodkar 技术。一般用于宫颈功能不全预防性治疗，以及宫颈扩张而胎膜未破时的紧急环扎。McDonald 是使用缝合线直接在宫颈与阴道交界处做一简单的荷包缝合并扎紧，较为常用；Shirodkar 需切开阴道前后穹隆黏膜，上推膀胱，打开后穹窿，缝合线位于主韧带上方，环扎位置较 McDonald 术式高，操作更复杂。从环扎效果来看，两者并无显著差异。

（2）开腹宫颈环扎术：手术时机一般在孕10～14周，通常适用于已诊断为宫颈功能不全，有经阴道环扎失败史或存在解剖缺陷（如宫颈过短、广泛性宫颈切除术后、宫颈有瘢痕形成无法手术）不能经阴道宫颈环扎的患者；但近年来，随着腹腔镜技术的发展，经腹宫颈环扎可考虑使用腹腔镜下进行，开腹仅用于孕周较大无法行腹腔镜手术者。

（3）腹腔镜宫颈环扎术：有部分研究提示经腹环扎效果优于经阴道环扎，但对于初产妇、初次环扎的患者，仍建议先行经阴道环扎，经阴道手术失败时可考虑腹腔镜下进行。

综上，宫颈机能不全目前尚无明确、规范的诊治标准，但对于不明原因的孕中期流产患者，除考虑染色体异常、感染等因素外，应及时除外有无宫颈机能不全可能，尽早干预，选择合适治疗方式，通常经阴道宫颈环扎术仍作为首选。但是对于宫颈功能不全的诊断及治疗方式，还有待继续探究。

参 考 文 献

王硕石，陈淑滢，钟梅. 宫颈环扎指南解读［J］. 实用妇产科杂志，2015，31（1）：26-29.

王伟，姚书忠. 妊娠期宫颈机能不全诊治［J］. 实用妇产科杂志，2018，34（2）：90-93.

谢幸，苟文丽. 妇产科学［M］. 8版. 北京：人民卫生出版社，2013.

（孙晓彤　刘　晨）

病例 46　早产（绒毛膜羊膜炎）

一、病历摘要

（一）主诉

停经 32^{+1} 周，阴道少量出血 2 天。

（二）现病史

患者育龄女性，平时月经尚规律，LMP：2018 年 4 月 14 日，EDC：2019 年 1 月 21 日，早孕期因阴道出血曾口服地屈孕酮保胎治疗，用药 3 周后停药。孕 12 周于外院行超声检查提示 NT 1.5mm，核对孕周无误。后于我院定期产检，多次超声均提示符合孕周。唐氏筛查结果均为低风险，排畸超声、OGTT 结果未提示明显异常。2 天前无明显诱因出现阴道少量褐色分泌物，1 天前如厕后出现阴道少量出血，为暗红色血块，量约 5ml，偶有腹紧，无阴道排液、腹痛等其他不适。今日急诊就诊行胎心监护提示宫缩约 10 秒 /5～7 分钟，NST 反应型，手测可及子宫放松好，无压痛。为求进一步诊治收入院。身高 164cm，孕前体重 57kg，BMI 21.19kg/m^2，孕期增加 9kg。

既往发现贫血 3 年余，Hb 最低 89g/L，间断口服铁剂纠正，孕期 Hb 波动于 104～110g/L，无发热、心慌、头晕等其他不适。胆结石病史 1 年余，孕前中药治疗，孕期停药。否认手术、外伤史。否认药物过敏史。

（三）查体

生命体征平稳。发育正常，营养良好，皮肤巩膜无黄染，浅表淋巴结未扪及肿大，心肺听诊未闻及明显异常，下腹壁膨隆，双下肢无水肿。专科查体：宫高 28cm，宫缩：10 秒 /5～7 分钟，子宫放松好。窥器暴露阴道，可见其内极少量褐色分泌物，宫颈外口周围糜烂样改变，触血阳性，宫颈长约 2.5cm，质中，中位，未开，头，浮，S^{-3}。

（四）实验室及辅助检查

HPV（2018 年 8 月 3 日，我院）：阴性。

TCT（2018 年 8 月 2 日，我院）：未见上皮内病变或恶性细胞。

尿常规（2018 年 11 月 16 日，我院）：白细胞（中性粒细胞酯酶）250cells/μl。

血常规（2018 年 11 月 25 日，我院）：CRP 11mg/L，WBC 9.74×10^9/L，Hb 122g/L，PLT 155×10^9/L，NEUT 83.4%。

产科超声（2018 年 11 月 21 日）：胎儿头位，双顶径 8.1cm，头围 28.6cm，腹围 27.0cm 股骨长 6.3cm，胎心 138 次 / 分，胎盘：前壁，脐动脉血流 S/D 2.37、PI 0.90、RI 0.58，羊水

深度 4.4cm，羊水指数 12.89cm。超声提示：单活胎，头位，超声孕周相当于 32 周。

产科超声（2018 年 11 月 24 日）：宫颈管长度约 4.1cm，内外口均闭合。

宫颈分泌物培养：大肠埃希菌少量。

GBS 培养：无乳链球菌。

（五）拟诊

（1）阴道出血待查。

　　　　先兆早产。

（2）孕 32^{+1} 周，G_1P_0，头位，未产。

（3）胆石症。

二、诊断及鉴别诊断思路

患者主因"停经 32^{+1} 周，阴道少量出血 2 天"入院，阴道出血原因考虑可能为以下疾病：

1. 先兆早产：主要表现为子宫收缩，可为规律或不规律宫缩，伴宫颈管进行性缩短，常还伴有少许阴道流血或血性分泌物。该患者平素月经规律，早孕超声提示胎儿大小符合停经孕周。根据停经时间目前孕 32^{+1} 周。现不规律腹紧，胎心监护提示宫缩 5～7 分钟一次，故考虑该疾病所致阴道出血可能性大。

2. 宫颈感染：大部分患者无症状，有症状者表现为阴道分泌物增多，呈黏液脓性，阴道分泌物刺激可引起外阴瘙痒及灼热感，可出现间期出血、性交后出血等症状，妇科检查看见宫颈充血水肿、黏膜外翻，有脓性分泌物附着或自颈管流出，触血可为阳性。该患者宫颈外观糜烂样改变，触血阳性，是否由宫颈感染引发出血可待分泌物结果回报进行确诊。

3. 胎盘早剥：胎盘早剥为孕 20 周后正常位置的胎盘在胎儿娩出前自子宫壁剥离，特征性表现为产前出血，多数伴有腹痛表现，剥离面积较大时可出现胎心变化。该患者宫缩强度弱，子宫放松好，胎心监护及化验未提示显著异常，考虑该疾病可能性较小，但不能完全除外，入院后仍需密切监测病情变化。

4. 宫颈上皮内瘤变：患者否认既往宫颈病变病史，孕期 TCT 及 HPV 回报均为阴性，故考虑该诊断可能性较小，除外需待长期随访。

三、临床决策

该孕妇妊娠尚未足月，目前阴道出血已止，可给予卧床休息、抑制宫缩、预防感染、促胎肺成熟、营养支持、母胎监护等保胎对症治疗，尽量延长孕周，提高新生儿存活率及降低新生儿并发症。但在保胎治疗的过程中，孕妇卧床时间长，以及孕妇本身处于高凝状态，容易形成血栓，导致肺栓塞等疾病发生，危及母儿生命。阴道出血原因目前不完全明确，不能除外胎盘早剥等危及母儿安全的严重并发症，入院后仍需严密监测，必要时可能需及时终止妊娠。

四、治疗经过

　　入院后留取尿培养、宫颈分泌物培养、GBS 培养，根据培养结果（宫颈分泌物培养：大肠埃希菌少量。GBS 培养：无乳链球菌。）：先后予厄他培南、青霉素、克林霉素磷酸酯乳膏（阴道上药）抗感染治疗。同时予硫酸镁保胎，地塞米松促肺治疗。后因硫酸镁（2g/H）不能抑制宫缩，更换为安宝保胎，最大使用剂量为 60ml/H。同时给予乳果糖口服通便，整肠生保护肠内菌群。治疗期间，多次复查孕妇的血白细胞，中性粒细胞百分比，C 反应蛋白（见图 46-1）。

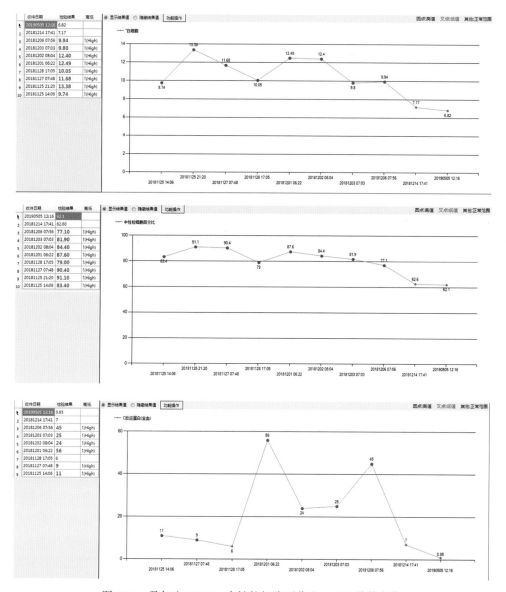

图 46-1　孕妇血 WBC、中性粒细胞百分比、CRP 趋势变化

在保胎 9 天后因再次出现规律宫缩，考虑早产不可抑制，停保胎药物。患者于 2018 年 12 月 4 日 18∶00 正式临产，2018 年 12 月 5 日 1∶30 自然破膜，羊水清亮，宫口开全，于 2018 年 12 月 5 日 1∶43 会阴侧切以 ROA 顺娩一活男婴，Apgar 评分：1 分钟 9 分（心率 -1），5 分钟 10 分，10 分钟 10 分。体重 2095g，身长 44cm。新生儿转我院儿科治疗。胎盘胎膜自娩，胎盘全，胎膜不全，缺损 1/3，行手取胎膜术，取出部分糟脆的胎膜组织，留取胎盘母面及子面拭子送细菌培养，新生儿耳拭子培养。产后予以厄他培南抗炎治疗。产后第 3 天出院

病理结果回报（病理图片见图 46-2）：晚期成熟胎盘组织，绒毛周少许纤维蛋白样物沉积，部分绒毛血管高度扩张充血，胎盘绒毛膜板内可见较多中性粒细胞浸润，胎膜梗死，脐带未见显著变化。符合绒毛膜羊膜炎Ⅱ期Ⅲ级。

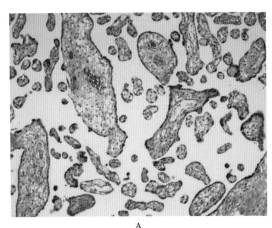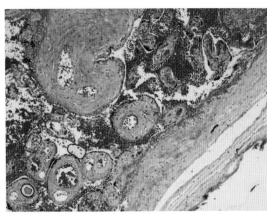

A　　　　　　　　　　　　　　　　B

图 46-2　胎盘病理图片

五、讨论总结

根据患者病史、症状体征及辅助检查，入院后发现宫颈分泌物阳性、GBS（＋），予对症抗感染治疗，但宫缩不可抑制，自发早产临产分娩，新生儿转入 NICU 治疗。

在我国目前定义妊娠满 28 周，不满 37 周分娩为早产，其高危人群包括：①有晚期流产和 / 或早史者：其再发风险是普通孕妇的 2 倍，前次早产孕周越小再发风险高。如果有过足月分娩再次单胎妊娠者不属于高危人群。对前次双胎妊娠，在 30 周前早产，即使此次是单胎妊娠，也有较高的早产风险。②孕中期发现子宫颈长度（cervical length cervical length，CL）＜25mm 的孕妇。③有子宫颈手术史者，如锥切、宫颈环形电切除术（LEEP）治疗后，子宫发育异常者早产风险也增加。④孕妇年龄过小或大者：≤17 岁或＞35 岁。⑤妊娠间隔过短的孕妇。⑥过度消瘦的孕妇：体质指数＜19kg/m²，或孕前体质量＜50kg，营养状况差。⑦双胎的早产率近 50%，三胎的早产率高达 90%。⑧辅助生殖技术孕者。⑨胎儿及羊水量异常者：结构畸形和 / 或染色体异常、羊水过多或过少者。⑩有妊娠并发

症或合并症者：如并发重度子痫前期、子痫、产前出血、妊娠期肝内胆汁淤积症、妊娠期糖尿病、并发甲状腺疾患、严重心肺疾患、急性传染病等。⑪异常嗜好者：有烟酒嗜好或吸毒的孕妇。此外，2014 年 JAMA 的文章报道：早产和死胎与怀孕期间的细菌感染有关。

对有高危因素的孕妇进行早产预测有助于评估风险并及时处理，方法有阴道超声检查宫颈长度及阴道分泌物胎儿纤维连接蛋白检测。

治疗原则主要为若胎膜完整，在母胎情况允许时尽量保胎至 34 周。治疗方法包括：

（1）卧床休息。宫缩较频繁，若宫颈长短无改变，阴道分泌物胎儿纤维连接蛋白（FFN）阴性，不必卧床和住院，只需适当减少活动的强度和避免长时间站立即可；宫颈已有改变的先兆早产者，需住院并相对卧床休息；已早产临产，应绝对卧床休息。

（2）促胎肺成熟治疗。妊娠<34 周，1 周内有可能分娩的孕妇，使用糖皮质激素促胎儿肺成熟。地塞米松注射液 5mg 肌内注射，每 12 小时 1 次，共 4 次。

（3）抑制宫缩治疗。先兆早产患者，适当控制宫缩，能明显延长孕周；早产临产患者，宫缩抑制剂虽不能阻止早产分娩，但可能延长孕龄 3～7 日，为促胎肺成熟治疗和宫内转运赢得时机。

（4）控制感染。感染是早产的重要原因之一，应对未足月胎膜早破、先兆早产和早产临产孕妇做阴道分泌物细菌学检查，尤其是 B 族链球菌的培养。有条件时，可做羊水感染指标相关检查。阳性者应根据药敏试验选用对胎儿安全的抗生素，对未足月胎膜早破者，必须预防性使用抗生素。

（5）把握终止早产的指征。下列情况，需终止早产治疗：①宫缩进行性增强，经过治疗无法控制者；②有宫内感染者；③衡量母胎利弊，继续妊娠对母胎的危害大于胎肺成熟对胎儿的好处；④孕周已达 34 周，如无母胎并发症，应停用抗早产药，顺其自然，不必干预，只需密切监测胎儿情况即可。

（6）分娩期处理。大部分早产儿可经阴道分娩，临产后慎用吗啡、哌替啶等抑制新生儿呼吸中枢的药物；产程中应给予孕妇吸氧，密切观察胎心变化，持续胎心监护；第二产程可做会阴侧切术，预防早产儿颅内出血。对于早产胎位异常者，在权衡新生儿存活利弊基础上，考虑剖宫产。

结合本病例，患者先兆早产入院，入院后按照诊疗规范予留取宫颈分泌物及 GBS 培养，根据药敏给予抗感染治疗，同时对症抑制宫缩及促胎肺成熟。后宫缩不可抑制、早产不可避免，评估无阴道试产禁忌，经阴道分娩一早产适于胎龄儿；分娩后胎盘留送病理，结果证实为绒毛膜羊膜炎，与分娩前生殖道分泌物阳性结果相互印证。该病例诊疗过程规范有效，取得了良好的母儿结局，同时再一次辅证了感染因素在先兆早产及早产中所扮演的重要角色，警示在孕期应加强对高危孕妇的筛查、管理及治疗，以保障母婴安全并争取理想的妊娠结局。

参 考 文 献

梁惠兰，余卓丽，马春会，等. 英国孕产妇出血管理系列指南主要推荐及其启示（七）——产前出血管理指南［J］. 中国输血杂志，2017，30（6）：652-660.

刘洋铭，王寒冰，漆洪波. 美国妇产科医师学会早产管理指南 2016 年补充公告解读［J］. 中国实用妇科与产科杂志，2016，32（12）：1189-1192.

申南，陈奕.《2016 年昆士兰临床指南：早产临产与分娩》解读［J］. 中国医刊，2019，54（3）：245-250.

中华医学会妇产科学分会产科学组. 早产的临床诊断与治疗指南（2014）［J］. 中华妇产科杂志，2014，49（7）：481-485.

CNATTINGIUS S, VILLAMOR E, JOHANSSON S, et al. Maternal obesity and risk of preterm delivery [J]. JAMA, 2013, 309 (22): 2362-2370.

SARRI G, DAVIES M, GHOLITABAR M, et al. Pretermlabour: summary of NICE guidance [J]. BMJ. 2015, 351: h6283.

Antepartum haemorrhage(Green-top Guideline No. 63). Royal College of Obstetricians and Gynaecologists [EB/OL]. (2011) https://www.rcog.org.uk/en/guidelines-research-services/guidelines/gtg63/ .

（朱思敏　黄振宇）

病例 47　早产儿病例及常见并发症分析

一、病历摘要

（一）主诉

生活能力低下 22 分钟。

（二）现病史

患儿为第 1 胎第 1 产儿，胎龄 33^{+4} 周，出生体重 2095g。其母孕期合并贫血，孕 32^{+1} 周不明原因阴道出血，血常规提示白细胞及炎症指标升高，阴道分泌物 GBS（＋），予抗感染、保胎治疗。入院当天其母宫缩不能抑制，患儿经阴道产出，出生时患儿精神反应可，肤色红润，呼吸、反应及肌张力尚可，心率＜100 次 / 分，立即清理呼吸道，吸出中量清亮羊水，1 分钟 Apgar 评分 9 分，后心率较快恢复，5、10 分钟 Apgar 评分均 10 分。羊水清，胎盘、脐带无异常。因生后 22 分钟生活能力低下，为进一步治疗由产科转入我科。患儿生后精神反应稍弱，未开奶，已排胎尿，未排便。

（三）查体

查体：T 35.4℃，P 131 次 / 分，R 31 次 / 分，BP 65/35mmHg，SpO_2 99%，精神反应稍弱，前囟平，张力不高，口周无发绀，无三凹征，双肺呼吸音稍粗，未闻及干湿啰音，心率 131 次 / 分，律齐，心音有力，未及杂音，腹平软，肝脾不大，左侧睾丸已降入阴囊内，右侧睾丸未降入阴囊，四肢肌张力尚可，新生儿反射部分引出。

（四）实验室及辅助检查

暂无。

（五）拟诊

（1）早产儿适于胎龄儿（33^{+4} 周）。
（2）低出生体重儿。
（3）新生儿感染？
（4）隐睾（右侧）。

二、诊断及鉴别诊断思路

（一）诊断及诊断依据

1. 早产儿适于胎龄儿（33^{+4}周）：患儿为33^{+4}周早产儿，出生体重2095g，在正常同胎龄儿出生体重第10及第90百分位之间，故早产儿适于胎龄儿（33^{+4}周）诊断成立。早产儿各器官系统发育均不完善，易合并NRDS、呼吸暂停、颅内出血、DIC、应激性溃疡、坏死性小肠结肠炎、低血糖、高血糖、水电解质紊乱、高胆红素血症等多种并发症，故入院后应密切监测患儿病情，及时救治。

2. 低出生体重儿：患儿出生体重2095g，低于2500g，故低出生体重儿诊断明确。

3. 新生儿感染？：患儿母亲孕期不明原因阴道出血，血常规提示白细胞及炎症指标升高，阴道分泌物GBS（＋），不除外合并新生儿感染可能，入院后监测血常规、CRP等炎症指标，完善胸片、尿便常规检查寻找潜伏感染灶，并行血培养检查除外败血症，同时予头孢他啶联合安灭菌静点预防感染治疗，密观病情变化，及时调整治疗。

4. 隐睾（右侧）：患儿入院查体左侧睾丸已降入阴囊内，右侧睾丸未降入阴囊，故诊断隐睾（右侧），入院后注意观察右侧睾丸下降情况，小儿泌尿外科随诊。

（二）鉴别诊断

新生儿败血症：患儿为新生儿，因其母合并感染早产娩出，不除外新生儿感染，因新生儿免疫力低下，应警惕新生儿感染继发败血症可能，入院后监测生命体征，注意积极抗感染治疗，并行血培养检查以协诊。

三、临床决策

（1）患儿为33^{+4}周早产儿，出生体重2095g，在正常同胎龄儿出生体重第10及第90百分位之间，故早产儿适于胎龄儿（33^{+4}周）、低出生体重儿诊断成立。早产儿各器官系统发育均不完善，易合并NRDS、呼吸暂停、颅内出血、DIC、应激性溃疡、坏死性小肠结肠炎、低血糖、高血糖、水电解质紊乱、高胆红素血症等多种并发症，故入院后应密切监测患儿病情，及时救治，择期完善头颅超声、腹部超声、心脏彩超等检查了解重要脏器情况。

（2）患儿为早产儿，其母孕期存在感染，血常规提示WBC、CRP增高，阴道分泌物GBS（＋），患儿入院查体：听诊双肺呼吸音稍粗，胸片提示两肺纹理增多，两肺可见斑片状模糊影，两肺渗出性病变，入院后监测炎症指标升高，故诊断新生儿肺炎明确，继予头孢他啶联合安灭菌静点抗感染治疗，定期监测血常规、CRP等感染指标，酌情调整抗生素，追血培养结果，警惕败血症发生。

（3）患儿入院后查血气分析提示 pH 7.284，二氧化碳分压 54.2mmHg，氧分压 62mmHg，剩余碱－1mmol/L，氧饱和度 88%，乳酸 3.41mmol/L，予无创呼吸机辅助通气治疗后好转，监测生命体征平稳，注意患儿呼吸状况及血气分析，酌情调整呼吸机参数。

（4）患儿入院查体左侧睾丸已降入阴囊内，右侧睾丸未降入阴囊，故诊断隐睾（右侧），入院后注意观察右侧睾丸下降情况，小儿泌尿外科随诊。

（5）患儿为早产儿，入院后监测心率减慢，考虑早产儿心肌储备功能不足，予多巴胺静点增加心肌收缩力，同时继续予能量合剂营养心肌细胞，注意择期复查心肌酶。

（6）患儿已排胎便，有进食欲望，腹部查体未见异常，予早产儿配方奶 10ml/（kg·d）试喂养，注意消化道症状及体征，目前患儿进奶量少，予氨基酸、脂肪乳静点提供部分静脉营养。

四、治疗经过

入院后查血常规：白细胞 30.46×10^9/L，红细胞 3.91×10^{12}/L，血红蛋白 146.00g/L，血小板 309.00×10^9/L，中性粒细胞百分比 67.20%，淋巴细胞百分比 22.20%，单核细胞百分比 8.40%，白细胞升高明显。血型：A 型，Rh 阳性。C 反应蛋白 10mg/L，超敏 C 反应蛋白＞5mg/L，均高于正常。心脏损伤标志物组合：肌钙蛋白 T- 高敏 0.079ng/ml，偏高，余项正常；肝、肾功能及电解质：大致正常；血气分析：pH 7.284，二氧化碳分压 54.2mmHg，氧分压 62mmHg，剩余碱－1mmol/L，氧饱和度 88%，乳酸 3.41mmol/L，提示新生儿呼吸性酸中毒，予无创呼吸机辅助通气后复查好转。尿、粪常规：正常。胸片：两肺纹理增多，两肺可见斑片状模糊影，食管 - 胃管置入术后改变。腹部超声：肝胆胰脾肾超声未见异常。头颅超声：未见异常。超声心动：未见异常。入院后立即予暖箱保暖，心电监护，吸痰，可吸出少量白色黏液，予无创呼吸机辅助通气治疗（模式 NIPPV PIP：10cmH$_2$O，PEEP：4cmH$_2$O，FIO$_2$：21%，Ti：0.6 秒，I/E：1:1.5），放置胃管，开放静脉，头孢他啶联合安灭菌静点抗感染，氨基酸及水溶性维生素提供部分静脉营养，能量合剂静点营养心肌及脑细胞，多巴胺静点提高心肌收缩力，维生素 K$_1$ 预防出血，并予碳酸氢钠洗胃，温盐水灌肠等治疗，同时予微量早产儿配方奶开奶，逐步缓慢加奶。入院第 5 天，患儿自主呼吸平顺，撤离呼吸机后复查血气分析正常。入院第 9 天，患儿呼吸暂停 2 次，予刺激后数秒可好转，复查炎症指标正常，患儿呼吸暂停发生在纳奶后 1 小时余，考虑胃食管反流可能，予减少纳奶量，抬高床头后等对症治疗后未再出现。入院第 14 天，复查炎症指标正常，抗感染治疗达疗程，停抗生素静点。经上述治疗后患儿病情逐渐转平稳，病程中患儿相继出现应激性溃疡、新生儿低蛋白血症等合并症，给予奥美拉唑静点抑酸、氨基酸等静脉营养后好转；监测血常规提示血红蛋白最低 123g/L，患儿无贫血等相关表现，给予口服补铁治疗；患儿住院期间出现皮肤黄染，监测经皮胆红素偏高，间断予蓝光照射治疗后皮肤黄染减轻。入院第 15 天，患儿病情平稳，纳奶耐受可，奶量 40～45ml/次，体重增长满意，无特殊不适，查体未见异常，准予出院。

五、讨论总结

早产儿指胎龄<37 周的活产婴儿，其出生体重多数小于 2500g，我国早产儿发病率平均为 8.1%，每年约有 150 万早产儿出生。早产儿脱离母体独立生存，其所处内外环境出现根本性改变，由于其机体脏器尚未发育成熟、体质量较低、胎龄较小等原因病死率较高，其机体抵抗力和免疫功能较差，加之分娩过程中存在感染及损伤，因此极易发生诸多疾病如：新生儿窒息、新生儿呼吸窘迫综合征、羊水吸入综合征、呼吸暂停、感染、黄疸、低血糖、颅内出血、先天性畸形、胆汁淤积、喂养不耐受、坏死性小肠结肠炎、早产儿脑损伤、肺出血等各种并发症。因此加强早产儿监护，预防并发症，提高生活质量非常重要。

（一）呼吸系统

1. 新生儿窒息：指由于产前、产时或产后的各种病因使新生儿出生后不能建立正常呼吸，引起缺氧并导致全身多脏器损害，是围生期新生儿死亡和致残的主要原因之一。早产儿发生窒息及需要复苏的概率比足月儿大得多，对早产儿分娩应更重视，因此做好围生期保健工作，提高高危孕妇的筛查、产前检查及管理质量，及早发现高危因素并做出应对措施非常重要，同时医生需做好充分的复苏准备工作，及时有效地建立呼吸、改善循环是整个复苏过程中最重要、最有效的环节，并应加强早产儿复苏后的观察与治疗。在复苏后监测血糖水平、血气分析、血电解质、肝肾功能及心肌酶谱，观察有无神经系统异常表现；当氧分压或血氧饱和度低需要吸氧时，要注意监测防止因吸氧过度导致的氧损害如早产儿视网膜病变等疾病；为避免新生儿坏死性小肠结肠炎，轻度窒息者禁食 24 小时，重度窒息禁食 72 小时；同时早产儿抵抗力较低，抢救中又容易造成损伤，增加感染的机会，因此防治感染非常重要。

2. 新生儿呼吸窘迫综合征（NRDS）：又称肺透明膜病，是由于肺表面活性物质（PS）缺乏所致，多见于早产儿，生后数小时出现进行性呼吸困难、青紫和呼吸衰竭。早产儿肺发育未成熟，PS 合成分泌不足，肺表面活性物质在胎儿 22～24 周产生，于 35～36 周时明显增加，故疾病发生率与胎龄呈反比。新生儿呼吸窘迫综合征的治疗主要是改善通气和外源性 PS 的早期应用及并发症的对症处理。外源性 PS 已经成为 NRDS 的常规治疗手段，通常在药物治疗后 12～24 小时内呼吸困难症状能够得到有效控制。2016 年欧洲 NRDS 防治指南中提出，推荐早产儿生后先使用 CPAP，如有 RDS 症状早期选择性使用 PS 的策略，推荐方案为胎龄<26 周者 FiO_2>0.3，出生胎龄>26 周者 FiO_2>0.4 时予 PS 治疗，但对需要插管维持生命体征稳定的患儿可以在产房使用 PS 治疗，最终目标是尽可能避免机械通气或缩短机械通气时间。必须使用 PS 时，尽可能在病程早期使用，推荐插管 -PS- 拔管 -CPAP（Insure）技术，有自主呼吸者可使用 LISA 或 MIST 技术替代 Insure 技术，如存在 RDS 病情进展，可给予第 2 次，甚至第 3 次 PS 治疗。

3. 支气管肺发育不良（BPD）：又称新生儿慢性肺病（CLD），随着新生儿医学的不断进步，早产儿存活率的提高，支气管肺发育不良的发生率逐渐增加。BPD 患儿易合并肺部及全身感染，导致疾病恶化，是晚期新生儿死亡的主要原因之一。其发病机制仍未被完全阐明，主要的危险因素是早产、肺发育不成熟、感染、吸入高浓度氧、机械通气、遗传等。对于 BPD 治疗，目前常采用的方法：液体支持包括提供充足的热卡与蛋白质，限制液体，适当使用利尿剂；呼吸支持包括适当氧合，早期使用无创呼吸支持及肺保护性通气策略；药物方面包括咖啡因、糖皮质激素、维生素 A、支气管扩张剂、重组人促红细胞生成素（EPO）、外源性肺表面活性物质（PS）、抗感染药物及抗氧化剂等。BPD 的发生与多种因素有关，对 BPD 目前尚没有特效的治疗方法，故 BPD 预防显得尤其重要。

4. 早产儿呼吸暂停（AOP）：指胎龄<37 周的婴儿，呼吸停止时间超过 20 秒，并伴有心率减慢<100 次 / 分及低氧血症。胎龄及出生体重与 AOP 发病率呈负相关，出生体重<1000g 的新生儿 AOP 的发病率可达 84%，在胎龄为 34～35 周的早产儿中是 7%，胎龄 32～33 周 AOP 发病率占 15%，而在胎龄为 30～31 周的早产儿中 AOP 发病率为 54%。严重或反复发作呼吸暂停易造成脑缺氧性损害，继而引发脑室周围白质软化、坏死性小肠结肠炎、早产儿视网膜病变、认知障碍、脑瘫甚至死亡。临床上治疗包括保持鼻吸气体位，减少上呼吸道梗阻，操作时避免过强刺激咽喉引起反射性呼吸暂停，一旦患儿出现应立即弹足底、摸脊背等刺激呼吸，必要时予无创呼吸支持及机械通气治疗，药物方面研究发现氨茶碱、咖啡因可刺激呼吸中枢，提高通气量，减少呼吸暂停发生次数，及时有效的治疗可降低 AOP 的发生率，改善预后。

（二）神经系统

1. 颅内出血：颅内出血是早产儿最常见的并发症之一，早产儿出血位置以脑室周围 - 脑室内出血（PIVH）最常见，因脑室周围的室管膜下及小脑软脑膜下的颗粒层均存留胚胎生发基质，它是一种未成熟的毛细血管网，无完整的基膜，其血管仅有一层内皮细胞，导致缺少胶原和弹力纤维支撑，当动脉压突然升高可导致毛细血管破裂引起室管膜下出血。国内外文献报道早产儿 PIVH 发病率在 40%～70% 波动，PIVH 可影响大脑正常发育（主要是胼胝体和前额叶），导致脑损伤甚至死亡，存活者多遗留脑积水、癫痫等神经功能异常，生长发育严重受影响。胎龄、体重、窒息病史、机械通气、胎膜早破、感染、羊水异常、阴道分娩等均可增加早产儿 PIVH 发病率，因此做好产前保健，对于胎龄较小、体重较低、APGAR 评分低的早产儿给予足够的重视，早期筛查，早期诊断，以便及时给予相应处理措施，提高早产儿生存质量。

2. 早产儿脑白质损伤：脑白质损伤是早产儿脑损伤的主要类型之一，最严重的结局是早产儿脑室周围白质软化（PVL），会造成小儿神经系统后遗症，如脑瘫、视听功能异常，认知障碍等，其主要原因是局部缺血引起的脑组织坏死，与早产儿脑血管的发育特点有直接关系，出生后感染、胎龄低、代谢性酸中毒是造成脑白质损伤的重要原因。脑白质损伤临床常无特异性表现，早期诊断有赖于影像学检查，当 PVL 形成以后，病变常难以逆转，因此早期床旁颅脑超声检查对及早发现白质早期损伤至关重要，此时病变处于水肿阶段，努力去除病因，维持内环境稳定，改善循环保证脑的血液供应，对逆转白质损伤性水肿十分重要。

3. 新生儿化脓性脑膜炎：是新生儿期重症感染性疾病，其发生率占活产婴儿的0.2%～1‰，早产儿高达 3‰。有无严重合并症、致病菌耐药情况等是影响患儿预后的主要因素。临床研究显示，脑脊液细菌培养阳性的化脓性脑膜炎新生儿的病情更为严重，预后不良。临床症状不典型，往往以反应差、喂养困难、黄疸、体温不稳定等非特异性症状为主，早产儿化脓性脑膜炎症状更加隐匿，与临床败血症症状较难区别，因此早期行血培养、脑脊液检查非常重要，同时需要注意颅脑 MRI 等影像学检查，及时使用足量、足疗程抗生素。

（三）消化系统

1. 喂养不耐受（FI）：FI 通常指对肠内喂养不能耐受而表现出的一系列症状和体征，如胃潴留、呕吐、腹胀、消化道出血等。早产儿特别是极低出生体重儿由于胃肠发育尚未成熟，加之胃肠动力、消化吸收功能远不足足月儿，故极易发生喂养不耐受。FI 不仅限制了患儿经口喂养的能量供给，导致早产儿出现宫外生长发育迟缓，同时延长了静脉营养应用时间，容易引起一系列并发症，如胆汁郁积症、肝功能受损，甚至坏死性小肠结肠炎（NEC）。临床上对早产儿喂养不耐受的干预措施应个体化，在早产儿出生后生命体征平稳时尽可能早地开始微量胃肠内喂养，非营养性吸吮、体位护理、抚触及腹部按摩、刺激排便等，对喂养出现一定不耐受性时采用持续或间歇胃管喂养、幽门喂养等，改善喂养不耐受症状，促进早产儿发育。

2. 坏死性小肠结肠炎（NEC）：坏死性小肠结肠炎是新生儿最常见的胃肠道急症之一，死亡率较高，早产儿由于与足月儿相比胃肠道发育成熟度较差，免疫功能也不完善，因此更容易发生 NEC。早产、出生有窒息史、缺血缺氧、感染、喂养不当是发生坏死性小肠结肠炎的重要因素。这些危险因素相互作用，导致肠黏膜缺血坏死，肠黏膜屏障受损，大量致病菌在肠道内繁殖，产生各种有毒物质，引起肠道黏膜炎症反应以及局灶性坏死，最终造成肠黏膜的缺血损伤及坏死。内科治疗以对症为主，及时给予禁食、胃肠减压，待临床情况好转后开始合理的肠内营养，同时维持患儿循环及内环境稳定。当保守治疗无效，出现少尿、低血压、难以纠正的代谢性酸中毒、腹部 X 线片提示肠袢僵直固定、门静脉积气等需要外科干预。

（四）心血管系统

动脉导管未闭（PDA）：动脉导管是胎儿时期降主动脉和肺动脉之间的正常通道，正常新生的动脉导管在生后即开始发生收缩，在 24～48 小时内实现功能性闭合。但对于早产儿，常会发生不同程度的闭合延迟，甚至最终不闭合。影响动脉导管闭合的主要危险因素包括感染、低氧血症、低胎龄及低出生体重等。动脉导管持续性分流，可产生明显的血流动力学改变，导致一系列并发症，如喂养困难、慢性肺疾病、肾衰竭、脑出血、肺出血、坏死性小肠结肠炎等，严重时可危及生命。布洛芬和吲哚美辛作为治疗早产 PDA 的传统药物，尤其在生后最初几天早期应用，可使大约 85% 患儿的动脉导管关闭，但在早产儿高达 25% 患儿服用吲哚美辛关闭动脉导管后可发生再通，这部分患儿大多需要手术治疗。

（五）其他

1. 高胆红素血症：高胆红素血症是新生儿常见的疾病，由于早产儿的不成熟特性常易合并一些疾病或症状，如酸中毒、败血症、呼吸暂停或周期样呼吸、呼吸窘迫综合征或低血压，这些因素均可以使胆红素与白蛋白结合能力下降，且早产儿的红细胞寿命短、G6PD 酶活性低等原因使早产儿高胆红素血症、胆红素脑病的发生率较高，因此在临床中应积极维持早产儿内环境稳定，监测胆红素水平，合理光疗。

2. 早产儿视网膜病（ROP）：是早产儿视网膜血管发育异常所导致的眼病，可导致弱视、斜视、白内障、青光眼，甚至失明，严重影响存活早产儿的生存质量。据世界卫生组织统计，ROP 导致早产儿失明的比例为 6%～18%，已成为导致世界儿童失明的首要原因。ROP 的发病机制尚不完全清楚，ROP 是一种多因素疾病，其中低出生胎龄、低出生体质量、吸氧是 ROP 三大主要危险因素，而这些因素之间相互作用，当多种因素同时存在时，ROP 的发生概率会成倍地增加。因为 ROP 的治疗干预时间短，病情进展快，一旦病情到晚期，易发生视网膜脱离，治疗费用昂贵，治疗效果差。所以，预防早产，规范用氧，降低 ROP 的危险因素，可减少 ROP 的发生。同时，做好健康宣传工作，早产儿家属应积极配合筛查和治疗，定期随访，提高早产儿的生存质量。

综上所述，由于早产儿的自身生理特点是导致并发症的主要原因，胎龄越小，并发症的发生率和死亡率越高。因此要加强围生期保健，做好孕期高危因素监护，加强产前宣教，降低孕期并发症的发生，防治早产，从而降低早产儿出生率，提高产科工作质量与新生儿科的医护水平，加强早产儿的生后管理，是防治和降低早产儿并发症的发生率，降低早产儿病死率、提高早产儿生存质量的关键。

六、专家点评

早产儿顺利出院需经历呼吸关、贫血关、喂养关、黄疸关、感染关等，还需注意 ROP、BPD、脑瘫等晚期并发症，胎龄越小、相关并发症越多，该患儿胎龄 33^{+4} 周，出生体重 2095g，胎龄较大，为中期早产儿，各系统均较早期早产儿成熟，但其母存在围生期感染，阴道分泌物 GBS（＋），因其母宫缩不能抑制经阴道分娩，患儿存在高度宫内感染风险，生后呼吸状况尚可，生后首要问题为新生儿感染及感染后相关并发症（如 GBS 性肺炎）的诊断及治疗，患儿入院后积极完善血常规、血培养及感染炎性指标检查，同时早期积极抗感染治疗，结果回报证实患儿存在宫内感染，在对该患者处理上，做到了判断准确、治疗及时，避免了感染的播散。后期治疗过程该患儿顺利通过喂养关、黄疸关、贫血关，在生后 2 周出院。出院后该患儿仍需注意早产儿院外随访，避免远期并发症，住院医生需对患儿进行定期随访。

参 考 文 献

陈光福，李辉桃，黄进洁，等. 早产儿血清促红细胞生成素水平与脑损伤的关系［J］. 中国当代儿科杂志，2016，18（10）：122-124.

刘青云，吴紫玉，徐成康，等. 876 例新生儿窒息原因分析及治疗体会［J］. 医学临床研究，2011，28（7）：1349-1351.

王雪莲，陈超. 新生儿坏死性小肠结肠炎的病因及危险因素研究进展［J］. 中华儿科杂志，2013，51（5）：340-344.

徐发林，张彦华，段佳佳，等. 不同分度早产儿支气管肺发育不良临床高危因素［J］. 中华实用儿科临床杂志，2013，28（14）：1073-1076.

杨雪，赵旭晶. 不同胎龄新生儿呼吸窘迫综合征的临床特征及相关危险因素分析［J］. 中国妇幼保健，2017，32（17）：4157-4160.

赵玉娟，马海欣，李思袖，等. MRI 在新生儿化脓性脑膜炎中的应用［J］. 中国妇幼健康研究，2014，25（2）：347-349.

CHEN M, CITIL A, MCCABE F, et al. Infection, oxygen, and immaturity: interacting risk factors for retinopathy of prematurity [J]. Neonatology, 2011, 99(2): 125-132.

DAVID G SWEET，VIRGILIO CARNIELLI，GORM GREISEN，et al. 欧洲新生儿呼吸窘迫综合征防治共识指南：2016 版［J］. 中华儿科杂志，2017，55（3）：169-176.

DAVIS A S, HINTZ S R, GOLDSTEIN R F, et al. Outcomes of extremely preterm infants following severe intracranial hemorrhage [J]. J Perinatol, 2014, 34 (3): 203-208.

WILLIAMSON J R, BLISS D W, PAYDARFAR D. Forecasting respiratory collapse: theory and practice for averting life-threatening infant apneas [J]. Respir Physiol Neurobiol, 2013, 189 (2): 223-231.

WILLIAM E. Pamnt ductus arteriosus in preterm infants [J]. Pediatrics, 2016, 137(1): 1-6.

（杜燕燕　王月娇　晁　爽）